Surgical Techniques in Moyamoya Vasculopathy

烟雾血管病

手术技巧
Tricks of the Trade

原著　[德] Peter Vajkoczy

主译　陈劲草　章剑剑

中国科学技术出版社
·北京·

图书在版编目（CIP）数据

烟雾血管病手术技巧 /（德）彼得·瓦伊科奇 (Peter Vajkoczy) 原著；陈劲草，章剑剑主译 . — 北京：中国科学技术出版社，2024.8

ISBN 978-7-5236-0612-4

Ⅰ.①烟… Ⅱ.①彼… ②陈… ③章… Ⅲ.①脑血管疾病—血管外科手术 Ⅳ.① R651.1

中国国家版本馆 CIP 数据核字 (2024) 第 070840 号

著作权合同登记号：01-2023-6067

策划编辑	丁亚红　孙　超
责任编辑	丁亚红
文字编辑	韩　放
装帧设计	佳木水轩
责任印制	徐　飞

出　　版	中国科学技术出版社
发　　行	中国科学技术出版社有限公司
地　　址	北京市海淀区中关村南大街 16 号
邮　　编	100081
发行电话	010-62173865
传　　真	010-62179148
网　　址	http://www.cspbooks.com.cn

开　　本	889mm×1194mm　1/16
字　　数	318 千字
印　　张	13.5
版　　次	2024 年 8 月第 1 版
印　　次	2024 年 8 月第 1 次印刷
印　　刷	北京盛通印刷股份有限公司
书　　号	ISBN 978-7-5236-0612-4/R·3235
定　　价	160.00 元

译者名单

主　译　陈劲草　章剑剑

译　者　（以姓氏笔画为序）

马志阳　许双祥　时小程　吴小林

余　金　邹益春　辛　灿　张继波

周克垚　胡　淼　柳　雯　戴　璇

内容提要

本书引进自 Thieme 出版社，是一部详细介绍烟雾血管病手术技巧的实用指南。全书共五篇 23 章，从烟雾血管病的直接、间接和联合血运重建，以及再次手术的补救性策略等方面探讨了各种烟雾血管病的手术方法。每种手术方案均列出了适应证、禁忌证、手术的优缺点及关键手术步骤，并总结了术中易犯的错误、补救措施，还设有典型病例分析。全书包含大量临床图片及手绘插图，使手术步骤更加直观、更易理解。本书内容翔实，图文并茂，逻辑清晰，可作为临床神经外科和血管外科医师的实用参考资料。

原书编著者名单

原著者

Peter Vajkoczy, MD
Professor
Chairman, Department of Neurosurgery
  and Pediatric Neurosurgery
Charité Universitätsmedizin Berlin
Berlin, Germany

参编者

Sepideh Amin-Hanjani, MD
Department of Neurosurgery
University of Illinois at Chicago
Chicago, Illinois, USA

Gregory D. Arnone, MD
Department of Neurosurgery
Penn State College of Medicine
Hershey, Pennsylvania, USA

Thomas Blauwblomme, MD
Department of Pediatric Neurosurgery
Hospital Necker
Assistance Publique Hôpitaux de Paris (APHP)
Université René Descartes, PRES Sorbonne
  Paris Cité
Paris, France

Kees P.J. Braun, MD
Department of Neurology and Neurosurgery
UMC Utrecht Brain Center
Utrecht, The Netherlands

Fady T. Charbel, MD, FAANS, FACS
Professor and Head, Department of
  Neurosurgery
Richard L. and Gertrude W. Fruin Professor
University of Illinois at Chicago
Chicago, Illinois, USA

Marcus Czabanka, MD
Professor and Vice Chairman
Department of Neurosurgery
Charité Universitätsmedizin Berlin
Berlin, Germany

Giuseppe Esposito, MD, PhD
Neurosurgeon, Senior Physician
Department of Neurosurgery
Clinical Neurocenter
University Hospital Zurich
University of Zurich
Zurich, Switzerland

Jorn Fierstra, MD, PhD
Department of Neurosurgery
Clinical Neurocenter
University Hospital Zurich
University of Zurich
Zurich, Switzerland

Bettina Föhre, MD
Consultant of Anesthesiology
Department of Anesthesiology and Operative
  Intensive Care Medicine (CCM/CVK)
Charité Universitätsmedizin Berlin
Berlin, Germany

Menno R. Germans, MD
Neurosurgeon
Department of Neurosurgery
University Hospital Zurich
Zurich, Switzerland

Nestor R. Gonzalez, MD, MSCR, FAANS, FAHA
Professor of Neurosurgery
Director, Neurovascular Laboratory
Neuroendovascular Fellowship Program
  Director
Cedars-Sinai Medical Center
Advanced Health Sciences Pavilion (AHSP)

Los Angeles, California, USA

Ziad A. Hage, MD, FAANS
Novant Health Presbyterian Medical Center
Adjunct Associate Professor
Campbell University
School of Osteopathic Medicine
Charlotte, North Carolina, USA

Nils Hecht, MD
Department of Neurosurgery
Charité Universitätsmedizin Berlin
Berlin, Germany

Satoshi Hori, MD, PhD
Department of Neurosurgery
Graduate School of Medicine and
  Pharmacological Science
University of Toyama
Toyama, Japan

Kiyohiro Houkin, MD
Department of Neurosurgery
Faculty of Medicine
Hokkaido University
Sapporo, Japan

Hao Jiang, MD
Department of Neurosurgery
The First Affiliated Hospital
Zhejiang University School of Medicine
Hangzhou, China

Jeremiah N. Johnson, MD, FAANS
Assistant Professor
Department of Neurosurgery

Baylor College of Medicine
Houston, Texas USA

Akitsugu Kawashima, MD, PhD
Chief, Department of Neurosurgery
Tokyo Women's Medical University Yachiyo
  Medical Center
Chiba, Japan

Ken Kazumata, MD, PhD
Department of Neurosurgery
Hokkaido University Graduate School of
  Medicine
Sapporo, Japan

Catharina J.M. Klijn, MD
Department of Neurology and Neurosurgery
UMC Utrecht Brain Center
Utrecht, The Netherlands
Department of Neurology
Donders Institute for Brain, Cognition and
  Behavior
Center for Neuroscience
Radboud University Medical Center
Nijmegen, The Netherlands

Susanne König, MD, DESA
Consultant of Anesthesiology
Department of Anesthesiology and Operative
  Intensive Care Medicine (CCM/CVK)
Charité Universitätsmedizin Berlin
Berlin, Germany

Annick Kronenburg, MD
Department of Neurology and Neurosurgery
UMC Utrecht Brain Center
Utrecht, The Netherlands

Satoshi Kuroda, MD, PhD
Professor and Chairman
Department of Neurosurgery
Graduate School of Medicine and
  Pharmaceutical Science
University of Toyama
Toyama, Japan

David J. Langer, MD
Department of Neurosurgery

Hofstra North Shore-Long Island Jewish
  School of Medicine
Lenox Hill Hospital
New York, New York, USA

Philippe Meyer, MD
Department of Pediatric Anesthesiology
Hospital Necker
Assistance Publique Hôpitaux de Paris (APHP)
Paris, France

Alessandro Narducci, MD
Division of Neurosurgery
San Giovanni Bosco Hospital
Turin, Italy

Erez Nossek, MD
Division of Neurosurgery
Maimonides Medical Center
Brooklyn, New York, USA

Luca Regli, MD
Professor and Chairman
Department of Neurosurgery
Clinical Neurocenter
University Hospital Zurich
University of Zurich
Zurich, Switzerland

Christian Sainte-Rose, MD
Department of Pediatric Neurosurgery
Hospital Necker
Assistance Publique Hôpitaux de Paris
  (APHP)
Université René Descartes, PRES Sorbonne
  Paris Cité
Paris, France

Michael Schiraldi, MD, PhD
Neurosurgeon
Institute of Clinical Orthopedics &
  Neurosciences
Desert Regional Medical Center
Palm Springs, California, USA

Edward Smith, MD
Department of Neurosurgery
Boston Children's Hospital

Harvard Medical School
Boston, Massachusetts, USA

Robert F. Spetzler, MD
Department of Neurosurgery
Barrow Neurological Institute
St. Joseph's Hospital and Medical Center
Phoenix, Arizona, USA

Gary K. Steinberg, MD, PhD
Bernard and Ronni Lacroute-William
  Randolph Hearst Professor of Neurosurgery
  and the Neurosciences
Chair, Department of Neurosurgery
Stanford University School of Medicine
Stanford, California, USA

Mario Teo, MBChB(Hons), FRCS(SN)
Consultant Neurosurgeon
Department of Neurosurgery
Bristol Institute of Clinical Neuroscience
North Bristol University Hospital
Bristol, UK

Peter Vajkoczy, MD
Professor
Chairman, Department of Neurosurgery and
  Pediatric Neurosurgery
Charité Universitätsmedizin Berlin
Berlin, Germany

John E. Wanebo, MD
Department of Neurosurgery
Barrow Neurological Institute
St. Joseph's Hospital and Medical Center
Phoenix, Arizona, USA

Bin Xu, MD, PhD
Department of Neurosurgery, Huashan
  Hospital
Shanghai Medical School, Fudan University
Shanghai, China

Albert van der Zwan, MD
Department of Neurology and Neurosurgery
UMC Utrecht Brain Center
Utrecht, The Netherlands

原书序

我必须承认，在我的职业生涯中，我从未遇到任何比烟雾血管病（moyamoya disease，MMD）更具魅力的疾病。我依然清楚地记得，MMD 在 50 多年前被首次报道时，还被认为是一种主要见于日本的罕见疾病。那时，我被 MMD 这些异常的脑血管造影图像深深吸引。这些图像显示患者在大脑供血动脉出现狭窄闭塞变化的同时，还伴有脑底部大量新生小侧支血管。与通常脑缺血疾病所见的血管变化相比，这些相当令人费解。

MMD 的治疗方法众多，大多是日本同行提出的，后来被统称为"间接血运重建"。此外，从技术角度来看，使用颞浅动脉作为供体血管进行颅内外动脉搭桥手术难度更大。然而，难度并非因为 MMD 患者脑皮层受体血管比慢性脑缺血血管的直径更加纤细，而是由于 MMD 患者脑皮层受体动脉的血管壁更加薄而脆。因此在进行直接端侧血管吻合时需要更细心和更高的手术技巧。

最初，我们很少接触到这些患者，可能一年只有 2～3 例，但多年后情况发生了很大变化。在我职业生涯后期，MMD 患者的数量增加到了每年 30～40 例，这说明 MMD 不再是局限于某些特定地区的罕见疾病。与此同时，世界各地的医疗中心发表了大量关于 MMD 患者的临床研究报道。

那么，现在我们对于 MMD 的认识相较于 25 年前有何进展？从临床经验和相关研究数据中进一步证实，MMD 是一类非常特殊的脑缺血性疾病。除血管造影的特征性表现之外，该病在许多方面都与常见的闭塞性脑血管病明显不同。MMD 患者的脑组织具有重建新生侧支循环通路的能力，以弥补因脑底动脉狭窄或闭塞引起的供血不足。这在 MMD 后期患者中尤为明显，血管造影结果可以观察到脑膜动脉甚至颅外动脉向颅内的侧支代偿。而这类情况在其他常见的缺血性脑血管病中从未见过。这一现象说明血运重建手术是治疗 MMD 的合理方法。

事实上，血运重建术可以被视为缺血脑区正在进行的、潜在性自然血运重建过程的增强因素。虽然缺乏随机临床试验证据，但普遍认为血运重建手术是 MMD 目前最好的治疗方法。大量术后随访研究结果也进一步支持了这一观点。

值得一提的是，之前 MMD 在血管神经外科中归为"小众"而被忽视，现在情况却发生了明显变化。目前，通过颅内外动脉搭桥手术治疗脑动脉硬化性缺血的方法逐渐被弃用，在脑动脉瘤的治疗中越来越多地通过介入手段治疗，而脑动静脉畸形患者则被转诊至立体定向放射外科。考虑到这些变化，想要为那些对血管神经外科感兴趣的年轻医生们提供未来专业选择建议就非常没底气。尽管如此，仍然有充足的理由相信，MMD 的手术治疗优势在将来会更加凸显。每位 MMD 患者通常都有 2 种手术方式可供选择，治疗易于普及，其外科治疗前景会更加光明。我想，不用担心上面所说的问题。

MMD 具有巨大的研究潜力，这不仅包括 MMD 流行病学研究和遗传学研究，还包括基于当代分子生物学和其他最新技术的病理生理学研究。我们需要进一步探索 MMD 的最佳手术方式，以及针对 MMD 儿童和成年患者是否应该采用不同的手术方式等相关内容。

此外，我们还需要对手术患者进行更长期的随访研究，这肯定会有更多的惊喜。

最后，回到我一开始提到的对 MMD 痴迷的理由。我发现那些在 1 年或 2 年前接受了联合血运重建手术的患者，他们术后血管造影图像都有一个非常有趣的现象，可观察到许多从颅外肌肉发出的动脉血管分支向颅内生长，与皮层动脉网相连通！有时很难区分这些血管是从颅外肌肉新形成的，还是颅外动脉搭桥手术形成的血管侧支，这也成为 MMD 的另一个显著特点。同时，它也提醒我们，是否可以利用这种机制或分离出能促使血管向颅内生长的脑生物活性因子，来治疗其他缺血性脑血管疾病。

我很感激我的老朋友 Peter Vajkoczy 对 MMD 研究长期保持着深深的热爱，我们深信，未来他在这一领域一定会取得更大的成就。

Peter Schmiedek, MD
Emeritus Professor of Neurosurgery
Mannheim, Germany

译者前言

烟雾血管病在临床上并不少见，尤其在一些东亚国家，近年其发病率有逐渐上升的趋势。虽然在烟雾血管病的基础研究和临床研究上已取得一些进展，但其病因及发病机制仍不完全清楚，临床诊断也常常缺乏客观有效的标准，治疗方法和时机选择也存在诸多争议。本书由柏林洪堡大学医学院（Charité Universitätsmedizin Berlin）神经外科与儿童神经外科系主任 Peter Vajkoczy 教授领衔，众多在烟雾血管病研究领域颇有造诣的专家联合参与编写，旨在解决临床实际问题，详细介绍了各种烟雾血管病血运重建手术方法要领和技术优缺点。

我们将此书译为中文版是为了帮助那些希望深入了解烟雾血管病知识，特别是学习烟雾血管病治疗方法及掌握血管搭桥手术技术的神经外科专业医师提供指导和参考。他们从书中不仅能够获得丰富的理论知识，更可以从实际的手术技巧、经验分享中受益并得到启发。

本书共五篇 23 章，涵盖了烟雾血管病的多个方面，从病因学到疾病诊断，再到各种手术治疗方法的详细介绍。我们将原著中丰富详尽的内容进行了精确的翻译和整理，力求在保持学术准确性的同时，更加易读易懂，以符合国内读者的阅读习惯。

值得说明的是，由于传统术语"烟雾病"其病因不明，诊断缺乏特异性，仅依靠脑血管造影作为主要诊断依据，因而导致临床诊断中很难将原发性脑烟雾病与其他烟雾综合征进行区分。同时，为了尊重原著中"moyamoya vasculopathy"一词的表述，本书采用了"烟雾血管病"的中文术语表述。

最后，我们要感谢所有为本书翻译与出版付出努力的人，特别是段炼教授、赵三虎教授为本书翻译提供的宝贵建议，余金、李晨为本书资料整理、文字修改所做的大量工作。正是他们的辛勤工作和无私奉献，才使得这部经过长时间整理、翻译及反复审校完成的中文版得以面世。

希望本书能够激发您在这一领域的更大兴趣，成为您对烟雾血管病学术探索和临床实践的有益伴侣，并在您的医学旅程中起到积极的引导作用。祝各位阅读愉快，收获丰厚！

陈劲草　章剑剑

原书前言

烟雾血管病（moyamoya vasculopathy，MMV）是一种以双侧颅底动脉进行性狭窄或闭塞同时伴有脑底异常血管网形成为特征的罕见脑血管疾病。烟雾血管病患者一般只有其特有的 MMV 一种临床表现，而在烟雾综合征或类烟雾血管病患者中，除了有此表现以外，还伴有某些潜在的疾病，如遗传性疾病或其他病理问题。虽然烟雾血管病在亚洲国家最为常见，但它是全世界儿童和成人发生脑卒中的最常见原因之一。随着人们对该疾病认识的不断提高，烟雾血管病的发病率呈现上升趋势。

目前利用血运重建术来治疗烟雾血管病已无争议，这一点与动脉粥样硬化性颈动脉闭塞患者不同。血运重建术的主要目的是通过恢复脑血流供应来稳定患者的脑血流动力学状态，或者使脆弱的烟雾状血管发生逆行性改变以防止其出血。手术成功改善患者脑血流动力学后不仅能够预防脑卒中的发生，还能改善患者的神经或认知功能。因此，为烟雾血管病患者实施血管搭桥手术已成为世界各地许多显微血管神经外科医师一项重要的临床工作。尽管人们已广泛接受血运重建术对烟雾血管病的治疗作用，但该领域众多的血运重建术式和治疗策略使得各种手术方法到底孰优孰劣很难确定。

因此有必要为神经外科医师编写一部详细介绍手术技术的实用指南。本书旨在为神经外科医师（和其他参与治疗的医师）介绍不同的手术技术，熟悉每一种技术的优缺点及注意事项。感谢本书的所有编者，他们都是各自领域的权威专家，不吝与读者分享他们独特的见解和专业知识。他们每个人都从专业的角度对各自采用的手术技术及相关问题进行了详细论述，并用一种标准化的编写格式对手术步骤进行了详尽说明。因此，本书对那些参与烟雾血管病手术的人来说非常重要，同时也为其他相关医师提供了指导与借鉴。

Peter Vajkoczy, MD

目　录

第五篇　再次手术的补救性策略

第一篇

总 论
General Concepts

第1章　围术期管理和注意事项
Perioperative Management and Considerations

Bettina Föhre　Susanne König　著

摘　要

烟雾血管病（moyamoya disease，MMD）患者的典型特征是脑血管反应性降低和脑血流动力学储备能力受损，进而引起短暂性脑缺血发作（transient ischemic attack，TIA）或脑卒中发作。因此，搭桥术中麻醉管理的主要目标是让脑组织维持充分的血流灌注和氧合，尽量避免脑缺血发作。

围术期应注意避免出现血压过低或过高的情况，尽量将收缩压维持在 120~140mmHg，同时保持正常的血氧饱和度和正常的血二氧化碳浓度及使用晶体液维持正常的血容量。

烟雾血管病患者的外科手术中可采用以复合短效镇痛药（如丙泊酚）为主的全静脉麻醉方案或静吸复合麻醉方案。笔者倾向于选择全静脉麻醉，原因是这种麻醉术后患者出现恶心、呕吐的概率相对较低，并且能较好地维持额叶局部脑皮层血流量。

手术结束，应尽早尝试拔除气管导管，以便术后尽早进行神经功能评估。术后拔管时，需要充分镇痛并按需使用 α 受体拮抗药或 β 受体拮抗药，以确保整个复苏过程平稳、无应激且血流动力学不受影响。

关键词

血流动力学储备能力受损，缺血发作，血压，二氧化碳浓度，全静脉麻醉，早期神经功能评估

一、生理学

（一）脑血流的生理学基础

正常脑血流量（cerebral blood flow，CBF）约为 50ml/（100g·min），是依靠平均动脉压与颅内压之差（MAP-ICP），即脑灌注压（cerebral perfusion pressure，CPP）来维持的。

影响脑血流的三个主要因素是：脑血流-代谢需求、脑血管的自动调节和二氧化碳（carbon dioxide，CO_2）反应性。在代谢活跃的区域，通过局部小动脉血管的舒张，脑血流量得以增加，进而可以输送更多的氧气和葡萄糖，在代谢不活跃的脑组织区域则出现血管收缩的现象。

对于健康成年人，当平均动脉压维持在 50~150mmHg 时，通过脑血管自动调节机制，脑血流可以维持在稳定水平，从而防止脑缺血发生。当动脉血二氧化碳分压（arterial partial pressure of carbon dioxide，$PaCO_2$）升高到一定程度即高碳酸血症时，脑血管会扩张，而当 $PaCO_2$ 下降时脑血管则会收缩。

如 Monro-Kellie 学说所述，颅腔内可容纳的体积是有限的，由脑组织、血液和脑脊液三部分组成，并且受颅骨的限制而不能增加。

颅内压-容积曲线是非线性的，反映了颅内容积与颅内压之间的关系。当颅内容积开始增加时，

颅内压调节代偿机制尚未衰竭，颅内容积的增加只会导致颅内压的微小变化。而在曲线的陡峭部分，颅内容积增加同样的大小则会导致颅内压大幅升高，从而使脑灌注压降低，进而影响脑血流量（图 1–1）。

（二）烟雾血管病患者的个体化差异

烟雾血管病的特征是颈内动脉末端，包括大脑前、中动脉的起始部，发生慢性或进行性狭窄直至闭塞，并在此基础上通过代偿机制建立颅底异常血管网来改善大脑的慢性缺血状态。典型的烟雾血管病是双侧性疾病，但也可以仅单侧发生。在这些病变的供血区域，脑血管反应性和脑血流动力学储备能力受损，从而导致短暂性脑缺血发作或脑卒中发生[1]。对于儿童患者，出现脑血管自动调节功能受损的风险可能更高[2]。此外，脆弱的烟雾状血管容易发生出血。

脑血流量在不同的病变区域对血管舒张性刺激呈现出自相矛盾的反应，这是烟雾血管病特有的一种现象。烟雾状血管为脑组织提供足够的氧气供应和血流灌注的同时，自身已处于最大限度的扩张状态，这导致烟雾状血管并不能像正常血管那样对诸如高碳酸血症这样的刺激做出反应。因此，当发生高碳酸血症时，相对正常血管的供血区脑组织血流量会进一步增加，而烟雾状血管供血区脑组织血流量反而会减少，从而导致脑血流灌注下降。这种血液流向健康脑组织而发生的血流局部再分配的现象被称为"盗血现象"（steal phenomenon）[3]，临床上可能因此出现神经功能受损。

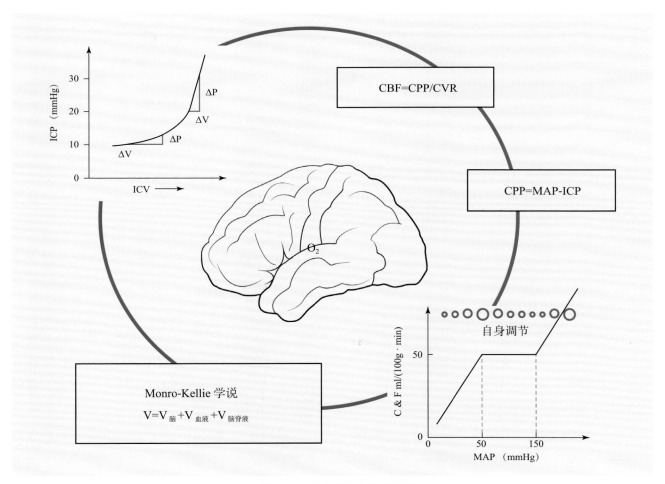

▲ 图 1–1 脑血流基本生理图解

ICP. 颅内压；ICV. 颅内容积；V. 容积；P. 压力；CBF. 脑血流量；CPP. 脑灌注压；CVR. 脑血流储备；MAP. 平均动脉压；C&F. 脑血流

二、麻醉

（一）麻醉技术

麻醉应保证在血运重建术过程中大脑得到充分灌注和氧合，以避免脑缺血发作。理想的麻醉药应能提供平稳的麻醉，利于手术操作时脑处于松弛状态及术后能够平稳、快速地苏醒；这样可进行早期的神经功能评估。麻醉过程中需要维持正常的脑灌注压、保证正常的脑血管自动调节能力和 CO_2 反应性。

在成人择期开颅手术中，一些研究比较了丙泊酚维持麻醉和吸入维持麻醉之间的差异。虽然这两种麻醉方法可以达到相似的脑松弛效果，但较之吸入维持麻醉，使用丙泊酚维持麻醉时患者平均颅内压较低而脑灌注压较高。对于麻醉复苏过程中的一些指标，如睁眼、拔除气管插管、遵循医嘱和意识恢复等没有临床显著性差异。此外，这两种麻醉方式术后疼痛、癫痫和躁动的发生率也相似。但在丙泊酚维持麻醉的情况下，患者术后恶心呕吐（postoperative nausea and vomiting，PONV）的发生率明显较低[4]。

对于烟雾血管病患者，这两种麻醉方法均有应用，目前已明确无论使用哪种麻醉方式进行麻醉患者预后无显著差异。所以更重要的是，小心谨慎地使用麻醉诱导药物，保持麻醉中患者血压和血氧平稳及稳定的血 CO_2 浓度[5]。

笔者支持全静脉麻醉是基于以下四个重要原因：① PONV 发生率较低[6]；②与七氟醚相比，额叶局部皮层血流量不受影响[7]；③吸入性麻醉时会发生盗血现象[8]；④最后，笔者所在的医学中心在过去 20 年里采用该项麻醉技术实施开颅手术并积累了丰富经验。

（二）术前评估和术前用药

烟雾血管病患者常常伴有其他多种基础疾病，这些疾病可能会影响到术中麻醉管理。因此，术前有必要对患者进行深入的麻醉评估，尤其要注意患者术前神经功能的缺失情况和有无其他神经系统疾病。运动障碍或癫痫是慢性脑缺血的信号，应注意询问这些患者是否有频繁的 TIA 病史、长时间的短暂性神经功能缺失或脑卒中病史，这些都提示该患者脑血流供应已存在明显问题，而后者是患者围术期发生并发症的危险因素[9]。术前评估还应包括测定每个患者的基础血压，建议对患者双侧手臂进行血压测量并比较，以排除由于锁骨下动脉狭窄等原因造成的术中假性低血压。

一些患者由于脑血管功能不全而出现代偿性高血压，处理这类患者的高血压时必须非常谨慎。

必须特别注意长期用药的患者，如抗惊厥药和降压药，这类药物可一直服用到手术当天。

各医疗中心对于 MMD 患者的抗血小板药治疗策略各不相同。阿司匹林的围术期应用及术后抗血小板治疗已成为争论的焦点。一些医疗中心提倡抗血小板药治疗，而另一些则不用。在笔者所在中心，通过血小板功能检查（platelet-function test）来确定阿司匹林的疗效。当检测到对阿司匹林无反应者则需更换抗血小板药[10]。

应慎重考虑麻醉前用药。对儿童烟雾血管病患者来说术前适当缓解恐惧心理是有益的，应尽量避免哭泣，因为患儿哭泣时过度通气可能会引发低碳酸血症，甚至引起脑血管收缩，从而导致脑缺血的发生。反之，也应避免过度镇静而导致换气不足。

咪达唑仑是最常用的麻醉前用药，当然也可以使用其他药物[11]。

（三）术中监测

美国麻醉医师协会（American Society of Anesthesiologists，ASA）标准监测中应包括有创动脉血压监测和尿量监测。麻醉医师应在医疗条件允许且该操作不引起患者紧张的情况下，考虑在麻醉诱导前进行动脉置管。

持续术中及术后动脉血压监测是管控血压的关键（见"麻醉要求"）。

需建立两条通畅的静脉通路。不强制使用中心静脉导管，但对于静脉通路很差或存在严重并发症的患者应考虑使用。

可以通过多种方式进行大脑功能监测。最可靠的技术是经颅运动诱发电位（motor evoked potential，MEP）监测和躯体感觉诱发电位（sensory evoked potential，SEP）监测相结合。脑功能监测是至关重要的，特别是对于儿童患者和脑血流状态不稳定的成人患者，因为他们即便只经历短暂的血压下降，也会发生脑卒中。脑电图中，如果出现局灶性脑电波波形变慢，提示该处脑血流灌注减弱。虽然近红外光谱法（nearinfrared spectrometry，NIRS）仅适合测量前额脑氧饱和度，但已有研究证明局部氧饱和度的持续下降与术后神经功能损伤的发生密切相关[12]，因此 NIRS 在术中可提供有用的信息。

（四）麻醉要求

1. 麻醉中的最佳血压范围

维持良好的血流动力学状态在患者整个围术期非常重要。烟雾血管病患者对脑血流下降的耐受性很差，尤其是儿童烟雾血管病患者，后者不仅脑血管自动调节反应弱而且脑代谢率还高。

低血压可引起脑缺血，或容易形成血栓而影响搭桥血管的通畅性。高血压可导致出血或引起高灌注综合征而出现类似脑缺血发作的症状（见"术前评估和术前用药"）。

对于所有的烟雾血管病患者来说，并没有最佳的标准血压。建议一般维持血压在正常范围，或将血压控制在术前基线上下的 10%～20%[11, 13]。一些患者会因为烟雾血管病而诱发高血压，并一直处于较高的收缩压水平。因此，外科医师和麻醉医师需要确定每个烟雾血管病患者的收缩压目标范围。围术期将血压稳定维持在一定范围内是非常重要的。根据我们的经验，对于成年烟雾血管病伴高血压患者，我们建议将收缩压保持在个体基线收缩压的 20% 以上。对于没有高血压的成年患者，我们建议将收缩压保持在 140mmHg。或参考患者的基础收缩压，以此作为术后患者收缩压调控的下限。

在麻醉诱导和维持过程中，小心而平稳的滴注麻醉药物，同时预测因手术刺激可能引起的心血管反应对于术中控制血压平稳非常重要。发生低血压时应立即使用血管活性药物治疗，如去甲肾上腺素或苯麻黄碱。

术后血压维持的目标范围，取决于血管搭桥的质量和吻合口直径（这些均决定了搭桥血流量的大小），因此需要和外科医师协商后共同制订。在制订血压目标范围时还应考虑术中是否还进行了额外的间接血运重建术，如脑 - 颞肌贴敷术（encephalo-myo-synangiosis，EMS）。务必避免任何脑过度灌注或灌注不足的情况发生。因此，目标血压的设定没有固定标准，需依个体情况而定[5]。在患者麻醉复苏前和术后一定要给予适当镇痛，以防出现高血压。应准备一些血管扩张药物，如乌拉地尔或拉贝洛尔。

2. 麻醉中理想的通气方式

不管使用何种通气方式，均需维持血二氧化碳浓度正常。动脉 $PaCO_2$ 最好维持在 39～43mmHg，在这个范围内，脑皮层的血流最大[14, 15]。对 124 例 MMD 患儿进行回顾性分析，术后出现缺血性并发症的患儿，术中 $PaCO_2$ 水平明显高于 45mmHg，如果存在其他的危险因素（如术前 TIA），术后出现缺血性并发症的发生率甚至更高[9]。这与最近对成人烟雾血管病患者的研究结果一致。研究表明，柏林烟雾血管病分级标准的 3 级患者（重度烟雾血管病患者）在血流动力学不稳定的情况下，围术期发生脑缺血的风险最高[16]。

烟雾血管病患者的侧支血管网一般已处于最大血管舒张状态。当健康的血管因高碳酸血症而扩张时，就会从病变血管区域盗血（见"烟雾血管病患者的个体化差异"）。

（五）麻醉诱导和维持

1. 麻醉诱导

烟雾血管病患者麻醉诱导的主要目标是保持平稳的诱导过程，避免血压在高血压和低血压之间波动，同时也要避免过度通气、通气不足和低氧血症。

建议设法在麻醉前将儿童与父母分开，防止患儿哭闹，从而避免颅内压增高或过度通气。应在患者深度麻醉后再进行插管以避免脑血流动力学改变。

静脉诱导可选择的药物包括异丙酚、硫喷妥、依托咪酯。

在儿童患者中，静脉诱导麻醉同样优于吸入诱导麻醉。吸入诱导麻醉的首选药物是七氟醚。建议静脉注射阿片类药物以减弱置入喉镜和气管插管的反应。本文笔者推荐短效瑞芬太尼。在使用诱导药之前，可开始低剂量给药［如瑞芬太尼 $0.1\mu g/(kg \cdot min)$，持续 5min］，然后在整个过程中持续增加给药剂量［如 $0.2 \sim 0.3\mu g/(kg \cdot min)$］，作为全静脉麻醉（total intravenous anesthesia，TIVA）的一部分。另一种选择是在麻醉诱导和术中麻醉过程中使用大剂量芬太尼给药［如 $3 \sim 3.5\mu g/(kg \cdot min)$］。肌肉松弛最好的方法是使用一种不会引起血流动力学改变或组胺释放的非去极化药物[11, 13, 17]。

2. 体温

术中应全程监测体温并保持体温正常。可以通过亚低温治疗降低脑代谢率，从而在一定程度上保护大脑不受缺血缺氧的影响。然而到目前为止，没有随机对照试验证明低温治疗使神经外科血管手术患者获益。

此外，体温过低会影响凝血功能而增加出血的风险，并可能导致术后寒战的发生，从而增加脑代谢率。

3. 吲哚菁绿荧光造影

麻醉医师可能会被要求在搭桥手术期间给予静脉注射吲哚菁绿（indocyanine green，ICG）。术中吲哚菁绿荧光造影能观察搭桥血管的通畅性。当然从设备的角度说，荧光造影需要一个能够在术野附近使用近红外光集成吲哚菁绿摄像的显微镜。

25mg 吲哚菁绿粉末需要在 5ml 蒸馏水中稀释。通常使用的剂量范围为 $5 \sim 25mg$。静脉内注射吲哚菁绿后，短暂性脉冲式血氧测量值会由于染料的作用出现"假低"的现象。吲哚菁绿的使用需要在与外科医师密切沟通的情况下进行，可以通过建立良好的静脉通道注射完成后立即用 20ml 盐水进行冲洗。

吲哚菁绿通常是一种安全的药物，但也有患者对吲哚菁绿注射产生诸如低血压的不良反应[18]。

4. 液体管理

围术期液体管理的目标是维持正常的血容量。

根据每个医疗中心的常规输血标准，与手术医师沟通并准备用于手术的袋装红细胞或新鲜冷冻血浆。术中定期检查血红蛋白和红细胞压积是很重要的，严重的贫血应该立即进行纠正，对于所有的烟雾血管病患者来说，并没有理想的红细胞压积或血红蛋白水平值，但是血液浓缩或过度的血液稀释均需避免，因为两者都会导致脑缺血，而后者会降低血液的携氧能力[5, 13]。

（六）麻醉复苏

麻醉复苏的要求是让患者平稳地苏醒，同时很好地维持其脑血流动力学稳定。如果情况允许拔管最好在手术室进行，这样可以立即对患者进行神经功能评估。在手术结束时，手术医师和麻醉医师应一起讨论并确定患者的血压控制范围，如果两者意见存在分歧应立即协商解决。通常情况下，成人患者的收缩压应被控制在 $120 \sim 140mmHg$。患者苏醒过程中可能会出现血压升高，需酌情使用某些可控性较强的降压药物，如 β 受体拮抗药（如艾司洛尔）或 α 受体拮抗药（如乌拉地尔）。苏醒后尽量避免咳嗽或寒战并给予充分镇痛。

良好的自主呼吸有助于患者 $PaCO_2$ 的维持，应通过血气分析定期监测血液中的 $PaCO_2$。可通过鼻导管输氧来保证氧气供应。尽量避免戴氧气面罩，因为氧气面罩固定带会直接压迫刚做过搭桥手术的头部区域。

三、烟雾血管病患者的术后监护

（一）监护地点

患者从手术室转到监护病房或麻醉复苏室后需予以持续监测和护理。在第 2 天上午经过神经功能检查后，视患者的病情决定是否转入普通病房。

术后应密切监测血压、血氧饱和度、红细胞压积、血容量状态、尿量。维持正常血容量和避免血压过高过低至关重要。必须时常进行神经系统检查以早期识别脑缺血的发生[13]。

（二）镇痛

良好的镇痛是降低术后脑缺血或梗死风险的重要因素之一。减轻儿童患者的疼痛，有助于避免患儿哭泣及其引起的过度通气和低碳酸血症。疼痛管理可以根据各家医院的标准来自主实施。术后早期，通常使用阿片类药物进行镇痛。当然还有很多其他选择，如静脉推注氰二苯丙基双哌啶酰胺（在美国未被批准）、吗啡或芬太尼（需持续监测患者通气抑制情况）。要注意的是，如果术中麻醉使用的是芬太尼等短效药物，就必须在复苏前额外给予足够的镇痛，如使用吗啡等阿片类药物。

此外，在复苏前应使用一种外周作用的镇痛药，如对乙酰氨基酚或美他咪唑。

烟雾血管病患者除麻醉外还可使用头皮神经阻滞（placement of a skull block）的镇痛方法。目前已证实它在儿童脑 – 硬脑膜 – 动脉 – 肌肉 – 血管融通术（encephalo-duro-arterio-myo synagiosis，EDAMS）中有助于麻醉后平稳复苏和帮助术后镇痛[19]。

关键点

病理生理因素
- 脑自动调节受损
- 脑血流储备能力下降
- 盗血现象

术前评估
- 关注短暂性脑缺血发作（TIA）史、已存在的神经功能损害
- 血流动力学受损程度（见"术前评估和术前用药"）
- 伴发疾病
- 抗血小板药和抗凝治疗

麻醉目标
- 维持充足的脑血流灌注
- 保持正常血压（基线血压上下10%～20%）
- 维持正常血氧，临时阻断期间提高吸入氧浓度分数（fraction of inspired oxygen，FiO_2）至 1.0
- 血二氧化碳浓度保持正常
- 体温维持
- 正常血容量
- 推荐丙泊酚和短效阿片类药物
- 术中及术后充分镇痛预防高血压、低血压和高碳酸血症

监测
- 心电图、指脉氧、血压（blood pressure，BP）
- 有创动脉压
- 静脉通道
- 如因伴发疾病需要，可给予中心静脉置管
- 尿量、体温
- 近红外光谱法（NIRS）

术后监护
- 转运至重症监护病房
- 控制血压在目标范围
- 确保搭桥血管功能（抗血小板或抗凝治疗）

四、烟雾血管病手术的麻醉风险

防止任何的脑灌注情况恶化是烟雾血管病患者麻醉过程中的关键。

（一）缺血性脑卒中和短暂性脑缺血发作

术中患者可能因脑灌注不足而发生短暂性脑缺血发作，而麻醉状态下这种情况很难被发现。此外，搭桥血管内血栓形成也可能是导致短暂性脑缺血发作的原因。如前所述，术中及术后应严格避免出现低血压或血压控制不佳的情况。一般

情况下，将患者血压控制到轻度偏高的情况可以预防 MMD 患者缺血性事件的发生。临床医师必须牢记有 TIA 病史的患者发生缺血性并发症的风险较高（见"术前评估和术前用药"）。接受间接血管搭桥手术的患者在新的血管代偿建立之前，有发生脑缺血的风险，这一风险可能持续几个月。术中术者可以应用吲哚菁绿荧光造影直接评估搭桥血管的通畅性。术后经颅多普勒评估或计算机断层扫描（computer tomography，CT）/磁共振成像（magnetic resonance imaging，MRI）灌注检查均有一定诊断价值。

（二）脑高灌注综合征

在烟雾血管病患者中，病变的血管通常已经处于最大限度的扩张状态，患者脑血管的自动调节能力几乎完全丧失。因此即便是低流量的颞浅动脉 – 大脑中动脉（superficial temporal artery to middle cerebral artery，STA-MCA）搭桥术也可能在先前极度缺血的病变血管网中形成高灌注，出现脑高灌注综合征的患者通常表现为短暂性神经系统功能缺失或缺血性脑卒中发作。

此外，高灌注可能会导致致命性的颅内出血，因此术后必须严格控制血压。

参考文献

[1] Kuwabara Y, Ichiya Y, Sasaki M, et al. Response to hypercapnia in moyamoya disease. Cerebrovascular response to hypercapnia in pediatric and adult patients with moyamoya disease. Stroke. 1997; 28(4):701–707

[2] Lee JK, Williams M, Jennings JM, et al. Cerebrovascular autoregulation in pediatric moyamoya disease. Paediatr Anaesth. 2013; 23(6):547–556

[3] Han JS, Abou-Hamden A, Mandell DM, et al. Impact of extracranialintracranial bypass on cerebrovascular reactivity and clinical outcome in patients with symptomatic moyamoya vasculopathy. Stroke. 2011; 42(11):3047–3054

[4] Chui J, Mariappan R, Mehta J, Manninen P, Venkatraghavan L. Comparison of propofol and volatile agents for maintenance of anesthesia during elective craniotomy procedures: systematic review and metaanalysis. Can J Anaesth. 2014; 61(4):347–356

[5] Chui J, Manninen P, Sacho RH, Venkatraghavan L. Anesthetic management of patients undergoing intracranial bypass procedures. Anesth Analg. 2015; 120(1):193–203

[6] Sneyd JR, Andrews CJ, Tsubokawa T. Comparison of propofol/remifentanil and sevoflurane/remifentanil for maintenance of anaesthesia for elective intracranial surgery. Br J Anaesth. 2005; 94(6):778–783

[7] Kikuta K, Takagi Y, Nozaki K, et al. Effects of intravenous anesthesia with propofol on regional cortical blood flow and intracranial pressure in surgery for moyamoya disease. Surg Neurol. 2007; 68(4): 421–424

[8] Sato K, Shirane R, Kato M, Yoshimoto T. Effect of inhalational anesthesia on cerebral circulation in Moyamoya disease. J Neurosurg Anesthesiol. 1999; 11(1):25–30

[9] Iwama T, Hashimoto N, Yonekawa Y. The relevance of hemodynamic factors to perioperative ischemic complications in childhood moyamoya disease. Neurosurgery. 1996; 38(6):1120–1125, discussion 1125–1126

[10] Smith ER, Scott RM. Surgical management of moyamoya syndrome. Skull Base. 2005; 15(1):15–26

[11] Baykan N, Ozgen S, Ustalar ZS, Dagçinar A, Ozek MM. Moyamoya disease and anesthesia. Paediatr Anaesth. 2005; 15(12):1111–1115

[12] Orihashi K, Sueda T, Okada K, Imai K. Near-infrared spectroscopy for monitoring cerebral ischemia during selective cerebral perfusion. Eur J Cardiothorac Surg. 2004; 26(5):907–911

[13] Parray T, Martin TW, Siddiqui S. Moyamoya disease: a review of the disease and anesthetic management. J Neurosurg Anesthesiol. 2011; 23(2):100–109

[14] Kurehara K, Ohnishi H, Touho H, Furuya H, Okuda T. Cortical blood flow response to hypercapnia during anaesthesia in Moyamoya disease. Can J Anaesth. 1993; 40(8):709–713

[15] Yusa T, Yamashiro K. Local cortical cerebral blood flow and response to carbon dioxide during anesthesia in patients with moyamoya disease. J Anesth. 1999; 13(3):131–135

[16] Czabanka M, Boschi A, Acker G, et al. Grading of moyamoya disease allows stratification for postoperative ischemia in bilateral revascularization surgery. Acta Neurochir. 2016; 158:1895–1900

[17] Brown SC, Lam AM. Moyamoya disease-a review of clinical experience and anaesthetic management. Can J Anaesth. 1987; 34(1):71–75

[18] Bjerregaard J, Pandia MP, Jaffe RA. Occurrence of severe hypotension after indocyanine green injection during the intraoperative period. A A Case Rep. 2013; 1(1):26–30

[19] Ahn HJ, Kim JA, Lee JJ, et al. Effect of preoperative skull block on pediatric moyamoya disease. J Neurosurg Pediatr. 2008; 2(1):37–41

拓展阅读

[1] Chui J, Manninen P, Sacho RH, Venkatraghavan L. Anesthetic management of patients undergoing intracranial bypass procedures. Anesth Analg. 2015; 120(1):193–203

[2] Parray T, Martin TW, Siddiqui S. Moyamoya disease: a review of the disease and anesthetic management. J Neurosurg Anesthesiol. 2011; 23(2):100–109

第 2 章 直接血管搭桥手术总论
General Principles of Direct Bypass Surgery

Marcus Czabanka Peter Vajkoczy 著

摘 要

　　血管搭桥术是烟雾血管病（moyamoya vasculopathy，MMV）患者常用的治疗选择之一。与动脉粥样硬化性脑血管疾病的颅内外血管搭桥术治疗不同，烟雾血管病的血管搭桥术多种多样，可分为直接血管搭桥术、间接血管搭桥术和联合血管搭桥术。直接血管搭桥术与间接血管搭桥术相比，优势在于可立即增加脑缺血区域的血流量，从而降低患者的脑卒中风险。本章重点介绍烟雾血管病治疗中血管搭桥手术的一般原则，重点介绍手术适应证和手术策略及非常重要的一些基本概念和手术理念。

关键词

　　慢性血流动力学损伤，间接血运重建，直接血运重建，烟雾血管病患者血管搭桥手术的适应证及处理方法

一、发展历程

　　1902 年法国外科医师 Alexis Carrel 第一次描述用血管缝合的方法完成了 1 例动脉的端端吻合。直到 70 年后，Yasargil 才报道了那项广为人知的直接血管搭桥技术，即利用颞浅动脉 – 大脑中动脉（superficial temporal artery to middle cerebral artery，STA-MCA）搭桥术来治疗颈内动脉闭塞和烟雾血管病[1]。早在 20 世纪 40 年代，间接血管搭桥术就被用于治疗缺血性脑血管病。自从这两种技术开始应用于烟雾血管病患者的治疗后，间接血管搭桥术与直接血管搭桥术治疗烟雾血管病孰优孰劣就一直存在巨大争议[2]。目前对于成人烟雾血管病患者，更加推荐直接血管搭桥术，旨在立即为患者提供充分的脑血流。因为儿童烟雾血管病患者的直接血管搭桥存在一定解剖学上的困难（如供体血管和受体血管较为细小而脆弱，显微血管吻合的难度较大）[3-5]。研究表明对于儿童烟雾血管病患者，间接血管搭桥术可以有效地缓解缺血症状，进而恢复患者的脑血流储备能力[3, 6]。所以，在成人烟雾血管病患者中，直接 STA-MCA 搭桥术已成为其主要的治疗手段；而在儿童患者中，单纯间接血管搭桥的治疗效果等同于联合直接和间接血管搭桥的治疗效果[7]。

二、直接血管搭桥术术前血流动力学损害评估

　　直接血管搭桥手术最主要的目的是改善患者脑血流动力学障碍及降低脑卒中的风险。可以通过正电子发射体层成像（positron emission tomography，PET）（使用或不使用乙酰唑胺激发

试验）脑血流检测结果来评估脑血流动力学受损程度，分析患者脑血流储备能力并计算氧摄取分数（oxygen extraction fraction，OEF）。目前有多种示踪剂应用于患者血流动力学评估：$C^{15}O$ 用于脑血容量评估，$H_2^{15}O$ 用于脑血流量评估，$^{15}O_2$ 用于氧摄取分数和脑氧代谢率评估[8]。烟雾血管病患者 PET 检查的特点是，由于烟雾血管病患者脑血管已处于最大扩张状态，因而 PET 检查显示患者脑血容量较高，而氧摄取分数下降则提示患者存在脑血流动力学障碍。单光子发射计算机体层摄影（single photon emission computed tomography，SPECT）检查则采用对比健侧大脑半球和病变大脑半球血流动力学上的差异，为烟雾血管病患者提供非定量的脑血流动力学评估，这就使得此方法用于评估烟雾血管病这样的双侧性疾病的脑血流动力学有一定局限性。虽然不确定 PET 在评估患者脑血流储备能力上一定优于其他影像学检查手段，但我们的经验表明，$H_2^{15}O$ PET 相较于

SPECT 在检测患者脑血流动力学受损方面具有更好的灵敏度和特异性[9]（图 2-1）。

另外一种非常可靠的脑血流储备能力的检测方法是 Xe-CT。目前已证实增强 Xe-CT 上显示脑血流储备能力下降与患者发生缺血性脑卒中的风险增加呈正相关，因此可以将 Xe-CT 作为检测患者脑血流动力学障碍的金标准[10, 11]。Xe-CT 检测结果显示直接血管搭桥手术能显著提高烟雾血管病患者的脑血流储备能力[12]。然而，由于 Xe-CT 的使用条件限制，局限了这项技术在烟雾血管病患者脑血流动力学检测中的广泛使用。一些新的 MRI 技术可能有助于术前血流动力学评估，如动态磁化率对比加权示踪（dynamic susceptibility contrast-weighted bolus-tracking，DSC）MRI、动脉自旋标记（arterial spin labeling，ASL）MRI 和血氧水平依赖（blood oxygen level-dependent，BOLD）MRI。这些检测手段已被证明能够发现哪些脑组织有发生脑缺血的风险，评估患者脑血流动力学

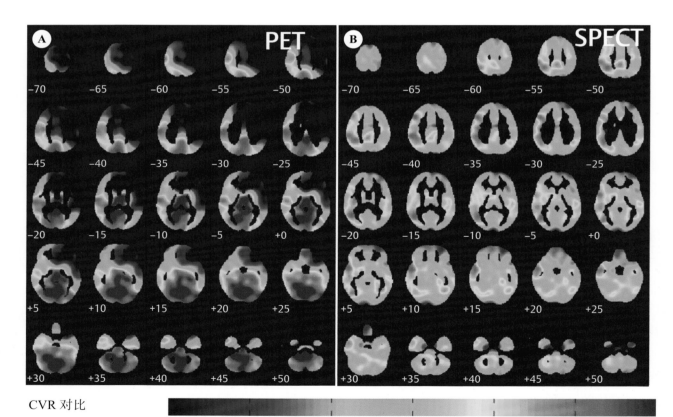

CVR 对比

▲ 图 2-1　烟雾血管病患者在乙酰唑胺刺激后脑血流储备（CVR）能力分析表明，$H_2^{15}O$ 正电子发射断层成像（A）与单光子发射计算机断层摄影（B）相比，脑血流储备能力显著降低

损害程度及评价直接血管搭桥术后患者脑血流动力学的恢复情况[13]。

最新的数据表明，脑血流定量分析或氧摄取分数（OEF）可能并不是预测烟雾血管病患者发生脑卒中的唯一决定性指标。Zipfel 等的研究表明，OEF 正常的烟雾血管病患者中依然有 10% 的患者有发生脑卒中的风险[14]。因此，在患者的手术决策过程中必须还要考虑其他因素，包括烟雾血管病是一种进展性疾病，而如果患者双侧均受累，则患者发生缺血性脑卒中的风险极高（5 年内的脑卒中风险＞80%）[15]。根据烟雾血管病柏林分级方法，烟雾血管病根据血管造影、MRI 上的缺血性改变及血流动力学受损程度可分为 3 个不同的等级，这一分级与患者是否出现缺血症状和脑血管搭桥的手术风险均有相关性[16, 17]（图 2-2）。

值得注意的是，柏林分级中高级别烟雾血管病患者比低级别烟雾血管病患者在脑血运重建过程中发生缺血的风险更高，这表明烟雾血管病患者应尽早实施血运重建手术，这样可以避免较高的手术并发症概率，同时显著降低患者发生脑卒中的风险[16]。此外，颞浅动脉 – 大脑中动脉搭桥也可以显著降低脑出血的风险[18]。患者发生脑出血的风险还和患者的种族背景有关，如亚洲地区烟雾血管病患者更容易发生脑出血，而北美和欧洲地区患者则更容易出现脑缺血[2, 19 - 21]。除了患者的种族背景，在直接血运重建的手术策略中还应考虑是否存在侧支血管的脆弱性和微小动脉瘤的存在。

三、直接血运重建术中的关键技术

（一）供体血管选择

由于标准颞浅动脉 – 大脑中动脉（STA-MCA）搭桥术是烟雾血管病患者直接血运重建手术的首选治疗方法，因此颞浅动脉通常被用作供体血管。高流量搭桥手术容易导致术后高灌注综合征，因此仅作为低流量搭桥手术和（或）间接血运重建

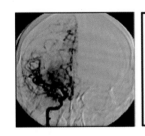

狭窄 / 闭塞血管 + 烟雾血管 → 1 分

狭窄 / 闭塞血管 + 烟雾血管 + 颅内血管代偿形成 → 2 分

狭窄 / 闭塞血管 + 颅内外血管代偿形成 → 3 分

1 级 = 轻度
= 1～2 分

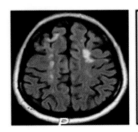

无烟雾血管病相关病理 → 0 分

烟雾血管病相关病理 → 1 分

2 级 = 中度
= 3～4 分

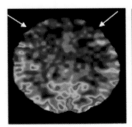

正常脑血流储备能力（CVRC）（＞-5%）→ 0 分

脑血流储备能力（CVRC）受损（＜-5%）→ 2 分

3 级 = 重度
= 5～6 分

▲ 图 2-2　烟雾血管病柏林分级标准

失败时的补救策略[22]。就搭桥血流量而言，颞浅动脉 – 大脑中动脉搭桥血流的血流量一般在 10~60ml/min，而当血流量＞30ml/min 会增加出血和脑卒中的风险[23]。许多经验丰富的搭桥团队还报道过一些其他的直接搭桥技术，包括颞浅动脉 – 大脑前动脉搭桥，枕动脉 – 大脑后动脉搭桥和将耳后动脉作为供体血管等。然而这些方法并不优于颞浅动脉 – 大脑中动脉搭桥，而且还存在各自不同的缺点。因此，它们在烟雾血管病患者的直接血管搭桥术中起次要的作用，往往作为初次 STA-MCA 搭桥失败病例的补救性措施。

（二）受体血管选择

在颞浅动脉 – 大脑中动脉搭桥术中，通常选择大脑中动脉的 M4 段作为受体血管。如果没有合适的 M4 受体血管，则可以打开大脑侧裂，选择大脑中动脉的 M3 或 M2 段作为受体血管。然而在这种情况下，对术者的显微操作技术要求会更高，而在临时阻断 M3 或 M2 的过程中是否会发生缺血也是未知的。为了减少开颅后找不到合适受体血管的风险，开颅手术需显露大脑外侧裂末端上方的"目标区域"[24]。由于大脑侧裂的末端一般有大量的血管进入大脑皮层，因而在这个区域找不到合适受体血管的概率非常低。

（三）标准化术式和个体化搭桥

对烟雾血管病患者是进行标准化手术（即在大脑侧裂末端做颞浅动脉 – 大脑中动脉搭桥）还是进行个体化手术（如当大脑前动脉区域缺血时，使用颞浅动脉 – 大脑前动脉搭桥术以预防大脑前供血区域血流动力学不足），仍存在一些争议。目前已证明标准化手术可以恢复整个脑血流动力学受损区域的血流储备能力，这可能是由于烟雾血管病患者已建立了广泛的侧支循环[12]。特别是烟雾血管病患者往往存在特有的广泛软脑膜侧支吻合，胼胝体周围侧支吻合和丰富的皮层微血管网，单纯标准化手术即能恢复患者的脑血流储备能力[25]。此外，临时阻断大脑中动脉 M4 段时患者不存在发生缺血的风险，但是如果选取其他近端的血管作为受体进行搭桥，临时阻断时会不会发生缺血就无法预知了[26]。已有许多个体化手术的报道，但个体化搭桥更依赖于对脑缺血区域的准确定位，这对影像学评价仍是一大挑战[27]。此外，由于可能需要更长的供体血管和各种不同的开颅策略，使手术过程变得更加困难，这样会延长手术时间，进而增加术中缺血的风险。尽管存在这些困难，一些烟雾治疗组报道了个体化搭桥手术治疗烟雾血管病具有良好的效果，尤其是对于儿童患者[27]。由于缺乏临床随机对照试验，文献中也没有专门的指南，因此目前直接搭桥的手术方式主要取决于手术医师的专业认知和经验。

（四）围术期和术中患者的管理及脑保护措施

直接血管搭桥手术推荐在全身麻醉下进行。围术期和术中最重要的目标是采取措施将患者的脑血流保持在最佳状态，继而将缺血性或高灌注性损伤的风险降到最低[2]。在术前准备过程中，尤其在全身麻醉的诱导过程中，应注意将血压保持在基线值附近。基线血压值是在患者手术前几天且正常活动状态下经充分评估的血压值，我院术中血压管理的目标是术中将患者的血压维持在其基线血压值以上 10% 左右以保证高水平的大脑灌注压。术中维持正常的血氧饱和度、血二氧化碳浓度、动脉血压和麻醉深度至关重要。避免使用利尿药以免发生低血压同样至关重要。由于在血管吻合期间需要临时阻断皮层血管，这时需将血氧饱和度升高至 100%，以进一步降低术中发生缺血性脑卒中的风险。此外，术中躯体感觉诱发电位，运动诱发电位和脑电图的监测可以帮助判断患者是否出现了严重的低血压或高血压。对直接血管搭桥手术的患者术后应争取尽早拔管，以便于早期、连续地进行神经系统功能评价。术后除了要给予患者足量的镇痛和抗血小板治疗以外，需要将患者的血压维持在其基线血压水平。

（五）术中脑血流评估

在显微吻合完成后，应常规应用吲哚菁绿（indocyanine green，ICG）荧光造影来评估搭桥血管的通畅性[28]。然而，由于使用荧光进行血流评估存在一定的局限性，因此术中吲哚菁绿荧光造影不能提供有关搭桥血流的定量信息[29]。术中只有使用微型血流探头才能对吻合前和吻合后的搭桥血流进行定量评估，通过评估搭桥血流的截面血流指数可以获得吻合后的搭桥血流量及搭桥是否有效等用于评估搭桥血管功能的信息[23]。通常截流指数（cut flow）>0.5 即显示搭桥血管功能良好。如果截流指数<0.5，则应分析潜在的可能影响搭桥血管功能的各种因素，重点需关注血管吻合质量和受体动脉的问题[23]。在这种情况下，可以通过修复甚至改选其他的受体血管来改善搭桥血管的功能。因此，术中直接血流评估可发现搭桥手术中的潜在问题，并可在搭桥失败或搭桥血管功能差的情况下帮助制订新决策。此外，有报道表明直接血管搭桥手术后，大脑中动脉血流大量增加与围术期缺血和出血的发生存在相关性[30]。术中检测此危险因素可指导术后对血压的控制和调整，因此可为烟雾血管病患者复杂的围术期管理提供帮助。

为了监测搭桥后脑皮层血流灌注的变化，术中通过激光散斑成像可以对颞浅动脉 - 大脑中动脉血管吻合前后脑皮层血流灌注的变化进行类定量评估，这样可以立即知道搭桥后手术的总体效果及因搭桥增加的血流量在脑皮层血管中的分布情况[31]。其他的监测方法包括：①用热扩散探头来分析血管吻合前后的局部脑血流变化；②用光谱学方法检测血管中的血氧饱和度；③红外监测皮层脑血流等。上述所有的方法都有一个共同点，即这些方法都处于学术研究阶段，而尚未被推广和应用。

术中数字减影血管造影（digital subtraction angiography，DSA）可以获知搭桥血流及因搭桥所致的皮层血管血流增加的详细信息，然而，术中 DSA 很少被采用，也会延长手术的时间。

四、常见并发症和风险程度

采用直接血管搭桥术治疗烟雾血管病术后发生缺血性脑卒中的风险为 3%～8%，其发生概率取决于采取的手术策略[2, 21]。虽然围术期有发生缺血性脑卒中的风险，但在成功的血运重建术后，患者 5 年脑卒中的风险概率下降至 5.5%，超过 90% 的烟雾血管病患者再不会出现短暂性脑缺血发作。

烟雾血管病患者围术期面临的一个主要问题是高灌注综合征。有报道显示高达 38% 的烟雾血管病患者在直接血管搭桥术后会出现高灌注综合征，但在北美和欧洲患者高灌注综合征的发生率极低，这使得术后高灌注综合征实际的发生概率仍不明确[32, 33]。高灌注可能会导致构音障碍、轻瘫、失语和感觉运动障碍等明显的临床神经功能障碍。这些患者的术后 MRI 无脑缺血的影像学征象，但在术后诸如 SPECT 或灌注 MRI/CT 等检查中呈现出脑高灌注的特点。在临床上，识别高灌注现象非常重要，尤其是它的处理原则与术后脑缺血的处理原则完全不同，后者需要维持或升高血压。而高灌注综合征时，降低血压是治疗神经功能损害的关键。特别是频繁发生短暂性脑缺血发作的患者术后极易出现高灌注综合征。

为了更好预测烟雾血管病患者的手术风险，有学者提出一种新的烟雾血管病手术风险分级量表将烟雾血管病患者分成 3 个等级[16]。根据该风险分级量表，轻型烟雾血管病患者的围术期缺血风险极低（0%），而重型烟雾血管病患者在一次手术行双侧搭桥的过程中，患者围术期发生缺血性脑卒中的风险高达 16%[17]。由于这一风险分级已经得到其他外科中心的证实，因此建议烟雾血管病患者应尽早实施血运重建手术。尽早治疗患者的缺血症状不仅可以避免脑梗死的发生，而且患者血流动力学损害较轻的时候实施手术围术期的风险较低。

许多术后缺血并不是发生在搭桥手术侧。不管是原有的侧支代偿血流和搭桥血流之间的对冲竞争流，还是术前、术中和术后血压的波动，以及烟雾血管病患者脆弱的血流动力学体系均有可能是患者术后发生缺血事件的原因，因此必须强调在烟雾血管病患者治疗过程中，团队经验和多学科协作的重要性。

参 考 文 献

[1] Yasargil MG, Yonekawa Y. Results of microsurgical extra-intracranial arterial bypass in the treatment of cerebral ischemia. Neurosurgery. 1977; 1(1):22–24

[2] Scott RM, Smith ER. Moyamoya disease and moyamoya syndrome. N Engl J Med. 2009; 360(12):1226–1237

[3] Smith ER, Scott RM. Spontaneous occlusion of the circle of Willis in children: pediatric moyamoya summary with proposed evidencebased practice guidelines. A review. J Neurosurg Pediatr. 2012; 9(4): 353–360

[4] Kuroda S. Strategy and tactics of bypass surgery for moyamoya disease. Acta Neurochir (Wien). 2017; 159(8):1495–1496

[5] Deng X, Gao F, Zhang D, et al. Direct versus indirect bypasses for adult ischemic-type moyamoya disease: a propensity score-matched analysis. J Neurosurg. 201 8; 128(6):1785–1791

[6] Czabanka M, Vajkoczy P, Schmiedek P, Horn P. Age-dependent revascularization patterns in the treatment of moyamoya disease in a European patient population. Neurosurg Focus. 2009; 26(4):E9

[7] Liu JJ, Steinberg GK. Direct versus indirect bypass for moyamoya disease. Neurosurg Clin N Am. 2017; 28(3):361–374

[8] Lee M, Zaharchuk G, Guzman R, Achrol A, Bell-Stephens T, Steinberg GK. Quantitative hemodynamic studies in moyamoya disease: a review. Neurosurg Focus. 2009; 26(4):E5

[9] Acker G, et al. Brain perfusion imaging under acetazolamide challenge for detection of impaired cerebrovascular reserve capacity: positive findings with O-15–water PET in patients with negative Tc-99m-HMPAO SPECT. J Nucl Med. 2017; 117:195818

[10] Yonas H, Smith HA, Durham SR, Pentheny SL, Johnson DW. Increased stroke risk predicted by compromised cerebral blood flow reactivity. J Neurosurg. 1993; 79(4):483–489

[11] Yonas H, Jungreis C. Xenon CT cerebral blood flow: past, present, and future. AJNR Am J Neuroradiol. 1995; 16(1):219–220

[12] Czabanka M, Peña-Tapia P, Scharf J, et al. Characterization of direct and indirect cerebral revascularization for the treatment of European patients with moyamoya disease. Cerebrovasc Dis. 2011; 32(4):361–369

[13] Zaharchuk G, Do HM, Marks MP, Rosenberg J, Moseley ME, Steinberg GK. Arterial spin-labeling MRI can identify the presence and intensity of collateral perfusion in patients with moyamoya disease. Stroke. 2011; 42(9):2485–2491

[14] Derdeyn CP, Zipfel GJ, Zazulia AR, et al. Baseline hemodynamic impairment and future stroke risk in adult idiopathic moyamoya phenomenon: results of a prospective natural history study. Stroke. 2017; 48(4):894–899

[15] Kraemer M, Heienbrok W, Berlit P. Moyamoya disease in Europeans. Stroke. 2008; 39(12):3193–3200

[16] Czabanka M, Peña-Tapia P, Schubert GA, et al. Proposal for a new grading of moyamoya disease in adult patients. Cerebrovasc Dis. 2011; 32(1):41–50

[17] Czabanka M, Boschi A, Acker G, et al. Grading of moyamoya disease allows stratification for postoperative ischemia in bilateral revascularization surgery. Acta Neurochir (Wien). 2016; 158(10):1895–1900

[18] Miyamoto S, Yoshimoto T, Hashimoto N, et al. JAM Trial Investigators. Effects of extracranial-intracranial bypass for patients with hemorrhagic moyamoya disease: results of the Japan Adult Moyamoya Trial. Stroke. 2014; 45(5):1415–1421

[19] Acker G, Goerdes S, Schneider UC, Schmiedek P, Czabanka M, Vajkoczy P. Distinct clinical and radiographic characteristics of moyamoya disease amongst European Caucasians. Eur J Neurol. 2015; 22(6):1012–1017

[20] Acker G, Goerdes S, Schmiedek P, Czabanka M, Vajkoczy P. Characterization of clinical and radiological features of quasi-moyamoya disease among European Caucasians including surgical treatment and outcome. Cerebrovasc Dis. 2016; 42(5–6):464–475

[21] Kuroda S, Houkin K. Moyamoya disease: current concepts and future perspectives. Lancet Neurol. 2008; 7(11):1056–1066

[22] Hori S, Acker G, Vajkoczy P. Radial artery grafts as rescue strategy for patients with moyamoya disease for whom conventional revascularization failed. World Neurosurg. 2016; 85:77–84

[23] Amin-Hanjani S, Du X, Mlinarevich N, Meglio G, Zhao M, Charbel FT. The cut flow index: an intraoperative predictor of the success of extracranial-intracranial bypass for occlusive cerebrovascular disease. Neurosurgery. 2005; 56(1) Suppl:75–85, discussion 75–85

[24] Peña-Tapia PG, Kemmling A, Czabanka M, Vajkoczy P, Schmiedek P. Identification of the optimal cortical target point for extracranialintracranial bypass surgery in patients with hemodynamic cerebrovascular insufficiency. J Neurosurg. 2008; 108(4):655–661

[25] Czabanka M, Acker G, Jussen D, et al. Collateralization and ischemia in hemodynamic cerebrovascular insufficiency. Acta Neurochir (Wien). 2014; 156(11):2051–2058, discussion 2058

[26] Horn P, Scharf J, Peña-Tapia P, Vajkoczy P. Risk of intraoperative ischemia due to temporary vessel occlusion during standard extracranial- intracranial arterial bypass surgery. J Neurosurg. 2008; 108(3): 464–469

[27] Ishikawa T, Kamiyama H, Kuroda S, Yasuda H, Nakayama N, Takizawa K. Simultaneous superficial temporal artery to middle cerebral or anterior cerebral artery bypass with pan-synangiosis for Moyamoya disease covering both anterior and middle cerebral artery territories. Neurol Med Chir (Tokyo). 2006; 46(9):462–468

[28] Woitzik J, Horn P, Vajkoczy P, Schmiedek P. Intraoperative control of extracranial-intracranial bypass patency by near-infrared indocyanine green videoangiography. J Neurosurg. 2005; 102(4):692–698

[29] Prinz V, Hecht N, Kato N, Vajkoczy P. FLOW 800 allows visualization of hemodynamic changes after extracranial-to-intracranial bypass surgery but not assessment of quantitative perfusion or flow. Neurosurgery. 2014; 10 Suppl 2:231–238, discussion 238–239

[30] Lee M, Guzman R, Bell-Stephens T, Steinberg GK. Intraoperative blood flow analysis of direct revascularization procedures in patients with moyamoya disease. J Cereb Blood Flow Metab. 2011; 31(1):262–274

[31] Hecht N, Woitzik J, König S, Horn P, Vajkoczy P. Laser speckle imaging allows real-time intraoperative blood flow assessment during neurosurgical procedures. J Cereb Blood Flow Metab. 2013; 33(7):1000–1007

[32] Hayashi K, Horie N, Suyama K, Nagata I. Incidence and clinical features of symptomatic cerebral hyperperfusion syndrome after vascular reconstruction. World Neurosurg. 2012; 78(5):447–454

[33] Uchino H, Kuroda S, Hirata K, Shiga T, Houkin K, Tamaki N. Predictors and clinical features of postoperative hyperperfusion after surgical revascularization for moyamoya disease: a serial single photon emission CT/positron emission tomography study. Stroke. 2012; 43(10): 2610–2616

第3章　间接血管搭桥手术总论
General Principles of Indirect Bypass Surgery

Satoshi Kuroda　著

摘　要

　　一般来讲，间接搭桥治疗烟雾血管病非常具有特色，或者说其仅用于烟雾血管病的治疗。既往研究表明，烟雾血管病患者脑脊液（cerebrospinal fluid，CSF）中存在血管生成因子表达增高，这些血管生成因子可能在脑表面和富血管的供体组织之间的新生血管形成中起重要作用。已知的供体组织包括硬脑膜、颞肌、帽状腱膜、骨膜和大网膜。间接搭桥对于训练有素的神经外科医师来说，手术本身并不困难。然而，神经外科医师应该重视关于烟雾血管病间接血运重建的几个重要问题。第一，间接血运重建在大多数儿童患者中能形成有效的侧支循环，但在成人患者中，仅 50%～70% 有效。因此，对于成人患者，在进行间接搭桥的同时应施行如颞浅动脉－大脑中动脉（superficial temporal artery to middle cerebral artery，STA-MCA）吻合术等直接血运重建术。第二，间接血运重建术后需 3～4 个月的时间来建立有效的侧支循环，对于重度脑缺血的烟雾血管病患者，在围术期和术后早期仍有发生缺血性脑卒中的风险。第三，开颅时骨瓣的大小和硬脑膜打开的范围在很大程度上决定了有效建立侧支循环的范围，也就意味着，应根据每个患者脑缺血的程度来设计具体的手术方式。

关键词

　　烟雾血管病，间接搭桥，血管生成因子，脑脊液，开颅术

　　从其一般原则上看，间接搭桥治疗烟雾血管病非常独特，或者说其仅用于烟雾血管病的治疗。手术过程中仅需要将富含血管的供体组织贴敷在大脑表面。对于烟雾血管病患者，术后这些组织间会逐渐建立稳固的新生血管侧支代偿。尽管有少数报告显示间接搭桥术也可治疗如动脉粥样硬化性脑血管病和脊髓损伤等其他疾病，但目前普遍认为，间接搭桥术只适用于烟雾血管病的治疗。在本章，笔者将介绍烟雾血管病间接搭桥手术的

历史、病理生理学和相关理念。

一、发展历程

　　图 3-1 显示了间接搭桥主要手术方式的发展历史。近 40 年来，各种间接搭桥方式被报道用于烟雾血管病患者的治疗，包括脑－硬脑膜－动脉－血管融通术（encephalo-duro-arterio-synangiosis，EDAS）[1]、脑－颞肌贴敷术（encephalo-myo-synangiosis，EMS）[2]、脑－颞肌－动脉－血管融通术

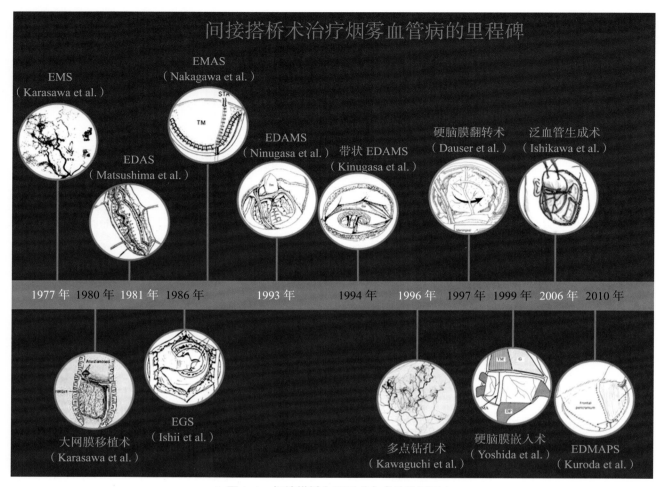

▲ 图 3-1 间接搭桥主要手术方式的发展历史

EMS. 脑 - 颞肌贴敷术；EDAS. 脑 - 硬脑膜 - 动脉 - 血管融通术；EMAS. 脑 - 颞肌 - 动脉 - 血管融通术；EDAMS. 脑 - 硬脑膜 - 动脉 - 肌肉 - 血管融通术；EGS. 脑 - 帽状腱膜 - 血管融通术；EDMAPS. 脑 - 硬脑膜 - 肌肉 - 动脉 - 骨膜 - 血管融通术

（encephalo-myo-arterio-synangiosis，EMAS）[3]、脑 - 硬脑膜 - 动脉 - 肌肉 - 血管融通术（encephalo-duro-arterio-myo-synangiosis，EDAMS）[4]、脑 - 帽状腱膜 - 血管融通术（encephalo-galeo-synangiosis，EGS）[5] 及硬脑膜翻转术[6]。这些手术方式主要为大脑中动脉（middle cerebral artery，MCA）供血区域提供侧支血流，并有助于减少或解决缺血性脑卒中发作。然而，众所周知，某些烟雾血管病患者出现的双侧肢体缺血性发作症状和（或）认知功能障碍可能是由于大脑前动脉（anterior cerebral artery，ACA）供血区域持续缺血所致，因而这类手术对于这些患者并无效果。随后许多针对 ACA 供血区域的手术方式也相继报道。Kinugasa 等除

了采用 EDAMS 外，还将两侧的帽状腱膜下组织嵌入贴敷到大脑纵裂中。Kawaguchi 等创立了一种 1～4 个钻孔的多点钻孔手术，通过间接搭桥诱导新生血管[7]。Yoshida 等将带蒂硬脑膜瓣翻转置入硬脑膜下腔，以在骨瓣周围扩大血运重建区域。出于同样的目的，Kim 等开发了 EDAS 联合双额帽状腱膜（骨膜）贴敷术[8]。随后，Kamiyama 和他的同事提出将 STA-MCA/ACA 吻合术与多种血管融通术联合进行广泛的血运重建，术中通过两个不同部位的开颅手术，利用 EDMAS 和 EGS 分别为 MCA 和 ACA 供血区域提供血运重建[9]。Kuroda 等进一步发展了间接搭桥术旨在可以向颈内动脉（internal carotid artery，ICA）的整个供血

区域提供血运重建。为了达到这个目的，他们在一次开颅手术中使用了一个巨大的额骨骨膜瓣来广泛覆盖额叶[10, 11]。

此外，大网膜也曾被用作间接搭桥术的供体组织，并有很好的脑血运重建效果，但由于创伤较大，近 20 年来未再有大网膜移植的报道[12-16]。

二、病理生理学

如前所述，间接搭桥手术能诱导供体组织和脑表面之间自发建立丰富的新生血管，而这种情况几乎仅仅发生在对烟雾血管病患者的治疗当中。根据以往的观察，脑脊液（cerebrospinal fluid，CSF）中血管生成因子的升高可能在新生血管中起重要作用。这些血管生成因子包括碱性成纤维细胞生长因子（basic fibroblast growth factor，bFGF）和肝细胞生长因子（hepatocyte growth factor，HGF）。与对照组相比，烟雾血管病患者脑脊液中bFGF 浓度显著升高[17]。有趣的是，间接搭桥手术后，侧支血管发育良好的患者 CSF 中 bFGF 的浓度明显高于侧支血管发育不好的患者，这也强烈提示 bFGF 在间接搭桥术后的新生血管的形成中起着重要作用[18, 19]。然而，bFGF 的浓度与患者的年龄、性别和 Suzuki 分期无关。CSF 中 bFGF浓度升高可能不是烟雾血管病患者所特有的，因为在 Chiari 畸形、动静脉畸形、脑肿瘤和脑积水患者中均存在 bFGF 的升高[19]。烟雾血管病综合征患儿 CSF 中血管细胞黏附分子 -1（vascular cell adhesion molecule type 1，VCAM-1）、细胞间黏附分子 -1（intercellular adhesion molecule type 1，ICAM-1）、E- 选择素和细胞维 A 酸结合蛋白（cellular retinoic acid-binding protein，CRAB- I）

水平也显著升高[20, 21]。然而，这些可溶性因子的生物学作用尚不清楚。此外，烟雾血管病患者中HGF 浓度显著升高并达到对照组的 2 倍。有趣的是，HGF 及其受体 c-Met 在受累侧颈动脉分叉处的中膜和增厚的内膜中均呈现高表达[22]。这些血管生成因子可能在疾病的发生发展，以及间接搭桥术后特定新生血管的形成中起到了关键作用。

三、间接搭桥手术的理念

先前报道的供体组织包括硬脑膜、颞肌、帽状腱膜和颅骨骨膜。由于位于颅骨周围，将这些组织用作间接搭桥的血管供体较为容易。对于训练有素的神经外科医师来说，手术并不困难。另外，大网膜也被报道可以经外科吻合形成血管瓣或作为长的游离血管瓣，为缺血的大脑提供有效的血流。

然而，神经外科医师应该意识到烟雾血管病间接血运重建的几个重要问题。第一，间接血运重建在大多数儿童患者中能建立有效的侧支循环，但仅在 50%～70% 成人患者中有效[23, 24]。因此，尤其对于成人患者，在实施间接血运重建时应同时施行直接血运重建（如 STA-MCA 搭桥术等）。第二，间接血运重建需要 3～4 个月的时间来完成有效的侧支代偿的建立，因此在围术期和术后早期都有发生缺血性脑卒中的风险，特别对于重度脑缺血患者而言[25]；因此，正确的麻醉管理是预防围术期缺血性并发症发生的关键[26-28]。第三，开颅时骨瓣的大小和硬脑膜打开的范围在很大程度上决定了有效建立侧支循环的范围，也就意味着，应根据每个患者脑缺血的范围来设计具体的手术方式[29-32]（图 3-2）。

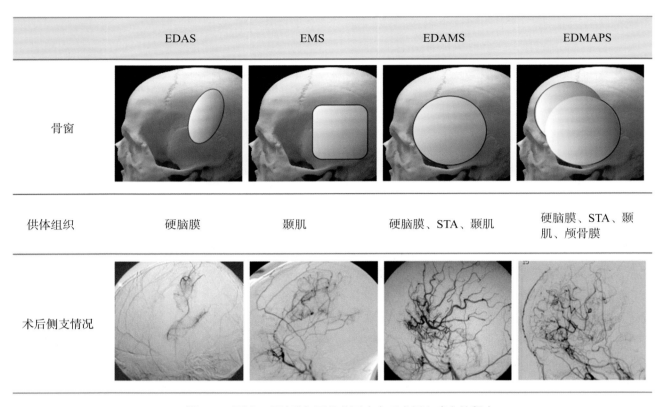

▲ 图 3-2　骨瓣及硬脑膜打开的范围决定手术侧支建立的程度

EDAS. 脑－硬脑膜－动脉－血管融通术；EMS. 脑－颞肌贴敷术；EDAMS. 脑－硬脑膜－动脉－肌肉－血管融通术；EDMAPS. 脑－硬脑膜－颞肌－动脉－骨膜－血管融通术；STA. 颞浅动脉

参 考 文 献

[1] Matsushima Y, Fukai N, Tanaka K, et al. A new surgical treatment of moyamoya disease in children: a preliminary report. Surg Neurol. 1981; 15(4):313–320

[2] Karasawa J, Kikuchi H, Furuse S, Sakaki T, Yoshida Y. A surgical treatment of "moyamoya" disease "encephalo-myo synangiosis". Neurol Med Chir (Tokyo). 1977; 17(1 Pt 1):29–37

[3] Nakagawa Y, Sawamura Y, Abe H, Gotoh S, Shimoyama M. Revascularization surgery for 28 patients with moyamoya disease—operative methods, outcome and postoperative angiography. Hokkaido Igaku Zasshi. 1987; 62(1):133–144

[4] Kinugasa K, Mandai S, Kamata I, Sugiu K, Ohmoto T. Surgical treatment of moyamoya disease: operative technique for encephaloduro- arterio-myo-synangiosis, its follow-up, clinical results, and angiograms. Neurosurgery. 1993; 32(4):527–531

[5] Ishii R. Surgical treatment of moyamoya disease. No Shinkei Geka. 1986; 14(9):1059–1068

[6] Dauser RC, Tuite GF, McCluggage CW. Dural inversion procedure for moyamoya disease. Technical note. J Neurosurg. 1997; 86(4):719–723

[7] Kawaguchi T, Fujita S, Hosoda K, et al. Multiple burr-hole operation for adult moyamoya disease. J Neurosurg. 1996; 84(3):468–476

[8] Kim SK, Wang KC, Kim IO, Lee DS, Cho BK. Combined encephaloduroarteriosynangiosis and bifrontal encephalogaleo (periosteal)synangiosis in pediatric moyamoya disease. Neurosurgery. 2002; 50(1):88–96

[9] Ishikawa T, Kamiyama H, Kuroda S, Yasuda H, Nakayama N, Takizawa K. Simultaneous superficial temporal artery to middle cerebral or anterior cerebral artery bypass with pan-synangiosis for moyamoya disease covering both anterior and middle cerebral artery territories. Neurol Med Chir (Tokyo). 2006; 46(9):462–468

[10] Kuroda S, Houkin K. Moyamoya disease: current concepts and future perspectives. Lancet Neurol. 2008; 7(11):1056–1066

[11] Kuroda S, Houkin K, Ishikawa T, Nakayama N, Iwasaki Y. Novel bypass surgery for moyamoya disease using pericranial flap: its impacts on cerebral hemodynamics and long-term outcome. Neurosurgery. 2010; 66(6):1093–1101, discussion 1101

[12] Goldsmith HS. Patients with moyamoya disease who had not fully benefited from encephaloduro-arterio-synangiosis (EDAS). Acta Neurochir (Wien). 1991; 111(1–2):68–69

[13] Karasawa J, Kikuchi H, Kawamura J, Sakai T. Intracranial transplantation of the omentum for cerebrovascular moyamoya disease: a twoyear follow-up study. Surg Neurol. 1980; 14(6):444–449

[14] Karasawa J, Touho H, Ohnishi H, Miyamoto S, Kikuchi H. Cerebral revascularization using omental transplantation for childhood moyamoya disease. J Neurosurg. 1993; 79(2):192–196

[15] Ohtaki M, Uede T, Morimoto S, Nonaka T, Tanabe S, Hashi K. Intellectual functions and regional cerebral haemodynamics after extensive omental transplantation spread over both frontal lobes in childhood moyamoya disease. Acta Neurochir (Wien). 1998;

140(10):1043–1053, discussion 1052–1053

[16] Touho H, Karasawa J, Tenjin H, Ueda S. Omental transplantation using a superficial temporal artery previously used for encephaloduroarteriosynangiosis. Surg Neurol. 1996; 45(6):550–558, discussion 558–559

[17] Takahashi A, Sawamura Y, Houkin K, Kamiyama H, Abe H. The cerebrospinal fluid in patients with moyamoya disease (spontaneous occlusion of the circle of Willis) contains high level of basic fibroblast growth factor. Neurosci Lett. 1993; 160(2):214–216

[18] Yoshimoto T, Houkin K, Takahashi A, Abe H. Angiogenic factors in moyamoya disease. Stroke. 1996; 27(12):2160–2165

[19] Malek AM, Connors S, Robertson RL, Folkman J, Scott RM. Elevation of cerebrospinal fluid levels of basic fibroblast growth factor in moyamoya and central nervous system disorders. Pediatr Neurosurg. 1997; 27(4):182–189

[20] Soriano SG, Cowan DB, Proctor MR, Scott RM. Levels of soluble adhesion molecules are elevated in the cerebrospinal fluid of children with moyamoya syndrome. Neurosurgery. 2002; 50(3):544–549

[21] Kim SK, Yoo JI, Cho BK, et al. Elevation of CRABP-I in the cerebrospinal fluid of patients with Moyamoya disease. Stroke. 2003; 34(12):2835–2841

[22] Nanba R, Kuroda S, Ishikawa T, Houkin K, Iwasaki Y. Increased expression of hepatocyte growth factor in cerebrospinal fluid and intracranial artery in moyamoya disease. Stroke. 2004; 35(12):2837–2842

[23] Mizoi K, Kayama T, Yoshimoto T, Nagamine Y. Indirect revascularization for moyamoya disease: is there a beneficial effect for adult patients? Surg Neurol. 1996; 45(6):541–548, discussion 548–549

[24] Uchino H, Kim JH, Fujima N, et al. Synergistic interactions between direct and indirect bypasses in combined procedures: the significance of indirect bypasses in moyamoya disease. Neurosurgery. 2017;

80(2):201–209

[25] Ishikawa T, Houkin K, Kamiyama H, Abe H. Effects of surgical revascularization on outcome of patients with pediatric moyamoya disease. Stroke. 1997; 28(6):1170–1173

[26] Iwama T, Hashimoto N, Tsukahara T, Murai B. Peri-operative complications in adult moyamoya disease. Acta Neurochir (Wien). 1995; 132(1–3):26–31

[27] Iwama T, Hashimoto N, Yonekawa Y. The relevance of hemodynamic factors to perioperative ischemic complications in childhood moyamoya disease. Neurosurgery. 1996; 38(6):1120–1125, discussion 1125–1126

[28] Kim SH, Choi JU, Yang KH, Kim TG, Kim DS. Risk factors for postoperative ischemic complications in patients with moyamoya disease. J Neurosurg. 2005; 103(5) Suppl:433–438

[29] Kuroda S, Houkin K, Ishikawa T, et al. Determinants of intellectual outcome after surgical revascularization in pediatric moyamoya disease: a multivariate analysis. Childs Nerv Syst. 2004; 20(5):302–308

[30] Matsushima T, Inoue T, Katsuta T, et al. An indirect revascularization method in the surgical treatment of moyamoya disease—various kinds of indirect procedures and a multiple combined indirect procedure. Neurol Med Chir (Tokyo). 1998; 38 Suppl:297–302

[31] Matsushima T, Inoue T, Suzuki SO, Fujii K, Fukui M, Hasuo K. Surgical treatment of moyamoya disease in pediatric patients—comparison between the results of indirect and direct revascularization procedures. Neurosurgery. 1992; 31(3):401–405

[32] Takahashi A, Kamiyama H, Houkin K, Abe H. Surgical treatment of childhood moyamoya disease—comparison of reconstructive surgery centered on the frontal region and the parietal region. Neurol Med Chir (Tokyo). 1995; 35(4):231–237

第二篇

烟雾血管病的间接血运重建
Indirect Revascularization

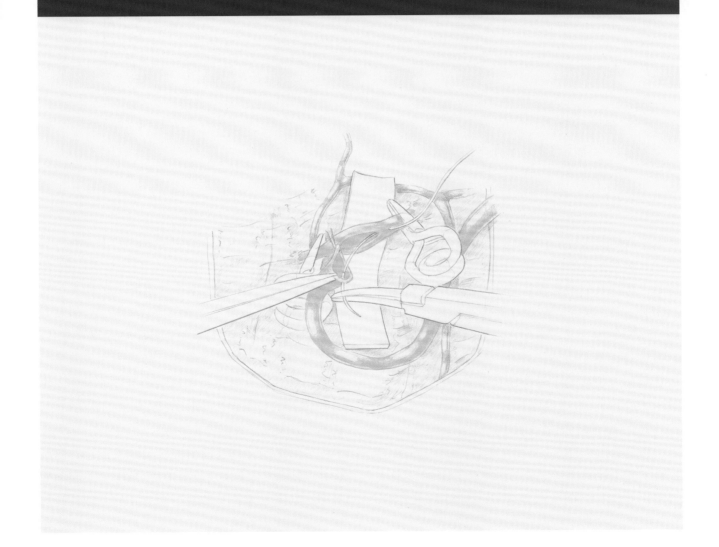

第 4 章　颅骨多点钻孔术
Multiple Burr Holes

Thomas Blauwblomme　Philippe Meyer　Christian Sainte-Rose　著

摘　要

颅骨多点钻孔术的问世已有 30 余年，然而该手术一直未能成为烟雾血管病的一线治疗方案。本章我们将重点介绍颅骨多点钻孔术治疗儿童烟雾血管病患者的手术适应证、手术技巧及其不足之处。颅骨多点钻孔术的优势在于术后并发症发生率非常低，且经影像学和临床预后评价显示，该手术在提高儿童烟雾血管病患者脑血流储备的疗效与其他间接血运重建术相当。

关键词

烟雾血管病，颅骨多点钻孔术，间接血运重建术

一、发展历程

研究者发现颅骨多点钻孔术用于改善脑血流具有一定的偶然性。1984 年，Endo 等首次报道了 1 例儿童烟雾血管病患者的骨孔周围可自发形成新生血管[1]。1 例 10 岁男孩因脑室出血就诊，该患儿做了双侧额部钻孔术的脑室外引流术。3 个月后，该患儿接受了双侧脑 - 颞肌贴敷术（EMS）。神奇的是，术后数字减影血管造影（digital subtraction angiography，DSA）提示双侧骨孔处均有明显的新生血管形成。这一意外发现为颅骨钻孔治疗烟雾血管病提供了可能。后来，另外 5 例儿童烟雾血管病患者也接受了颅骨钻孔术联合脑 - 颞肌贴敷术（EMS），术后经临床评估和 DSA 证实，患者的脑血流均得到显著改善[1]。

颅骨钻孔术的概念提出 7 年后，Kawaguchi 等报道了其单独采用颅骨多点钻孔术治疗 10 例成人烟雾血管病患者的临床经验[2]。这 10 例患者中，有 8 例患者接受了双侧钻孔术，每侧大脑半球设计 1~4 个骨孔。术后 3~23 个月的 DSA 发现，所有 43 个骨孔中，有 41 处形成了新生血管；单光子发射计算机体层摄影（single photon emission computed tomography，SPECT）检查显示患者的脑血流动力学均得以改善。另外，6 例术前有短暂性脑缺血发作（TIA）病史的患者其症状在术后也都完全消失。

8 年后，有研究报道了颅骨多点钻孔术治疗 14 例儿童烟雾血管病患者的临床效果[3]。研究者增加了骨孔的数量，每个患者设计 10~24 个骨孔，使之基本可以覆盖整个颅骨。结果表明患儿术后效果显著，所有患者均无脑缺血事件的发生。术后 DSA 检查可见骨孔处形成较为满意的新生血管，且术后并发症发生率也非常低。

尽管这些开创性的研究结果令人满意，但颅骨多点钻孔术的相关文献报道相对较少[4]。目前颅骨多点钻孔术多作为其他手术方式的一种补救措施，或者作为直接血管搭桥术或其他间接血运重

建术的辅助手段 [5]

二、适应证

对于儿童烟雾血管病患者，目前尚无 A 类或 B 类证据证实直接血运重建比间接血运重建更有优势。在间接脑血运重建术中，脑 - 颞肌贴敷术（EMS）、脑 - 硬脑膜 - 动脉 - 血管融通术（EDAS）和颅骨多点钻孔术的临床疗效是基本相当的。在所有接受了间接血运重建术的儿童烟雾血管病患者当中，有超过 85% 的患儿不再有脑缺血发作。

三、要点

尽管颅内外血管是如何通过骨孔进行侧支血管吻合的机制尚不明确，但研究人员确信脑部慢性缺血后血管生长因子的分泌和骨孔处新生血管的形成密切相关。颅骨多点钻孔的原理是，通过开放颅骨和脑膜来促进颈外动脉系统（供体血管）和颈内动脉系统（受体血管）之间的沟通。通过增加骨孔的数量，可以让更大面积的脑组织在血运重建中获益，尤其是额极、邻近中线和顶枕区等分水岭区（大脑后动脉 - 大脑中动脉供血区或大脑前动脉 - 大脑中动脉供血区）。

四、优点、缺点、应用前景及存在的风险（SWOT）分析

（一）优点

颅骨多点钻孔术操作相对简单安全。不存在直接血运重建术中需要临时阻断血管，或者脑 - 颞肌贴敷术中因颞肌转位而影响美容的风险。此外，颅骨多点钻孔术的并发症发生率很低。我们的一项对 64 例儿童烟雾血管病患者的研究结果发现，术后既无永久性神经功能缺损，也没有发生死亡事件。仅 5 例发生术后暂时性的皮下积液，1 例发生脑膜炎，1 例发生头皮感染。

颅骨多点钻孔术能提供大脑半球大范围的血运重建。实际应用中，骨孔可以设计于颅骨的任何位置，如额极、枕极及分水岭区，任何一个骨孔均可能形成新生的血管网。

颅骨多点钻孔术简单易行，通过设计一个不影响容貌的切口，可以一次性完成双侧的脑血运重建，且不会增加手术相关的致残率。鉴于颅骨多点钻孔术并未牺牲颞浅动脉，若患者经颅骨多点钻孔术后仍有脑缺血发作，仍可再次实施脑 - 颞肌贴敷术（EMS）、脑 - 硬脑膜 - 动脉 - 血管融通术（EDAS）等间接脑血运重建术和以颅内外血管搭桥为代表的直接脑血运重建术。

（二）缺点

因为颅骨多点钻孔术是间接血运重建术，只能在手术数周后，脑血运重建的效果才得以显现。因此，对于有 TIA 频繁发作病史的患者，术后短期仍存在脑缺血发作的可能。在我们的一项纳入 64 例患者的队列研究中，4 例患者术后短期出现了 TIA，其症状缓解时间延长至平均 79 天。

（三）应用前景

随着影像学的发展，脑磁共振成像可以用于脑血流动力学的研究。脑磁共振的动脉自旋标记（arterial spin labeling，ASL），血氧水平依赖（blood oxygenation level dependent，BOLD）及大脑氧摄取分数均可用于测定脑血流量（CBF）[6]。因此，结合神经导航，靶向性增加脑血流灌注将成为可能，即通过设计特定部位的骨孔，针对性地增加缺血区域的脑血流灌注。

（四）存在的风险

烟雾血管病合并镰状细胞贫血的患者，可能因为颅骨增厚而导致手术难度增大，但这不是手术的绝对禁忌证。烟雾血管病合并脑萎缩需要特别注意，因为脑萎缩患者大脑与硬脑膜之间的间隙扩大致使新生血管难以生成。另外，对于重度脑萎缩的患者，术后易发生硬脑膜下积液。

五、禁忌证

对于烟雾血管病患者，颅骨多点钻孔术不存在绝对的手术禁忌证。与所有的间接脑血运重建术一样，皮层萎缩是血运重建术后预后不良的因

素之一，且术后发生并发症（如硬脑膜下积液）的可能性也会增高。因此，对于严重脑萎缩的患者，应谨慎权衡手术风险与获益。

六、特殊注意事项

（一）影像学

为了减少围术期并发症，术前需仔细分析患者的影像学结果。通过分析 DSA，准确定位已自发形成的颅内外血管吻合的部位至关重要。在分离帽状腱膜，颅骨钻孔和剪开硬脑膜时，都应避开这些已自发形成的吻合血管，以避免围术期缺血性脑卒中事件的发生。

明确大脑皮层萎缩的区域也很重要，如前所述，这些区域不适合钻孔。明确脑灌注不足的区域亦至关重要，因为这些是手术的目标区域。

（二）特殊患者

合并镰状细胞贫血的烟雾血管病患者，更需密切关注。这类患者术前需行全身检查，因为其可能合并心功能不全，或存在因长期输血产生的相关并发症。术前血红蛋白水平不得低于 10g/dl，否则就需要进行输血加以纠正。此外，需仔细分析患者血型的亚型，以防围术期输血时，这类患者产生特定的溶血反应。这类患者的颅骨由于造血障碍会增厚，术中需用骨蜡对骨孔进行彻底止血。为了预防缺血性事件发生，避免脑缺氧和脑部低温非常重要。

七、易犯的错误、风险评估和并发症分析

在笔者所在中心的一项纳入 64 例行颅骨多处钻孔术患者的队列研究中，无一例死亡或遗留永久的神经功能障碍。可能的并发症包括：5 例短暂性硬脑膜下积液、1 例脑膜炎和 1 例浅表切口感染。

医师需要向患者及其家属告知：颅骨多处钻孔术是一种间接血运重建术，只有在术后数周才能显效，因此手术后较短时间内仍然可能发生缺血事件。在我们的队列研究中，平均随访时间为

270.6 天，89.1% 的患者术后未发生缺血事件，64 例患者中有 3 例术后反复发作 TIA 需要进行二次手术。

八、麻醉特别说明

（一）麻醉

麻醉和复苏过程中，应严格避免患者发生隐匿性缺血性脑卒中或急性 / 反复脑灌注压降低的发生。麻醉的首要任务是维持稳定的动脉血压，保证患者平均动脉压尽可能接近其基础血压。因此围术期应持续进行有创血压监测。此外，应避免因麻醉药物造成的过度血管扩张，并严格根据术中失血量进行补液。

此外，在麻醉和复苏过程中，应确保稳定的正常通气。由于低碳酸血症是烟雾血管病患者脑血流量（CBF）降低的主要原因之一，因此应连续监测呼气末二氧化碳（end tidal carbon dioxide，$ETCO_2$）分压，手术全过程中均应避免过度通气的发生。通常认为在机械通气状态下维持 $ETCO_2$ 在 40～45mmHg 是相对安全的。术后疼痛的刺激会诱发一些儿童患者过度通气，从而导致动脉二氧化碳减少及脑血流量（CBF）降低，因此，术后应尽早给予镇痛治疗并在恢复期继续维持。

（二）体位

采用马蹄形皮瓣设计。患者取仰卧位，头枕适当垫高头部。当准备做双侧手术时，头部保持在正中位置；行单侧手术时，头部转向手术侧的对侧。

九、皮肤切口及关键手术步骤

切开头皮之前，皮下注射适量生理盐水有助于头皮分离和减少出血。当行双侧钻孔时，在冠状缝后行"锯齿形"切口有助于显露整个颅顶部（图 4-1）；当行单侧手术时通常做一个 T 形切口（冠状切口和顶后切口）。对于儿童患者，切开头皮时采用单极电凝能有效减少出血；另外，术中每一步需彻底止血。

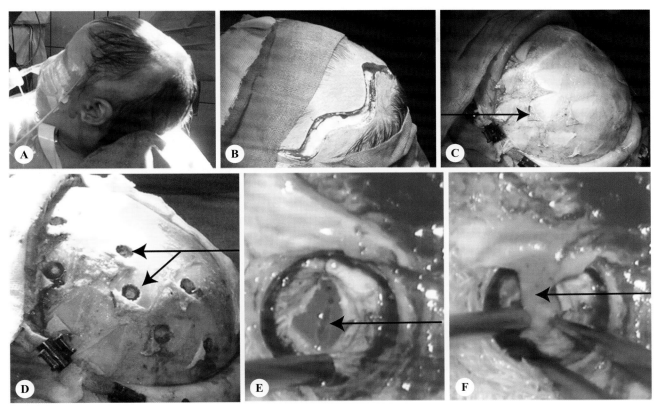

▲ 图 4-1 A. 双侧手术入路的患者体位；B. 冠状位头皮切口；C. 帽状腱膜的分离和骨膜瓣的剥离；D. 骨孔及骨孔间距；E. 打开硬脑膜和蛛网膜；F. 骨膜瓣置于硬脑膜下

帽状腱膜的剥离需操作轻柔，注意保护皮下血管，特别是颞浅动脉及其分支。为了保护血管，骨膜可暂不剥离。骨孔的设计原则是彼此间距 3cm，骨孔区域有三条标志线可供参考：中线旁 3cm（以避免硬脑膜打开时桥静脉破裂出血），颞肌上缘和颞肌下缘。

所有骨孔的钻孔操作流程基本一致。首先分离出边长为 3cm 的三角形骨膜瓣，尖端朝向中线，然后用 1cm 的高速钻头钻孔；在手术显微镜下打开硬脑膜，以避免损伤脑膜动脉及其分支；接着打开蛛网膜，如遇到出血可采用棉片轻轻压迫和温生理盐水冲洗进行彻底止血。尽可能避免电凝止血以免伤及潜在的吻合血管。最后将骨膜瓣经骨孔和硬脑膜下贴敷于脑表面。用可吸收缝线对帽状腱膜和皮肤进行双层水密缝合，并留置皮下引流管。术后连续 5 天头部加压引流以防出现皮下积液。

十、难点

由于颅骨钻孔是神经外科的一个常规操作，因此不会遇到大的技术困难。

十一、补救措施

当患者在颅骨多点钻孔术后超过 3 个月仍然发生脑缺血事件时，提示血运重建效果不理想，这时需要进一步进行影像学检查。磁共振血管成像（magnetic resonance angiography，MRA）可以用来观察侧支血管的建立情况，脑磁共振成像的动脉自旋标记（ASL）或血氧水平依赖（BOLD）检测可用于测定脑血流量。DSA 检查是必要的，它可以用来检测软脑膜吻合动脉建立情况及判断哪些骨孔形成了新生血管（图 4-2）。

如果发现部分骨孔未能形成新生血管，那么有必要进行二次手术。方法是在相应的缺血区，采用数个短直切口重新钻孔。在我们的队列研究

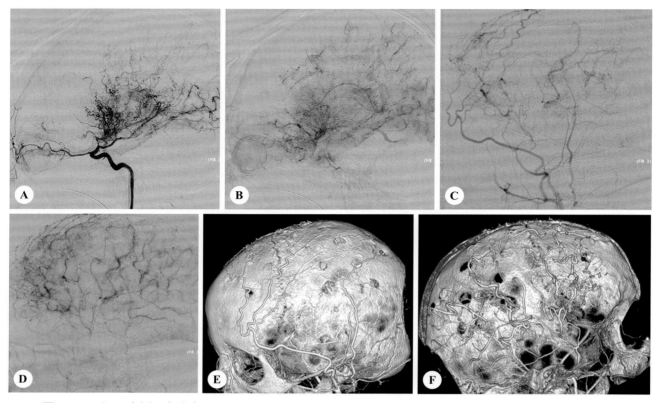

▲ 图 4-2　A 和 B. 左侧颈内动脉（ICA）DSA，DSA 早期（动脉期），Suzuki 分期为Ⅳ期（A），DSA 晚期（静脉期）显示整个半球的灌注降低（B）；C 和 D. 术后 1 年复查 DSA，左侧颈外动脉造影提示有侧支血管穿过骨孔（动脉期），提示整个半球在静脉期灌注良好；E 和 F. 颈外动脉（ECA）的 3D 血管造影显示颞浅动脉（E）明显扩张，并可见侧支血管穿过骨孔及颅内外血管吻合的血管网（F）

中，有 2 例患者通过该方法成功地消除了临床症状。需要注意的是，不推荐原切口入颅，因为这样操作可能会破坏已经形成的侧支循环。

如果在所有的骨孔均未观察到侧支循环的建立，则需要考虑其他血流重建方法。在我们这 64 例患者当中，有 1 例是这样的情况。由于颅骨多点钻孔术保留了颞浅动脉（superficial temporal artery，STA），因此可通过直接搭桥（颞浅 – 大脑中动脉搭桥术）或其他间接搭桥术（脑 – 硬脑膜 – 动脉 – 血管融通术）再次进行血运重建。

十二、经验与教训

与所有直接或间接血运重建术一样，颅骨多点钻孔术成功的关键在于选择合适患者。为了确定适合颅骨多点钻孔术的患者，术前需仔细分析其脑血管形态学和血流动力学的特征。如果手术时机太迟，如在发生缺血性脑卒中事件之后，或已发生皮层萎缩，则颅骨多点钻孔术对神经功能的改善将非常有限，而手术失败和并发症发生的概率也会增加。相反，如果过早行颅骨钻孔术进行干预，则可能因为尚未出现脑缺血损害，导致无法通过骨孔向颅内形成侧支代偿。

尽管颅骨钻孔术原理简单，但是在具体操作上必须小心谨慎，其中避免硬脑膜和蛛网膜过度电凝是非常重要的。

参 考 文 献

[1] Endo M, Kawano N, Miyasika Y, Yada K. Cranial burr hole for revascularization in moyamoya disease. J Neurosurg. 1989; 71(2):180–185

[2] Kawaguchi T, Fujita S, Hosoda K, et al. Multiple burr-hole operation for adult moyamoya disease. J Neurosurg. 1996; 84(3):468–476

[3] Sainte-Rose C, Oliveira R, Puget S, et al. Multiple bur hole surgery for the treatment of moyamoya disease in children. J Neurosurg. 2006; 105(6) Suppl:437–443

[4] Oliveira RS, Amato MCM, Simão GN, et al. Effect of multiple cranial burr hole surgery on prevention of recurrent ischemic attacks in children with moyamoya disease. Neuropediatrics. 2009; 40(6):260–264

[5] McLaughlin N, Martin NA. Effectiveness of burr holes for indirect revascularization in patients with moyamoya disease-a review of the literature.World Neurosurg. 2014; 81(1):91–98

[6] Blauwblomme T, Lemaitre H, Naggara O, et al. Cerebral blood flow improvement after indirect revascularization for pediatric moyamoya disease: a statistical analysis of arterial spin-labeling MRI. AJNR Am J Neuroradiol. 2016; 37(4):706–712

第 5 章　脑 – 颞肌贴敷术
Encephalo-myo-synangiosis

Nils Hecht　Peter Vajkoczy　著

摘　要

脑 – 颞肌贴敷术（encephalo-myo-synangiosis，EMS）是一种间接血运重建术，其原理是将带血管蒂的颞肌瓣直接贴敷于脑组织表面，促进烟雾血管病患者自发形成颅内外新生血管吻合。与直接血管搭桥术相比，EMS 的优点是操作技术简单，且围术期发生脑卒中风险较低。目前的研究重点是如何应用 EMS 更加有效地改善脑血流动力学及提高整体的手术效果。在此背景下，本章回顾并重点介绍 EMS 的适应证、技术特点及其优缺点和注意事项。

关键词

脑血运重建术，脑 – 颞肌贴敷术，间接血运重建，烟雾血管病

一、发展历程

在脑血流量不足患者的外科治疗中，通常使用颈外动脉（external carotid artery，ECA）作为缺血脑组织新的血供来源。两种主要的血运重建方法包括：①直接血管搭桥，即颅外 – 颅内血管搭桥术（extracranial-to-intracranial bypass，EC-IC bypass）：将一支供体血管（通常是颞浅动脉的额支或顶支）和一支大脑皮层受体血管（通常是大脑中动脉的 M4 段）进行吻合；②间接血管搭桥，将颈外动脉（ECA）供血的带蒂自体移植瓣直接贴敷于脑表面，促进缺血脑组织自发形成新生血管。Kredel 在 1942 年首次尝试间接血运重建术，方法是移除颞肌下的部分颅骨，打开硬脑膜后，将带蒂颞肌瓣直接贴敷于大脑表面[1]。然而，该手术因围术期较高的癫痫发生率而不得不放弃。直到 1977 年 Karasawa 改良了该手术方案，并将其命名为脑 – 颞肌贴敷术（encephalo-myo-synangiosis，EMS）[1]。1981 年，Kobayashi 通过 DSA 发现，EMS

术后，在颞肌瓣和脑组织之间可见明显的侧支血管形成[2]。后来，Perren 及其同事很好地展示了 EMS 术后新生侧支血管的形成情况，并发现这些重建的血管可以有效改善患者的脑供血不足[3]。尽管还有其他几种间接血运重建术问世，如脑 – 硬脑膜 – 动脉 – 血管融通术（encephalo-duro-arterio-synangiosis，EDAS）、脑 – 颞肌 – 血管融通术（encephalo-myo-arterio-synangiosis，EMAS）、软脑膜贴敷术、硬脑膜反转术和颅骨多点钻孔术[4-8]。然而，大多数专家认为，颞肌是最理想的移植瓣，因为它富含血管而且可以提供较大的接触面积，能最大限度地改善脑血流动力学。

二、适应证

脑缺血发生之后，机体会首先从已有的血管上，自发形成代偿性的新生血管[9]。这一过程依赖于血管内皮细胞和血管周围细胞的大量增殖，其代偿作用一般是有限的。在脑血流量受损的情况

下，通过手术进行血运重建是被广泛认可的治疗方案。然而，在直接血运重建和间接血运重建的优缺点方面目前仍有较大的争论。不过，在某些病例中，直接血管搭桥术在技术上更具挑战性，有时甚至因为血管管径太小或皮层血管结构脆弱而难以实施。例如，烟雾血管病患者，其血管结构可能已经发生病理改变，故皮层血管在吻合时容易撕裂。另外，一些患者因为缺乏理想的颞浅动脉而无法进行标准的颞浅-大脑中动脉搭桥术。对于这类患者，脑-颞肌贴敷术相较直接血管搭桥来说操作相对简单而且安全，且在儿童患者中已证实其有效性[10-13]。当然在某些情况下，对于儿童烟雾血管病患者有症状的一侧大脑半球，也可采取直接血管搭桥+脑-颞肌贴敷术的联合手术方案。另外，与直接血管搭桥相比，脑-颞肌贴敷术的不足主要体现在：①它不能立即改善脑缺血；②对于成人烟雾血管病患者及伴有动脉粥样硬化的患者，脑-颞肌贴敷术对脑血流量的改善效果并不理想[14]。因此，我们建议单纯的脑-颞肌贴敷术仅作为无明显或仅有轻度症状的儿童烟雾血管病患者的首选血运重建方案。

三、要点

脑-颞肌贴敷术的基本原理是，在打开骨瓣及剪开硬脑膜后，将带蒂的颞肌瓣贴敷到脑表面。为了确保脑-颞肌贴敷术的成功开展和减少手术并发症，需注意以下事项：①骨窗的大小应与颞肌瓣的大小相匹配，以尽可能增加颞肌和脑表面的接触面积；②外侧裂应位于骨窗的中央，以便额叶和颞叶获得同等的血运重建效果；③对硬脑膜边缘和肌肉表面进行细致的止血是防治术后脑膜下出血的关键；④应避免颞肌在骨窗边缘被骨瓣卡压而影响颞肌瓣的血供。

四、优点、缺点、应用前景及存在的风险（SWOT）分析

（一）优点

与直接血管搭桥相比，脑-颞肌贴敷术是一种简单、安全、快速的手术方式，可以由颅外到颅内广泛自发地形成侧支代偿。

（二）缺点

硬脑膜边缘和肌肉表面止血不彻底可能会导致术后硬脑膜下出血。此外，脑血流量的改善情况个体差异较大，且术后患者缺血的症状不会立即得到改善。

（三）应用前景

目前脑-颞肌贴敷术的最大问题在于如何在所有患者中，建立形态稳定及功能成熟的侧支代偿血管。例如，已有学者在颞肌和脑组织之间通过连续释放血管生长因子来促进新生血管生成[15, 16]。

（四）存在的风险

在部分患者中，脑-颞肌贴敷术可能无法改变脑血流量不足的情况。此外，由脑膜中动脉（middle meningeal artery，MMA）已自发形成的侧支代偿血管（常被命名为"穿窿烟雾状代偿血管"）在烟雾血管病患者中非常常见，在打开颅骨和硬脑膜时，可能会被破坏。

五、禁忌证

虽然脑-颞肌贴敷术较直接血运重建术简单易行，但为了确保手术的安全有效，应注意以下禁忌证。首先，患者术前不能有凝血功能异常或血小板功能障碍，因为颞肌表面出血是最令人担心的术后并发症之一。如果患者因其他基础疾病正在服用抗凝血药或抗血小板药，在脑-颞肌贴敷术前应暂时停止服用。其次，对于大脑萎缩的患者不应行脑-颞肌贴敷术，因为颞肌与脑表面之间需直接接触，这是软脑膜侧支代偿建立的必要条件。最后，术前应仔细分析患者的数字减影血管造影，观察是否有颅穿窿烟雾状血管的建立。尽管保留脑膜中动脉及其分支在技术上是可行的，但仍需要在做骨瓣和切开硬脑膜前就做好预案（如使用影像学导航定位），以避免对颅穿窿烟雾状血管造成医源性损害，继而导致围术期缺血事件的发生。

六、特殊注意事项

当计划行脑－颞肌贴敷术时，需注意以下细节。尽管近年来7T超高场磁共振成像（magnetic resonance imaging，MRI）已取得重要进展，但数字减影血管造影（digital subtraction angiography，DSA）仍然是烟雾血管病患者术前检查的金标准[17, 18]。颈外动脉造影不仅可以在拟行直接血管搭桥的患者中帮助辨认合适的供体血管，也可以判断是否有颅穹窿烟雾状血管的形成[19]。这些自发形成的侧支血管通常来自于脑膜中动脉、颞浅动脉、枕动脉、小脑幕动脉和大脑镰动脉分支，在手术操作过程中需要注意保护，以避免出现缺血并发症。术前需要根据患者近期的脑MRI检查判断脑萎缩的程度，并检查在拟行颞肌贴敷的脑组织表面有无缺血性坏死。此外，对于准备行脑－颞肌贴敷术的患者术前需要进行详尽的血液系统检查，以排除凝血功能和血小板功能障碍，在围术期应该停止任何抗凝或抗血小板治疗。为了获得更好的血运重建效果，脑－颞肌贴敷术通常与经额部的硬脑膜翻转术同时实施。

七、易犯错误、风险评估和并发症

目前，尚无脑－颞肌贴敷术围术期并发症相关风险因素的报告。不过，大多数专家认为，脑－颞肌贴敷术的主要手术风险是硬脑膜下出血和颞肌出血肿胀（发生率约为5%）。该术式另一个典型的并发症是缺血性脑卒中。缺血性脑卒中在直接血管搭桥术后的发生率可高达15%[20]，即使在大型的医疗中心，直接血管搭桥围术期脑卒中的发生率也难以降到5%以下[10, 21-23]。相比较而言，单独行脑－颞肌贴敷术后脑卒中发生率尚可接受，为1%～2%。

八、麻醉、体位及特别说明

神经麻醉的关键因素是最大限度地实现脑组织松弛（即"松弛脑"），目的是为了避免硬脑膜打开时静脉瘀血和脑肿胀的发生。为此，常常使用可以降低脑代谢率、神经元活动和脑血流量的

麻醉药，如异丙酚和瑞芬太尼[24, 25]。术中脑电图（electroencephalography，EEG）监测提示巴比妥酸盐可抑制突发脑电活动。脱水药（如甘露醇）可能会进一步增加脑组织的松弛。应避免过度通气，以免已经处于低水平的脑灌注进一步降低。最重要的是，血压应保持在正常血压的上限水平，手术全程平均动脉压（mean arterial pressure，MAP）的目标应控制在80～90mmHg。在儿童烟雾血管病中，由于患儿脑沟或脑池对脑脊液的容量相对不大，术中释放的脑脊液量往往少于因颈静脉回流障碍导致的颅内血容量的增加，所以患儿采取恰当的体位防止颈静脉回流障碍对于防治脑肿胀的发生同样重要。

对于脑－颞肌贴敷术，我们通常建议术者采用与标准颞浅－大脑中动脉搭桥（STA-MCA）类似的手术体位，即保持手术区域为水平位，尤其是对于那些计划行联合血运重建术但不确定能否进行直接搭桥的病例。

九、关键手术步骤

（一）患者体位及皮肤切口

为了避免头部过度旋转，应适当垫高手术侧肩部并固定好患者头部。最后通过以下两个操作完成头部90°旋转：①头部向手术对侧旋转50°～60°；②手术台旋转30°～40°。图5-1示患者的体位和头部旋转。

（二）翼点入路的皮肤切口

根据以下原则设计一个扩大的翼点入路的皮肤切口（图5-2）：沿着颞肌的边界设计骨窗打开范围，使得骨窗能够显露同等面积的额颞叶，同时骨窗应显露侧裂的末端，而后者可以在Peña及其同事描述的标志点进行定位[26]。

（三）皮瓣和肌肉瓣的准备

为了将颞肌充分显露，需从颞肌的外侧筋膜分离皮下，以形成独立的皮瓣和颞肌瓣（图5-3）。然后采用单极电刀将颞肌自颞上线切开。需注意的是，单极电刀只能用于切开颞肌的颞上线部

分，而不能用于从颅骨上分离颞肌（详见"剥离颞肌"）。

（四）剥离颞肌

为了避免损伤颞肌供血动脉及减少对肌肉纤维的损伤，应使用一弯曲的骨膜剥离子沿着肌肉纤维的走行从近端向远端分离（图 5-4）。该过程应小心谨慎分离以保护颞肌内部的完整性。

（五）牵开颞肌

颞肌剥离完成后，将颞肌牵开并翻转至手术

显露区的底部方向，然后将颞肌瓣轻轻牵拉使之置于皮瓣之上（图 5-5）。

（六）开颅和磨除蝶骨嵴

颞肌剥离和牵拉完成后进行开颅。开颅时应

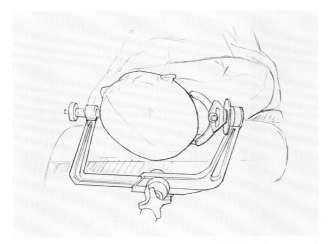

▲ 图 5-1　患者体位准备，头部向对侧旋转 50°～60°，手术台水平位旋转 30°～40°

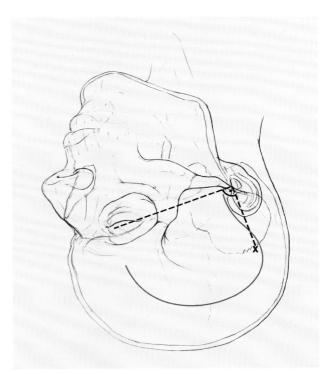

▲ 图 5-2　扩大翼点入路，暴露范围超过外侧裂远端（红线所示）

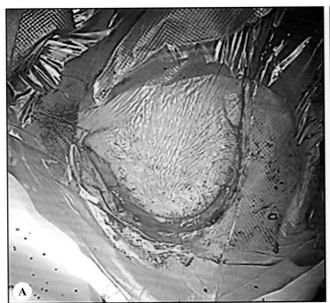
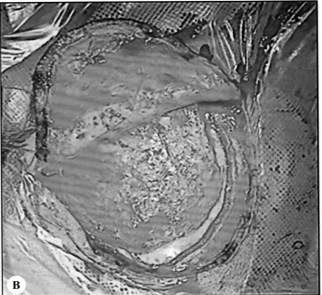

▲ 图 5-3　切开头皮后，沿着颞上线切开颞肌之前，形成的皮瓣和肌瓣

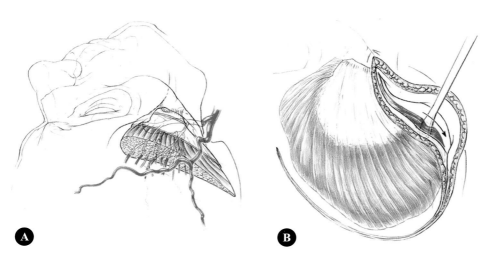

◀ 图 5-4 颞肌供血的颈外动脉（ECA）分支血管的解剖和剥离的颞肌

Ⓐ　Ⓑ

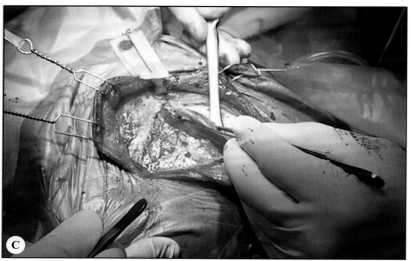

Ⓒ

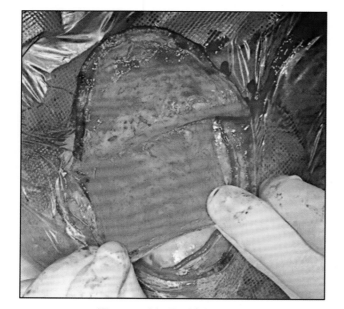

▲ 图 5-5 从颅骨剥离带蒂的颞肌

避开蝶骨嵴外侧部以保护可能存在的脑膜中动脉侧支代偿（图 5-6）。待取下骨瓣后，再磨除蝶骨嵴外侧部。

（七）打开硬脑膜和脑 - 硬脑膜血管融通

为了保护脑表面已形成的侧支代偿血管，术中顺着脑膜中动脉（MMA）的走行剪开硬脑膜（图 5-7）。然后将硬脑膜瓣沿着骨缘向下翻转，以便在骨窗外形成额外的间接血管侧支代偿。

（八）将颞肌筋膜和硬脑膜边缘缝合

在脑 - 颞肌贴敷术（EMS）的最后，颞肌瓣在彻底止血后贴敷于脑组织表面，然后将颞肌筋膜与硬脑膜边缘用 3-0 不可吸收缝线进行缝合（图 5-8）。

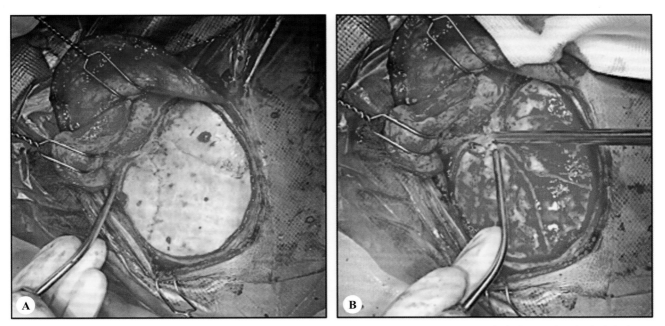

▲ 图 5-6　先保留蝶骨嵴外侧部以保留脑膜中动脉（MMA）及其分支。取下骨瓣后，磨除并利用咬骨钳去除多余的蝶骨嵴骨质

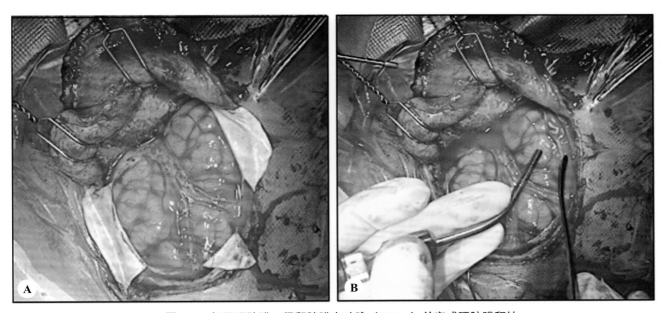

▲ 图 5-7　打开硬脑膜，保留脑膜中动脉（MMA）并完成硬脑膜翻转

（九）还纳骨瓣

在脑 - 颞肌贴敷术完成后，还纳骨瓣并用钛板固定。重要的是为了避免颅骨对颞肌的卡压，需要去除颅底多余的颅骨以保证有足够空间让颞肌穿过（图 5-9）。

十、难点

很多情况下，由于脑膜中动脉经常紧紧黏附于颅骨和（或）有相当一段嵌入颅骨内，导致在打开骨瓣时会意外损伤到脑膜中动脉。如上所述，通过金刚钻头磨除蝶骨嵴，在直视下小心地翻开

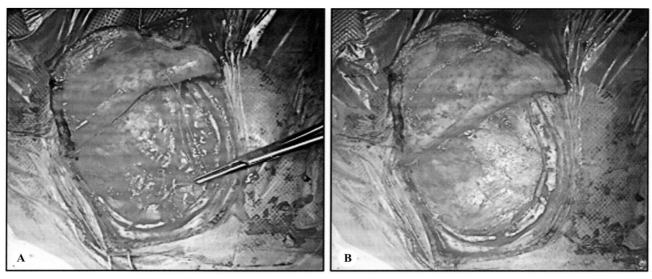

▲ 图 5-8　将颞肌筋膜与硬脑膜边缘进行缝合

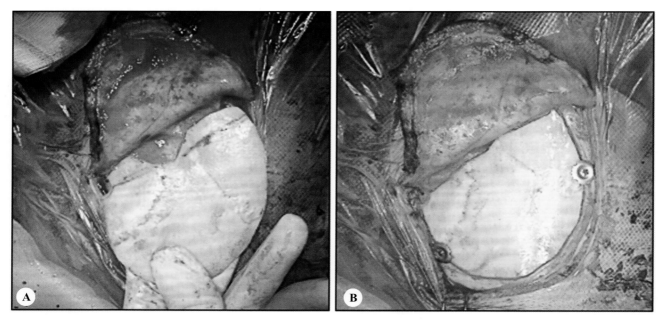

▲ 图 5-9　还纳骨瓣前，去除骨瓣基底部的部分骨质

骨瓣并分离脑膜中动脉及其分支，一定程度上可以避免对脑膜中动脉的损伤。如果在缝合颞肌和硬脑膜边缘时，即发现颞肌肌肉间出血或颞肌肿胀，则不必还原骨瓣，以避免压迫脑组织。此外，在颞肌贴敷于脑表面后，还纳骨瓣导致颞肌在骨窗底部受到卡压，有可能会导致静脉回流不畅和加重颞肌的肿胀，这时可以通过适当去除骨窗底部的骨质以避免上述情况的发生。如果术后常规

影像学检查发现硬脑膜下血肿则可能需要再次行手术以清除血肿。此外，术者应避开以下常犯的错误。

- 骨窗范围不够（太小）。
- 止血不够彻底。
- 术前未停止抗血小板治疗。
- 损伤已存在的脑表面侧支代偿血管。
- 缝合过程中损伤脑皮层。

十一、补救措施

在侧裂和额颞叶脑组织显露不够的情况下，为了最大限度地扩大脑－颞肌的接触面积以最大化脑－颞肌贴敷术后侧支血管的形成，可以适当扩大骨窗。此外，可以通过纠正凝血功能障碍或血小板功能异常来确保患者的安全。

十二、经验与教训

总体而言，在儿童烟雾血管病患者中，脑－颞肌贴敷术是一种可有效替代直接血管搭桥术的手术方式。最重要的是，如果注意以下操作细节，则脑－颞肌贴敷术可以简单而安全地进行。

- 骨窗应该足够大，以显露整个外侧裂。
- 颞底肌肉牵拉应当轻柔以避免损伤面神经。
- 避免用单极电凝烧灼肌肉表面以免损伤颞肌

筋膜及相关血供。
- 剥离颞肌时应从近端向远端进行。
- 开颅做骨瓣过程中注意保留蝶骨嵴外侧部。
- 肌肉表面应进行彻底止血。
- 应将 EMS 与硬脑膜翻转术联合应用。
- 将肌肉筋膜缝合至硬脑膜的过程需要在手术显微镜下进行。
- 还纳骨瓣时需去除骨窗底部足够的骨质。

术后，我们建议成年患者当晚应在重症监护病房观察，而儿童患者需在神经外科重症监护病房观察 24h。术后第二天，常规进行脑部 CT，以排除手术相关的出血或缺血。术后 1 年，复查 DSA 以评价通过颞肌经软脑膜颅内外血管侧支代偿的形成情况。

参考文献

[1] Karasawa J, Kikuchi H, Furuse S, Sakaki T, Yoshida Y. A surgical treatment of "moyamoya" disease "encephalo-myo synangiosis". Neurol Med Chir (Tokyo). 1977; 17(1 Pt 1):29–37

[2] Kobayashi K, Takeuchi S, Tsuchida T, Ito J. Encephalo-myo-synangiosis (EMS) in moyamoya disease –with special reference to postoperative angiography (author's transl). Neurol Med Chir (Tokyo). 1981; 21(12):1229–1238

[3] Perren F, Meairs S, Schmiedek P, Hennerici M, Horn P. Power Doppler evaluation of revascularization in childhood moyamoya. J Neurol. 2005; 64(3):558–560

[4] Dauser RC, Tuite GF, McCluggage CW. Dural inversion procedure for moyamoya disease. Technical note. J Neurosurg. 1997; 86(4):719–723

[5] Sencer S, Poyanli A, Kiriş T, Sencer A, Minareci O. Recent experience with moyamoya disease in Turkey. Eur Radiol. 2000; 10(4):569–572

[6] Matsushima T, Inoue T, Katsuta T, et al. An indirect revascularization method in the surgical treatment of moyamoya disease—various kinds of indirect procedures and a multiple combined indirect procedure. Neurol Med Chir (Tokyo). 1998; 38 Suppl:297–302

[7] Scott RM, Smith JL, Robertson RL, Madsen JR, Soriano SG, Rockoff MA. Long-term outcome in children with moyamoya syndrome after cranial revascularization by pial synangiosis. J Neurosurg. 2004; 100(2) Suppl Pediatrics:142–149

[8] Matsushima T, Fujiwara S, Nagata S, et al. Surgical treatment for paediatric patients with moyamoya disease by indirect revascularization procedures (EDAS, EMS, EMAS). Acta Neurochir (Wien). 1989; 98(3–4):135–140

[9] Schaper W. Collateral circulation: past and present. Basic Res Cardiol. 2009; 104(1):5–21

[10] Guzman R, Lee M, Achrol A, et al. Clinical outcome after 450 revascularization procedures for moyamoya disease. Clinical article. J Neurosurg. 2009; 111(5):927–935

[11] Kim S-K, Cho B-K, Phi JH, et al. Pediatric moyamoya disease: an analysis of 410 consecutive cases. Ann Neurol. 2010; 68(1):92–101

[12] Fung L-WE, Thompson D, Ganesan V. Revascularisation surgery for paediatric moyamoya: a review of the literature. Childs Nerv Syst. 2005; 21(5):358–364

[13] Czabanka M, Peña-Tapia P, Scharf J, et al. Characterization of direct and indirect cerebral revascularization for the treatment of European patients with moyamoya disease. Cerebrovasc Dis. 2011; 32(4):361–369

[14] Komotar RJ, Starke RM, Otten ML, et al. The role of indirect extracranial- intracranial bypass in the treatment of symptomatic intracranial atheroocclusive disease. J Neurosurg. 2009; 110(5):896–904

[15] Hecht N, Marushima A, Nieminen M, et al. Myoblast-mediated gene therapy improves functional collateralization in chronic cerebral hypoperfusion. Stroke. 2015; 46(1):203–211

[16] Marushima A, Nieminen M, Kremenetskaia I, et al. Balanced singlevector co-delivery of VEGF/PDGF-BB improves functional collateralization in chronic cerebral ischemia. J Cereb Blood Flow Metab. 2019; 271678X18818298 [Epub ahead of print]

[17] Deng X, Zhang Z, Zhang Y, et al. Comparison of 7.0– and 3.0– T MRI and MRA in ischemic-type moyamoya disease: preliminary experience. J Neurosurg. 2016; 124(6):1716–1725

[18] Oh BH, Moon HC, Baek HM, et al. Comparison of 7T and 3T MRI in patientswith moyamoya disease. Magn Reson Imaging. 2017; 37:134–138

[19] Kodama N, Fujiwara S, Horie Y, Kayama T, Suzuki J. Transdural anastomosis in moyamoya disease—vault moyamoy (author's translation). No Shinkei Geka. 1980; 8(8):729–737

[20] Powers WJ, Clarke WR, Grubb RL, Jr, Videen TO, Adams HP, Jr, Derdeyn CP, COSS Investigators. Extracranial-intracranial bypass

surgery for stroke prevention in hemodynamic cerebral ischemia: the Carotid Occlusion Surgery Study randomized trial. JAMA. 2011; 306(18):1983–1992

[21] YasargilMG, Yonekawa Y. Results ofmicrosurgical extra-intracranial arterial bypass in the treatment of cerebral ischemia. J Neurosurg. 1977; 1(1):22–24

[22] Hecht N, Woitzik J, König S, Horn P, Vajkoczy P. Laser speckle imaging allows real-time intraoperative blood flow assessment during neurosurgical procedures. J Cereb Blood Flow Metab. 2013; 33(7):1000–1007

[23] Sandow N, von Weitzel-Mudersbach P, Rosenbaum S, et al. Extraintracranial standard bypass in the elderly: perioperative risk, bypass patency and outcome. Cerebrovasc Dis. 2013; 36(3):228–235

[24] Cole CD, Gottfried ON, Gupta DK, Couldwell WT. Total intravenous anesthesia: advantages for intracranial surgery. J Neurosurg. 2007; 61(5) Suppl 2:369–377, discussion 377–378

[25] Kaisti KK, Långsjö JW, Aalto S, et al. Effects of sevoflurane, propofol, and adjunct nitrous oxide on regional cerebral blood flow, oxygen consumption, and blood volume in humans. J Anesthesiol. 2003; 99(3):603–613

[26] Peña-Tapia PG, Kemmling A, Czabanka M, Vajkoczy P, Schmiedek P. Identification of the optimal cortical target point for extracranialintracranial bypass surgery in patients with hemodynamic cerebrovascular insufficiency. J Neurosurg. 2008; 108(4):655–661

第6章 儿童脑－硬脑膜－动脉－血管融通术
Encephalo-duro-arterio-synangiosis: Pediatric

Edward Smith 著

摘 要

儿童烟雾血管病通常需要接受外科血运重建治疗。在本章中，我们将介绍儿童烟雾血管病的不同血运重建方式，重点介绍脑－硬脑膜－动脉－血管融通术，该术式是将由颈外动脉供血的带蒂组织作为的供体对缺血的脑组织进行血运重建。我们还将逐一讨论该术式的手术指征、术前评估、围术期管理及相关的技术细节（附相关插图）。

关键词

脑－硬脑膜－动脉－血管融通术，软脑膜－血管融通术，烟雾血管病，间接，儿童，血运重建，脑卒中

一、发展历程

间接血运重建术对儿童烟雾血管病的治疗尤其适用。在儿童患者中，间接血运重建术较之直接血运重建术，能成功建立更多的侧支代偿。由于儿童患者的动脉细小，使得直接血运重建手术的实施往往较为困难。间接血运重建术包括脑－颞肌贴敷术（encephalo-myo-synangiosis，EMS）、脑－硬脑膜－动脉－血管融通术（encephalo-duro-arterio-synangiosis，EDAS）、软脑膜－血管融通术、大网膜移植术（或称脑大网膜－血管融通术）及颅骨多点钻孔术。上述术式均基于同一理论基础，即将富血管的组织置于脑表面后，移植物可向脑内建立起侧支循环。其中脑－硬脑膜－动脉－血管融通术是利用硬脑膜及颞浅动脉的分支进行血运重建。该术式最早由 Matsushima 提出，即将颞浅动脉缝合于硬脑膜的两层之间，以促进血管和脑表面间的血运重建。R. Michael Scott 对该术式

进行了改良，加入了软脑膜－血管融通术，这种改良术式与以往脑－硬脑膜－动脉－血管融通术的差异主要有：①将颞浅动脉固定在软脑膜上，并与脑表面直接接触；②广泛打开蛛网膜，利用缺血脑组织产生的生长因子，促进新生血管向内生长。在美国，软脑膜－血管融通术作为一种脑－硬脑膜－动脉－血管融通术的亚型，已广泛应用于儿童烟雾血管病的治疗中。

二、适应证

美国心脏协会（American Heart Association，AHA）的分析显示，"根据医学文献的证据，通过外科血运重建手术治疗儿童烟雾综合征患者是安全的，且大多数患儿有症状的改善"。文献报道中，可为影像学上确诊为烟雾血管病的患儿实施血运重建手术，其中影像学上确诊为烟雾血管病的定义是，数字减影血管造影提示处于

Suzuki Ⅱ～Ⅵ 期［对于极少数不能做数字减影血管造影的患儿，其磁共振血管成像（magnetic resonance angiogram，MRA）或计算机体层血管成像（computed tomography angiogram，CTA）上具有相似的表现］，患儿的影像学上通常还合并脑灌注减少或受损的表现［最常见的征象是出现了"常春藤征"，即 MRI- 液体抑制反转恢复（fluid attenuated inversion recovery，FLAIR）序列上显示脑沟高信号，必要时可辅以其他脑灌注检查］。尽管影像学证据对于手术决策的制订至关重要，但患儿的临床检查亦不容忽视。通常有症状的患儿，需实施手术。而无症状的患儿，如影像学提示严重的脑灌注不足或疾病进展时，也需实施手术。手术禁忌证包括已存在完全性神经功能损害的患儿，或处于烟雾血管病早期阶段（Suzuki Ⅰ 期或Ⅱ期，且不伴有脑灌注减低）的无症状患儿。

手术方式的选择应基于患儿的临床症状，年龄及各自的解剖特点。大多数情况下，较之直接搭桥手术，我们更倾向于为患儿实施软脑膜 – 血管融通术，因为有证据表明，软脑膜 – 血管融通术长期预后较好，且适用于任何年龄组的患儿。当没有合适的供体血管时，可选择颞肌 – 血管融通术或帽状腱膜联合硬脑膜 – 血管融通术。直接搭桥手术适用于血管直径足以实施吻合（通常为青少年或更大年龄段的患者），且因病情快速进展而出现了急性脑卒中症状的患儿。

在时机选择上，总的原则是，一经诊断应尽早实施脑血运重建手术。

- 因考虑到急诊时需要有经验的麻醉 / 重症监护病房（intensive care unit，ICU）医师参加救治，如不能满足，延期手术也是合理的。
- 存在某些禁忌证，如新发的梗死、感染或出血，也可将手术延期（Ⅱb 级推荐，C 级证据）。

三、要点

EDAS 的独特之处在于，在受体脑组织与供体组织之间建立了直接接触。选择软脑膜 – 血管融通术这一手术方式，是美国患儿最常使用的 EDAS 亚型手术，也是这一原则的充分体现。该术式利用颞浅动脉的顶支与大脑皮层表面的直接接触，来建立间接血运重建。与其他间接血运重建术式相同，也是通过脑周围邻近组织如脑膜血管和硬脑膜中动脉来建立侧支循环血管供应大脑。但该术式与其他 EDAS 术式的不同是，该术式是将供体组织与软脑膜进行缝合，并将蛛网膜广泛打开。软脑膜 – 血管融通术的基本原理是，由于脑与供体血管间的正常搏动，会抑制新生血管的生长，将两者缝合在一起，可以减少彼此间的相对运动，并促进了新生血管的生长。

广泛打开蛛网膜是该术式具有生物学意义的最重要的步骤，近期有证据显示，存在于脑脊液中，及结合在软脑膜细胞外基质层上的血管生长因子在新生血管的生长过程中起到了重要作用。打开蛛网膜有两个好处：去除了血管向脑组织内生长的机械性屏障；促进了新生血管与血管生长因子的结合。

四、优点、缺点、应用前景及存在的风险（SWOT）分析

利用 SWOT 分析对 EDAS 的评估总结如下。

（一）优点

- EDAS 可用于任何年龄组的患者及任何直径的血管。
- 无须担忧直接搭桥术中常见的问题，即因受体血管近端血管狭窄所导致的灌注不足。
- 较之直接搭桥术，手术技术相对简单，不需要临时阻断，无发生缺血的潜在性风险。
- 可应用于任何脑供血区域；可按需扩大所需覆盖的脑皮层范围；在更广泛的区域建立血运重建。

（二）缺点

- 建立新生血管需要时间，故无法立即为缺血的脑组织提供保护。
- 已自发形成的跨硬脑膜侧支血管可能会限制术区的显露。

（三）应用前景

- 直接搭桥术与间接搭桥术可联合实施（尽管因供体血管用于直接搭桥时，不可避免地会影响其远端的间接血运重建）。
- 基础研究显示，某些血管生成因子的生物制剂能够加快血管的生成速度。将来，有机会提升这类手术的疗效和加快侧支循环建立的速度。

（四）存在的风险

- 如局部脑缺血发生，就无法诱导新生血管的生成，供体血管可能不会向脑内生长。
- 需根据患者的个体化情况，来精细化手术方案。

五、禁忌证

EDAS 的手术禁忌证可分为烟雾血管病外科血运重建的一般禁忌证及 EDAS 的特殊禁忌证两类。

（一）血运重建手术的一般禁忌证

- 诊断为烟雾血管病的患者，尚缺乏明确的血管造影 /MRI 等影像学证据支持。
- 患者的一般情况无法耐受手术。
- 存在新发脑卒中（可能会增加全身麻醉的风险，此时需考虑延期 4～6 周再手术）。

（二）EDAS 手术的特殊禁忌证

- 如无脑缺血发生，即无法建立良好的侧支循环，故 EDAS 不适用于早期无症状的烟雾血管病（Suzuki Ⅰ/Ⅱ 期）患者。
- 对于短期内反复多次发生脑卒中的患者，由于 EDAS 本身存在血运重建延迟建立的特点，因此，在有合适的血管和解剖上允许的情况下，更推荐实施直接搭桥手术。

六、特殊注意事项

在实施 EDAS 时，需要特殊注意的事项包括：因侧支循环的建立需要有脑缺血驱动作用，故确定影像学上有无脑缺血证据（如轴位的 FLAIR MRI 上的 "常春藤征"）就十分重要。在某些情况下，如果其他检查方式（如 SPECT）不适合或不能用于儿童患者时，核磁动脉自旋标记（arterial spin labeling，ASL）也可作为评估脑缺血的一种有效手段。

所有患者常规服用阿司匹林，但需根据体重调整剂量。临床实际应用中，≤3 岁的患儿给予每日 41mg，其余患者（包括成人）给予每日 81mg，对于某些肥胖患者（体重＞100kg）或对阿司匹林抵抗的患者，可提高剂量（最高 325mg，每日 2 次）。某些患者会有不同程度的先天性阿司匹林抵抗，故一些单位会进行一些特殊的检查，来评估抵抗的程度。另外某些患儿又会因为服用阿司匹林而出现不良反应，如皮肤瘀青或胃部不适等。通常通过调整剂量即可减轻不良反应，必要时也可以选择低分子肝素或其他抗血小板药物。在这类情况下，应与血液科会诊共同诊治。

最后，儿童烟雾血管病患者中有很多会合并其他系统性疾病（神经纤维瘤病、镰状红细胞贫血、唐氏综合征等）相关的动脉病变。在这些复杂病例中，进行多学科会诊协作是非常重要的，且可以降低外科手术的风险。

七、易犯的错误、风险评估和并发症

文献报道中，围术期脑卒中的总体发生率约为每大脑半球 4.5%（术中及术后 30 天内）。不同人群的发生率不同，较小年龄（<3 岁）、烟雾综合征患者（尤其是唐氏综合征及镰状红细胞贫血）及近期发生过脑卒中（距离手术 1 个月内）的患者，其围术期脑卒中发生率更高。另一个容易发生围术期风险的因素是，患者已形成了跨硬脑膜的侧支代偿血管。全脑数字减影血管造影（包括颈内动脉、颈外动脉、椎基底动脉的选择性造影）对充分评估颅外血管代偿尤为重要。通过血管造影，手术医师能辨认任何已自发形成的、可能参与皮层供血的跨硬脑膜侧支代偿，从而降低术中意外损伤这些血管的风险。对于曾接受过颅脑手术（如脑室分流手术、肿瘤切除术等）的患儿，这一点要特别注意。

八、特别说明、体位和麻醉

技术层面上，该手术有一些特殊的步骤。患者应在手术前一天入院，夜间持续静脉补液，并持续阿司匹林治疗直到手术前一天。

手术当天，应用脑电图（EEG）监测有助于识别脑血流的实时变化，如果脑电图提示脑血流减慢，则提示麻醉医师调整血压、CO_2 水平和麻醉药物的使用。患者的体位摆放非常重要，利用垫肩及调整手术床角度，来确保患者尽可能保持中立位，防止因血管扭曲而造成的脑血流量降低。保持颞浅动脉呈水平位，显微镜下，术者与助手在颞浅动脉的两侧相对而坐，这将有助于术中颞浅动脉的解剖显露。

游离颞浅动脉的早期，采取分段式游离可将血管损伤的风险降到最低。打开蛛网膜的过程亦很关键，广泛地打开蛛网膜虽然耗时，但非常重要。用蛛网膜刀沿着皮层血管纵行切开蛛网膜，并使用显微剪刀进行锐性分离。关颅时，若骨筋膜缝合不严密，可导致脑脊液漏。在缝皮之前，仔细检查切口，寻找可能需要加缝的地方。

术后应立即送 ICU 行术后监护，以防止低血压及低碳酸血症的发生。通常患者已拔除气管插管，留置动脉导管（便于血压管理）及留置尿管（便于容量监测）。术后抗生素使用 24h。术后第一天开始服用阿司匹林。不常规应用抗癫痫药物。静脉液体以 1~1.5 倍维持量输注，随着进食的恢复，可将静脉液体逐渐减量。疼痛管理十分重要。定期行神经系统检查及时发现任何病情的变化。鼓励患者早期下床活动。儿童患者术后要注意疼痛的控制，同时安抚其焦虑的情绪（因哭闹导致的血管收缩，是发生脑卒中的潜在风险因素之一）。

九、患儿体位、皮肤切口及关键手术步骤

- 患者取仰卧位，使用 Mayfield 头架固定，或枕于头枕上，同侧肩膀垫高。头部转向对侧（图 6-1）。
- 使用多普勒超声定位并标记颞浅动脉走行，并沿着颞浅动脉上方做直切口。在显微镜下将颞浅动脉及血管周围组织一起从头皮上分离（图 6-2）。
- 十字切开颞肌，在颞浅动脉的两端钻孔并开颅。沿着颞浅动脉切开硬脑膜，剪成硬脑膜瓣以便牵拉（图 6-3）。
- 在显微镜下广泛切开蛛网膜，将颞浅动脉血管置于软脑膜上，用 10-0 单丝缝合线进行缝合（图 6-4）。
- 将颞浅动脉与软脑膜缝合多针，使其与脑表面紧密贴合。
- 放回骨瓣时，注意防止颞浅动脉被牵拉。颞浅动脉应以平滑的弧度，无张力地进出钻孔处（图 6-5）。
- 减张缝合颞肌，避免扭曲或压闭颞浅动脉。常规缝合帽状腱膜及皮肤，注意不要损伤颞浅动脉。

十、难点

下面讨论烟雾血管病术中可能发生的常见问题。

- 脑电波减慢提示脑血流量减少时（可能由于血管痉挛或血压变化导致），可应用丙泊酚降低脑代谢，从而起到神经保护的作用。

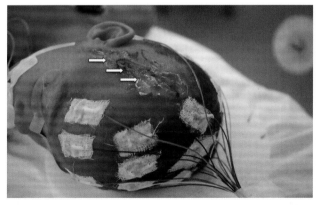

▲ 图 6-1　患者仰卧位，头部放平，超声标记颞浅动脉走行（箭所指），脑电图的电极放置在颞浅动脉走行区域外。年纪较小的患儿更倾向于使用头枕而非头架进行固定

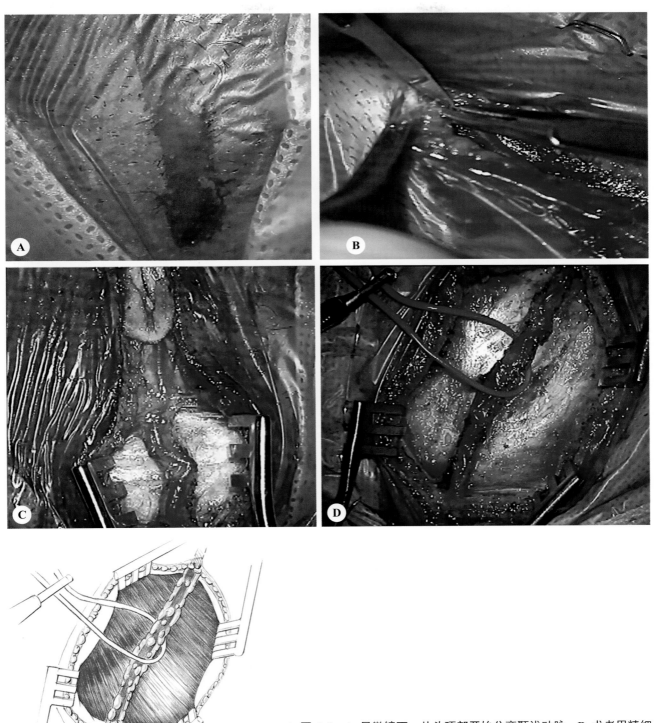

▲ 图 6-2　**A.** 显微镜下，从头顶部开始分离颞浅动脉；**B.** 术者用精细的小弯钳游离血管，助手延长切口；**C.** 保留血管周围的部分组织以利于血管向脑内生长；**D** 和 **E.** 分离步骤的最后使用橡皮套环牵拉已分离的颞浅动脉，以方便后续步骤中颞浅动脉的移动

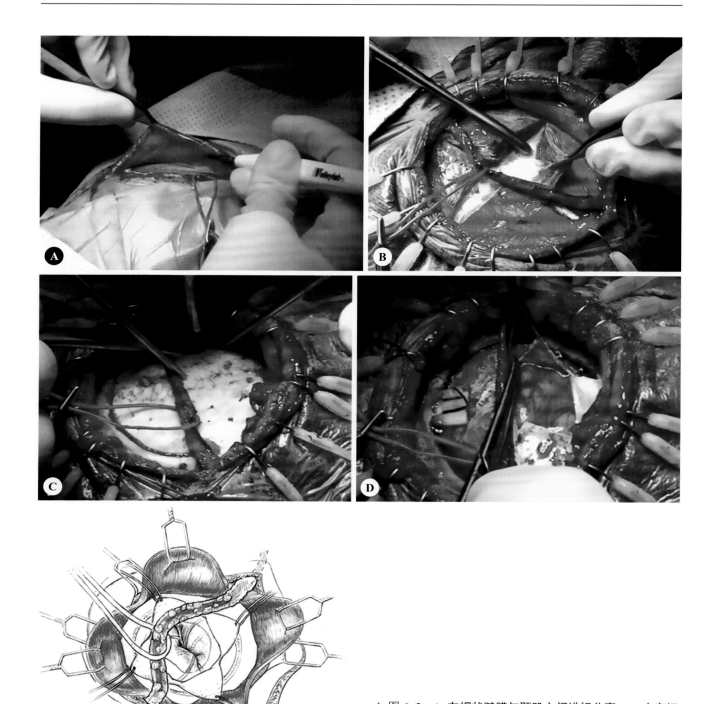

▲ 图 6-3　A. 在帽状腱膜与颞肌之间进行分离；B. 十字切开颞肌，并将其从颅骨上剥离，然后用牵开器轻轻牵开；C. 开颅时，在规划的颞浅动脉入点和出点处钻孔。钻孔时应注意保护颞浅动脉；D 和 E. 星形切开硬脑膜以最大限度地显露脑皮层

- 出血是较为棘手的并发症，应用阿司匹林时，情况会更严重。尽管过度电凝会阻断其他的脑血供来源，严格止血依然至关重要。
- 脑肿胀（与直接搭桥无关）会导致脑血供的

恶性循环，即脑肿胀导致静脉回流减少，后者又进一步加重脑肿胀。此时的处理措施包括升高床头，打开蛛网膜释放脑脊液及加强镇静。烟雾血管病患者术中应避免过度通气

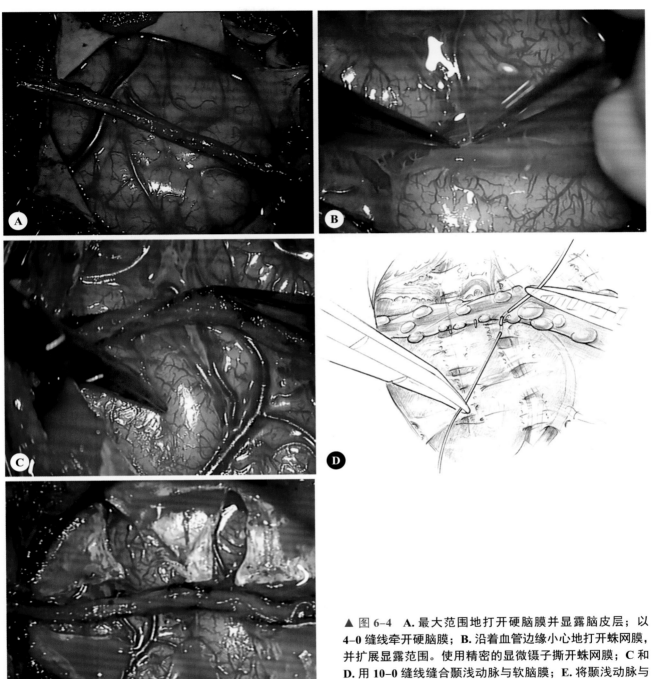

▲ 图 6-4　A. 最大范围地打开硬脑膜并显露脑皮层；以 4-0 缝线牵开硬脑膜；B. 沿着血管边缘小心地打开蛛网膜，并扩展显露范围。使用精密的显微镊子撕开蛛网膜；C 和 D. 用 10-0 缝线缝合颞浅动脉与软脑膜；E. 将颞浅动脉与软脑膜缝合多针，以完成血运重建。注意此时硬脑膜不缝合，而是翻转并贴敷在脑表面，以便建立额外来源于硬脑膜的血运重建

及降低 CO_2 分压，因为这样可能会引起血管收缩，血流量降低，从而导致脑卒中的发生。

该手术的主要风险是围术期脑卒中的发生。包括以下降低该风险发生的措施。

- 术前保持患者充足的液体量（术前一天将患者收入院，并予以静脉补液）。
- 持续应用阿司匹林，包括术前及术后的当天。
- 良好的疼痛管理，防止哭闹或过度通气（以避免低碳酸血症造成的血管收缩）。

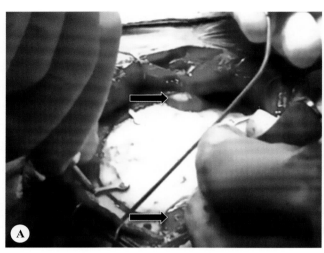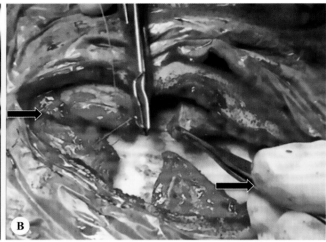

▲ 图 6-5　**A.** 关颅，箭所示分别为颞浅动脉在骨瓣上的出入点；**B.** 水平缝合颞肌，需避免沿着血管长轴纵行缝合颞肌，以减小颞肌对供体血管的压迫。随后缝合帽状腱膜与皮肤，缝合皮肤时可使用可吸收线

尽管应用了这些措施（加上精细的手术和麻醉技术），一些患儿仍然会发生脑卒中。该技术的局限如下。

- 与手术无关的脑卒中的发生。
- 对间接血运重建而言，因侧支循环建立较慢，患者仍会存在一段缺血的时期。

十一、补救措施

- 供体血管损伤：可改用颞浅动脉额支或耳后动脉。
- 没有可用的供体血管：可使用肌肉、帽状腱膜或硬脑膜作为备选的供体血供来源。
- 脑电图减慢或脑肿胀：改变麻醉措施，包括给予丙泊酚。

十二、经验和教训

对于双侧病变的患者，首先治疗优势半球侧或症状严重的一侧，这样即便术中发生意外，妨碍了以后实施对侧手术，最重要的一侧大脑半球也已得到了治疗。如患者脑电图和生命体征稳定，重新摆放患者体位，在对侧半球行相同的手术，而不需要再次麻醉。

- 这一手术的关键问题都不是手术技术性问题，而是术前的补液和麻醉技术。
- 尽可能多地显露分离颞浅动脉，可增加侧支循环的建立。
- 广泛地打开蛛网膜，有助于供体血管与脑脊液中的生长因子作用，从而促进侧支循环更好地建立。
- 止血在手术全程中都非常关键。

拓展阅读

[1] Lin N, Baird L, Koss M, et al. Discovery of asymptomatic moyamoya arteriopathy in pediatric syndromic populations: radiographic and clinical progression. Neurosurg Focus. 2011; 31(6):E6

[2] Scott RM, Smith JL, Robertson RL, Madsen JR, Soriano SG, Rockoff MA. Longterm outcome in children with moyamoya syndrome after cranial revascularization by pial synangiosis. J Neurosurg. 2004; 100(2) Suppl Pediatrics: 142–149

[3] Smith ER, Scott RM. Surgical management of moyamoya syndrome. Skull Base. 2005; 15(1):15–26

[4] Smith ER, Scott RM. Spontaneous occlusion of the circle of Willis in children: pediatric moyamoya summary with proposed evidence-based practice guidelines. A review. J Neurosurg Pediatr. 2012; 9(4):353–360

第7章 成人脑－硬脑膜－动脉－血管融通术
Encephalo-duro-arterio-synangiosis: In Adults

Hao Jiang　Michael Schiraldi　Nestor R. Gonzalez　著

摘　要

　　脑－硬脑膜－动脉－血管融通术（encephalo-duro-arterio-synangiosis，EDAS）是一种最初用于治疗儿童烟雾血管病患者的间接血运重建手术，现在也应用于成人患者。尽管患者选择的偏倚及样本的不均一性限制了这一术式与直接搭桥手术之间的相互比较，但有许多研究显示，EDAS 是一种颅内外血运重建稳定而持久的手术方式，应用于成人患者时，预后良好，且并发症发生概率低。精细的手术技术是 EDAS 成功的关键因素之一。此外，严格的围术期管理，对预防围术期缺血的发生也至关重要。本章中，我们将系统地描述 EDAS 手术，包括其手术适应证、手术步骤、手术难点、围术期管理、并发症及补救应对措施。另外，我们还将详述 EDAS 手术的麻醉管理，以及术后管理方案，后者对确保 EDAS 手术的成功至关重要。

关键词

　　脑－硬脑膜－动脉－血管融通术（EDAS），成人，颅内动脉狭窄闭塞性疾病，围术期管理及术后护理，抗血小板治疗

一、发展历程

　　直接颅内外血管搭桥用于治疗烟雾血管病是在 20 世纪 70 年代早期，由 Kikuchi 和 Karasawa 在日本[1]、Krayenbühl 在欧洲首先报道[2]，该术式旨在向低灌注的脑组织直接提供额外的血供。尽管这项技术最初取得了成功，但直接搭桥手术依赖于搭桥的通畅性及患者有无适合的供体和受体血管。无论是儿童还是成人烟雾血管病患者，经常会遇到受体血管纤细脆弱，而无法完成直接血管吻合的情况。1964 年，Tsubokawa 等报道了，对 1 例 6 岁的女童成功实施了带有脑膜中动脉（middle meningeal artery，MMA）的硬脑膜的血管融通术。近 10 年后，Ausman 等报道了在颞浅动脉－大脑中动脉直接搭桥术后，在头皮和脑皮层间自发形成侧支吻合。随后，学者们尝试了许多不含直接血管吻合的血运重建手术，促进了 EDAS 手术应用于儿童烟雾血管病患者的治疗，该治疗方法由 Matsushima 等在 1979 年首次报道。1980 年，Spetzler 等首先报道了一种大脑中动脉供血区血运重建的"备选方式"：对"没有合适皮层受体血管"的成人患者，可以将其颞浅动脉缝合在脑皮层的蛛网膜上[3]。术后血管造影显示，新生血管生成，且患者术后未再出现神经功能损害。此后，诸多学者相继报道，将 EDAS 手术应用于成人烟雾血管病患者中，也能取得的良好临床效果[4-8]。

EDAS 治疗成人患者的文献依据

尽管缺乏比较 EDAS 和直接搭桥手术的文献资料，但该术式已被频繁应用于不适合直接搭桥术的患者中[7, 9]。因此，在比较 EDAS 与直接搭桥术时，患者选择的偏倚和样本不均性仍是很大的问题。使用关键词 "moyamoya disease" "surgery" "adult" 进行文献检索，结果显示，在 1971 年 11 月—2015 年 2 月，共有 646 篇文献发表。这些文献中，22 篇为临床试验，其中 20 篇描述了临床转归，但都不是随机临床试验[9-28]。这 20 项研究共计纳入了 1862 例患者。603（32.4%）例接受了直接搭桥手术，814（43.7%）例接受了间接搭桥手术，445（23.9%）例接受了联合手术。表 7-1 中归纳了这 20 项研究的概况。总体而言，至少在有经验的医疗中心，这两种手术方式都具有长久而良好的预后和转归。有意思的是，其中 4 项研究比较了直接手术与间接手术的效果，但结果都没有显示出统计学上的显著差异。其他研究仅局限于使用灌注成像结果来评价手术效果，但该检查结果与临床转归的关联性不强。在找到更好的评价方法之前，术后有 / 无发生缺血性脑卒中，依然是评估手术疗效的最好指标。

表 7-1 关于 EDAS 在成人烟雾血管病中的应用研究

作 者	样本量	手术类型	前瞻性研究	独立结果评估	随访时间（个月）	随访终点	结 果
Baek 等[12]	12	直接	是	否	3	SNSB	NSD
Agarwalla 等[10]	37	间接	否	否	6	mRS	改善 $P=0.002$；6% 神经功能缺陷；2% 出血率
Cho 等[14]	60	联合	否	否	70	mRS、Karnofsky 评分	mRS：0.4 分；标准差=0.7；Karnofsky：96.2 分；标准差 = 8.4；脑卒中发生率：13%；永久性功能障碍发生率：4%；癫痫发作率：2.6%；伤口感染率：1.3%
Jiang 等[18]	113	联合	是	是	30	脑卒中、死亡、出血	2 年时脑卒中发生率：1.9%；年再出血率：1.87%
Miyamoto 等[23]	80	直接	是	是	52	再出血或脑卒中	再出血率：手术组：14.3%；药物组：34.2%；脑卒中：危险比 = 0.39（95% CI 0.15～1.03）
Lin 等[26]	36	间接	否	否	70	脑卒中、TIA、死亡、癫痫、mRS	脑卒中发生率：8.3%；TIA 发作率：14%；癫痫发作率：5.5%；死亡率：0%；mRS：0～2 分：90.6%
Sundaram 等[27]	36/15	直接或间接 vs. 药物	否	否	28	mRS 0～2 分	mRS：0～2 分：手术组：75%，药物组：94%
Mallory 等[22]	75/7/60	直接、间接、联合	否	否	120	脑卒中、死亡或出血	5 年时无事件生存率：95%；10 年时：90%

（续表）

作　者	样本量	手术类型	前瞻性研究	独立结果评估	随访时间（个月）	随访终点	结　果
Amin-Hanjani 等[11]	13	联合	否	否	18.6	脑卒中、癫痫、NOVA flow	脑卒中发生率：7.7%；癫痫发作率：15.4%；NOVA flow 下降率：68.8%
Abla 等[9]	68/39	直接 vs. 间接	否	否	25～36	mRS	NSD，搭桥手术 mRS 改善：0.39（标准差 =1.23）；间接手术 mRS 改善：0.14（标准差 =1.86）
Liu 等[21]	97/4/10	直接 vs. 间接 vs. 钻孔 vs. 药物	否	否	85.2	再出血、死亡	NSD
Bao 等[13]	470	间接	否	否	26.5	脑卒中、mRS	2 年脑卒中发生率：10%；5 年脑卒中发生率：13%；mRS：0～1 分：74.4%；mRS：0～3 分：95%
Kim 等[19]	96/62	间接 vs. 联合	否	否	38	mRS	NSD
Fujimura 和 Tominaga[16]	106	联合	是	否	58.4	脑卒中、出血、过度灌注	脑卒中发生率：1%；出血率：1.8%；过度灌注 25.5%（无永久性功能障碍）
Lee 等[20]	169/67/29/18	直接 vs. 间接 vs. 联合 vs. 药物	否	否	55	脑卒中	NSD
Czabanka 等[15]	30	联合 vs. 间接	是	否	12	脑卒中	综合：脑卒中发生率 10%；未评价显著性
Guzman 等[17]	233	直接（95.1% 的病例）	否	否	59	mRS、脑卒中、出血、死亡	平均 MRS：术前 =1.62，术后 =0.83（$P<0.0001$）；脑卒中发生率：3.8%；出血率：3.4%；死亡率：2.3%
Starke 等[25]	43	间接	否	是	41	mRS、脑卒中	mRS 恶化率：9%；5 年无脑卒中生存率：94%（95% CI 0.84～0.98）
Narisawa 等[24]	49	直接	否	否	不适用	脑卒中事件	无
Mesiwala 等[28]	39/4	直接 vs. 间接	否	否	43	死亡	直接手术：3，EDAS：0

CI. 置信区间；EDAS. 脑 - 硬脑膜 - 动脉 - 血管融通术；mRS. 改良 Rankin 评分；NSD. 无显著差异；SNSB. 首尔神经心理学筛查；TIA. 短暂性脑缺血发作

二、适应证

EDAS 的手术适应证为，经规范抗血小板药的内科保守治疗，仍有受累血管供血区域的 TIA 发生，或者存在因颅内动脉狭窄 / 闭塞性病变而发生脑卒中的成人患者。在美国，包括我们在内的许多医疗中心，EDAS 已成为对颅内动脉狭窄 / 闭塞性疾病患者进行血运重建的首选术式。有脑卒中病史的患者需行神经功能评估，患者需要能够生活自理（mRS 评分<3 分），或者灌注检查评估狭窄血管的供血区域提示有再次发生缺血性损伤的风险。符合 EDAS 手术指征的狭窄 / 闭塞性病变的诊断标准如下。

- 烟雾血管病，定义为双侧颈内动脉远端、大脑前动脉或大脑中动脉近段狭窄，血管造影显示，存在不同程度的豆纹动脉、软脑膜或硬脑膜所建立的侧支循环，排除颅内动脉粥样硬化、动脉夹层或血管炎等。
- 疑似烟雾血管病，定义为单侧的上述血管病变，排除颅内动脉粥样硬化、动脉夹层或血管炎等。
- 颅内动脉粥样硬化，定义为伴有血管壁钙化，合并动脉粥样硬化风险的颅内动脉性病变。动脉粥样硬化风险因素包括：高血压病，高脂血症，糖尿病，吸烟史及其他外周动脉的粥样硬化，经抗血小板、他汀类药物治疗等降低危险因素的措施依然无效的患者，亦可能受益于 EDAS 这一间接血运重建术。

三、成人 EDAS 的手术要点

有 EDAS 手术指征的患者，在围术期拟手术侧及对侧半球（双侧受累时）仍有发生脑卒中的风险。我们推荐持续应用阿司匹林抗血小板治疗，以降低因动脉血栓形成导致的缺血性脑卒中的发生；我们还建议对患者实施严格的血压和液体管理，以降低因低灌注导致的缺血性事件的发生。

EDAS 成功的关键在于严谨细致的手术技术。由于患者持续应用抗血小板治疗，手术中需严格

止血，但同时又要避免过度灼烧血管周围的结缔组织、硬脑膜及其他任何可作血运重建供体的组织。精细的手术操作可将血管痉挛及对组织的损伤最小化，从而避免术中及术后并发症的发生。最后，为达到理想的血运重建效果，应将供体血管紧贴并固定于软脑膜表面，同时不要残留过多的血管周围组织、避免组织损伤及出血。

由于患者在 EDAS 术中和术后都有发生不良事件的风险，术中麻醉和术后严密监护对于避免脑卒中的发生至关重要。术中麻醉管理的详细内容在此不再赘述[29]。简言之，EDAS 手术管理的目标需要严格控制：①血压；②液体平衡；③脑血管反应性；④血小板聚集率；⑤红细胞比容；⑥血氧饱和度。除了上述较常规的神经外科手术管理，EDAS 术中还有一些特殊的管理，如手术全程应保持较高的血压以防止狭窄血管供应区域的低灌注，忽略这点可能会造成严重的并发症。因此麻醉医师和手术医师之间的密切配合是必不可少的。

需要记住的是，手术只是后续血运重建的起点，而侧支代偿的建立可能需要数周的时间；因此围术期管理同手术过程一样需要严谨慎重。术后早期需继续维持麻醉管理的措施，直到收缩压达到目标范围并保持稳定。此后，继续严格的药物治疗是获得良好临床预后的关键。

四、优点、缺点、应用前景及存在的风险（SWOT）分析

（一）优点

- 无血管吻合过程中临时阻断受体动脉导致的缺血期。
- 避免了在病变的血管壁上进行手术操作。
- 不会造成突然的动脉充血，从而降低了脑出血及再灌注损伤的风险。
- 相比搭桥手术，手术时间短。
- 可在任何的缺血区域进行血运重建。
- 可防止与狭窄血管发生血流对冲（降低近端血栓形成）。

（二）缺点

- 不能即刻改善脑血流灌注。
- 新生血管形成情况因人而异。
- 主要在大脑中动脉（而非大脑前动脉）供血区域形成新生血管。
- 临床转归与术后影像指标无相关性。

（三）应用前景

- 干预个体化血管生成相关环节或可缩短生成新生血管的时间。
- 调控新生血管形成的范围。
- 用相同的供体血管，实施类似的手术可为大脑前动脉区域供血。
- 影像学技术的进步，可更精准地评估患者的脑组织病理生理变化。

（四）存在的风险

- 手术医师可能会因 EDAS 技术较直接搭桥手术简单，而忽视手术操作的细节问题。
- EDAS 的麻醉要求与常规手术麻醉目标不一致。
- 该术式成功与麻醉、重症监护、护理及团队合作等紧密相关，而不仅仅取决于手术医师的手术技术。

五、成人 EDAS 手术特殊情况禁忌证

（一）绝对禁忌证

EDAS 的手术禁忌之一是，受累血管供血区域脑组织已发生完全性脑卒中坏死，患者已没有可挽救或保护的脑组织的余地了，实施手术冒极大手术风险，却不能使患者获益。另一手术禁忌是，在脑卒中致残的患者中，因为狭窄血管供血的区域不会再因脑卒中而发生脑功能的进一步加重损害。此外，因血运重建建立的延迟，术后仍需持续进行严格的药物治疗，包括抗血小板治疗。因此，在手术期间和（或）手术后，停止上述药物治疗应被视为一种禁忌，这样会显著增加脑卒中的发生率，而这一风险一旦发生，风险会超过该手术应达到的获益。

（二）相对禁忌证

对水杨酸类药物（如阿司匹林）不敏感的患者，需换用氯吡格雷或其他抗血小板药物，这样会使术中止血更加困难，需要更谨慎地考虑该手术的风险获益比。手术可能会影响已形成的硬脑膜或颞浅动脉的侧支代偿，使得风险升高，而获益降低。当然不一定每个患者都会因此导致低灌注或发生脑卒中，但在新的侧支循环形成之前，会有较高的脑卒中发生风险。由于 EDAS 术后，从新生血管形成到改善灌注是一个缓慢的过程，故血管完全闭塞或完全缺乏侧支代偿血流的患者，也许不能从手术中及时获益。对于这种情况应考虑行直接搭桥手术。EDAS 在出血性烟雾血管病治疗中的作用尚不清楚，可能的机制是，EDAS 不会出现因直接搭桥所导致的急性动脉充血，同时也不增加已建立的侧支血管中的血流量，因此理论上降低了血管内的血流冲击力，降低了血管破裂的风险 [18]。

（三）可商榷的禁忌证

在不严格的条件下，高龄不是 EDAS 的禁忌证。与直接搭桥相比，对高龄及身体基础较差的患者实施 EDAS 时手术风险更小。评估 EDAS 手术风险时，需考虑持续药物治疗的影响，术中和术后的持续血压管理对心功能的影响，手术本身的创伤及头皮血供减少可能导致伤口愈合缓慢等问题。

EDAS 最经典的做法是，使用颞浅动脉作为建立侧支循环的供体，但是，血管造影中，颞浅动脉未显影或显影不良并不是禁忌证。这是因为颞浅动脉可因血管痉挛而在数字减影血管造影（digital subtraction angiography，DSA）上不显影，但在实际手术中依然可用。若术中发现颞浅动脉不可用时，也可用脑膜中动脉（MMA）替代 [14, 18]。

六、特殊注意事项

（一）除手术之外的处理措施

如上所述，谨慎细致地术中和术后管理是确

保患者手术效果良好的关键。围术期管理应当遵从以下 11 条规则。

(1) 常规应用阿司匹林：至少术前 3 天开始应用阿司匹林（81～325mg）直至手术当天。

(2) 严格的血压管理：术前在门诊就确定血压管理的目标值，其定义为，患者无症状时，3 次收缩压（systolic blood pressure，SBP）的平均值。血压通过持续静脉用药快速纠正，避免被动临时用药。

- 术中最低收缩压 = 基础收缩压（无症状时的收缩压）。
- 最高收缩压不超过 200mmHg。

(3) 严格的 CO_2 目标：避免过度通气，呼气末 CO_2 分压控制在 35～45mmHg。

(4) 预防癫痫：应用苯妥英钠 20mg/kg（超过 60min 的缓慢输注）。

(5) 术前及术中不应使用甘露醇。

(6) 除术中小剂量应用地塞米松减少恶心外，常规不使用激素。激素的抗炎作用会阻碍新生血管的形成。

(7) 严格控制的红细胞比容：控制在 30%～50%。

(8) 严格术中及术后监护：在麻醉诱导及中心静脉置管前，完成动脉置管。

(9) 严格的液体管理：目标为正常至 1.5L 容量超负荷。在手术开始前，即给予静脉补液，以补足可能的液体损失。

(10) 不常规应用低体温或巴比妥类药物。

(11) 体温目标为正常体温。

七、风险评估和并发症

在成人患者中，EDAS 围术期并发症发生率与死亡率均很低。基于我们已发表的数据，可能出现的风险及并发症如下[5]。

- 术后 3 年内发生脑卒中（<1%）。
- 术后 3 年内出现反复发作的 TIA（<2%）。
- 癫痫（3%）。
- 伤口裂开（3%）。
- 术中及术后 30 天内的死亡（我们的 110 多例

手术病例中没有死亡病例。在知情同意书中，我们注明一般死亡风险＜ 1%。）

八、术前准备

抗凝治疗的具体措施

给予对阿司匹林反应性良好的患者每日 81～325mg 阿司匹林。如患者正在使用其他抗凝药或抗血小板药，在术前 7～10 天换用阿司匹林。患者应用足够剂量的阿司匹林后，方可实施 EDAS 手术，且术后继续使用。如患者在术后 24h 以上仍无法口服药物或服用阿司匹林 1h 内即出现呕吐，可经直肠给药。除阿司匹林外，术中及术后给予肝素皮下注射，预防深静脉血栓的发生。

九、患者准备

患者体位和皮肤切口

- 手术侧朝上。
- 将同侧肩膀垫高 45° 以防头部过度扭转。
- 手术侧备皮，切口旁至少保留 2cm 无毛发区域。
- 不使用局部麻醉，以避免对颞浅动脉造成损伤。
- 标记切口前，至少用氯己定或碘消毒皮肤 2 遍，不要使用消毒棉刷的刷子部分。
- 使用便携式多普勒超声仪及无菌的标记笔分段标记颞浅动脉（图 7-1），范围为 10～15cm。实际应用中，因超声耦合剂会影响标记笔的标记效果，可能需要准备多支标记笔。此步骤是成功快速游离颞浅动脉的关键，要尽可能精确地标记颞浅动脉。
- 在放置 Mayfield 头架前，告知麻醉医师调整麻醉深度及用药，以达到理想的血压。回顾术前 DSA，判断是否有来自枕动脉的侧支循环，如存在，要避免头钉损伤枕动脉。
- 放置三钉式 Mayfield 头架的原则是，避免损伤颞浅动脉、枕动脉及干扰手术区域。

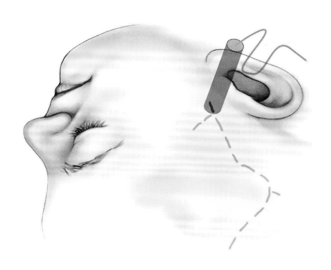

▲ 图 7-1　使用便携式多普勒超声仪及无菌标记笔分段标记颞浅动脉，需标记出 10～15cm 的长度，尽量精确地标记出颞浅动脉的走行

- 头位应高于心脏水平，在避免过度扭转头部的情况下，尽可能保持颞浅动脉处于水平位。
- 术区皮肤常规碘附消毒。
- 术区使用无菌单铺巾，不要使用皮钉来固定无菌单（图 7-2）。

十、手术步骤

（一）分离颞浅动脉

在显微镜下分离颞浅动脉。手术准备时，在皮肤上精确标记颞浅动脉的位置，手术中沿标记线锐性切开皮肤（图 7-3）。皮肤切开和颞浅动脉的分离应遵循从近端向远端逐步进行的原则，每分离出一段血管后，延长皮肤切口，做下一节段颞浅动脉的解剖游离（图 7-4）。注意从近端到远端，颞浅动脉的走行会逐渐变浅。皮肤切开过程中，遇到出血时，使用低于 20W 的双极电凝止血。避免过度电凝皮缘及避免使用单极电凝止血。切开皮肤后，用蚊式钳钝性分离能够很容易地找到颞浅动脉。

在分离颞浅动脉时，避免过度电凝血管分支，同时保留颞浅动脉的额支。任何必要的电凝都仅限于分支的尖端（以便血管新生）。在血管周

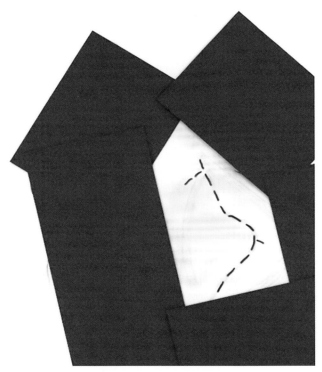

▲ 图 7-2　术区常规碘附消毒铺巾，勿用皮钉固定无菌单

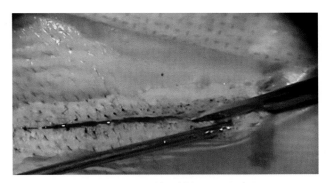

▲ 图 7-3　显微镜下锐性切开真皮层

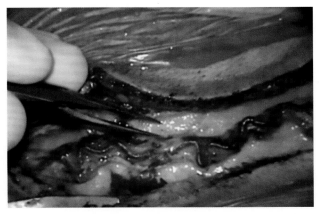

▲ 图 7-4　避免过度电凝颞浅动脉的分支，保留颞浅动脉额支

围保留约 2mm 的组织（图 7-5），这样可以减少新生血管形成所需的长度，从而优化新生动脉血管形成所需的压力梯度（新生动脉血管）。当游离出足够长度的颞浅动脉后，即可在疏松结缔组织层内以锐性分离，或使用低功率（≤6W）电凝的方法将其从帽状腱膜、骨膜、颞肌筋膜上分离下来。

（二）颞浅动脉的保护措施

颞浅动脉在游离后更易受损，此时需将其包裹在周围肌肉及骨膜内，并固定在切口的一侧，以进行保护（图 7-6）。避免在颞浅动脉固定的一侧使用尖锐的拉钩。强烈建议每步操作后，都用多普勒超声检查血管的通畅性，以及时发现并解除可能存在的血管受压的情况。

（三）开颅过程

显露颞浅动脉和颅骨后，开颅做一椭圆形骨瓣（图 7-7）。椭圆形骨瓣的长轴等于颞浅动脉需显露的长度，两端各钻一个孔，分别作为颞浅动脉的出入点。开颅时应注意用拉钩保护好颞浅动

脉及其周围组织。取下骨瓣时应注意保护好脑膜中动脉。

（四）脑膜中动脉的保护措施

十字形切开硬脑膜，形成 4 个硬脑膜瓣。沿着骨瓣的长轴打开硬脑膜，可为颞浅动脉与脑表面接触提供足够的空间。打开硬脑膜时，应注意保护脑膜中动脉及其分支，同时避免过度地对硬脑膜进行止血（图 7-8）。

（五）释放脑脊液

打开硬脑膜后即可见蛛网膜，打开蛛网膜，轻柔吸引，释放脑脊液（图 7-9）。由于术中一般不使用甘露醇，释放脑脊液可减轻脑肿胀。应用甘露醇有可能会导致血容量减少，进而影响低灌注区域的血流。小心地扩大开放蛛网膜，直至显露所有脑沟。这一操作的目的是，尽量减少颞浅动脉或脑膜中动脉的分支与脑表面之间的距离，同时去除如蛛网膜等任何阻碍血运重建的屏障组织。

（六）硬脑膜瓣的准备和颞浅动脉的固定措施

硬脑膜瓣的内层为纤维组织，可能会阻碍脑膜中动脉与脑皮层血管间新生血管的形成，因此应将其从硬脑膜上剥离下来。剥离硬脑膜内层可增加脑膜动脉与脑表面血管间可形成新生血管的接触（图 7-10）。接下来，将颞浅动脉的周围组织用 8-0 或 9-0 缝线固定于蛛网膜或硬脑膜上，以减小硬脑膜瓣及颞浅动脉于软脑膜表面的相对移动，从而促进新生血管的形成（图 7-11）。

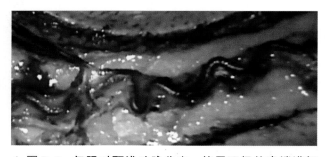

▲ 图 7-5　仅限对颞浅动脉分支，使用双极的尖端进行电凝；在血管周围保留约 2mm 的组织，以促进新生血管出芽

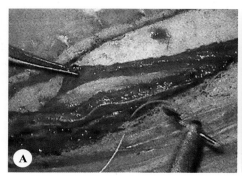

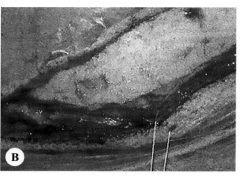

◀ 图 7-6　将颞浅动脉包裹在周围肌肉及骨膜内，并固定在切口的一侧，以保护颞浅动脉，并不时使用多普勒超声检查血管的通畅性

（七）关颅

推荐在开关颅过程中不时检查颞浅动脉的血流。咬除钻孔周边部分骨质，并磨除少许骨瓣的内面，为颞浅动脉的通过创造空间，同时在颞浅动脉的入口处应避免过紧地缝合肌肉，以防止颞浅动脉受到卡压。缝合帽状腱膜时，每缝合一针，即用血管钳将其夹住，在确保每一针都正确缝合，最后再一起打结。缝合肌肉及帽状腱膜后，用多普勒超声确认颞浅动脉内血流通畅，最后缝合头皮（图 7-12）。

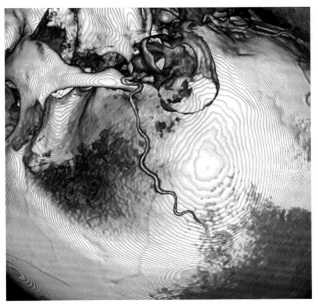

▲ 图 7-7　开颅时做一椭圆形骨瓣，其长轴应与颞浅动脉走行平行，同时注意保护好脑膜中动脉

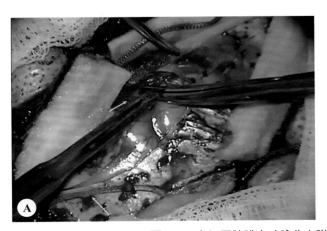

十一、难点及其处理

困难（挑战）	解决方法（处理技巧）
右利手的术者分离左侧颞浅动脉	患者头部放置于麻醉机的右侧，这样右利手的医师可以由近端向远端分离颞浅动脉
因不用甘露醇，打开硬脑膜后发现脑压较高	不要过度通气；打开蛛网膜释放脑脊液
颞浅动脉在出点和入点处受到压迫	将骨瓣上的钻孔扩大；不要使用太多吸收性明胶海绵
骨瓣回纳后，颞浅动脉扭曲	修整较厚的骨瓣内层骨质；在骨瓣内面 颞浅动脉对应的位置做条凹槽
帽状腱膜缝合	缝合两边时单独进针出针，松松的打结，用止血钳将松的结提起，直到所有缝线完成后再一起打结
切口愈合问题	2～3 周后再拆线

十二、易犯的错误

EDAS 手术的成功，依赖于围术期管理，术者、麻醉医师、术后护理团队及手术室团队之间的密切沟通，另外还要求详细的手术计划、术前准备及围术期护理。即便在经验丰富的大型神经外科中心，在手术操作十分"完美"的情况下，缺乏团队沟通和计划，也会导致脑卒中的发生和灾难性的后果。尽管 EDAS 手术相对安全，仍需注意和避免以下这些错误观念和隐患的发生。

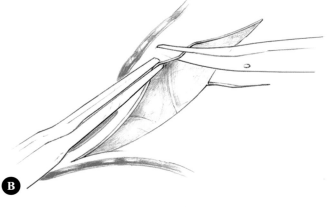

▲ 图 7-8　在切开脑膜中动脉分支附近的硬脑膜时，应注意保护好这些分支

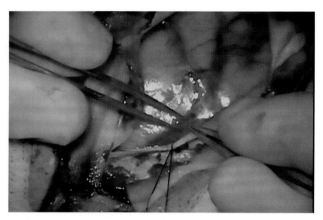

▲ 图 7-9 打开蛛网膜，轻柔地使用吸引器，来释放脑脊液

- EDAS 难度可能不如直接搭桥手术，但这不意味着它对细节的要求降低。
- 不要想当然认为麻醉团队已经知道如何处理相关事情。花时间与麻醉团队沟通是很值得的。
- 术前标记颞浅动脉不能图快而不求精准，否则在寻找和分离前额支动脉时，有可能会出现一些没有必要的困难。
- 在分离颞浅动脉时，显微镜比放大镜更好。完美的颞浅动脉游离是获得良好预后的关键之一。

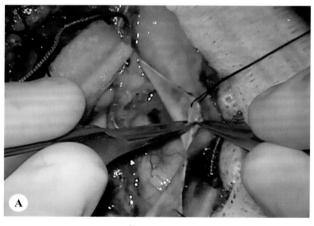

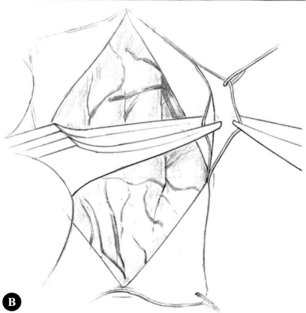

▲ 图 7-10 剥离每个硬脑膜瓣的内层

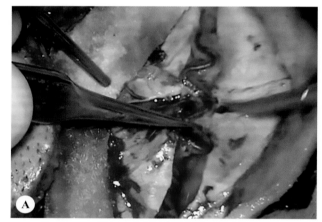

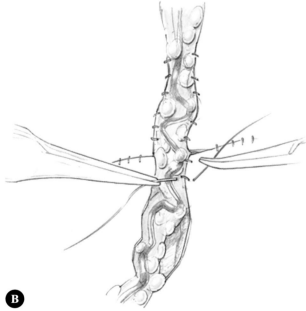

▲ 图 7-11 用 8-0 或 9-0 的缝线，将颞浅动脉的周围组织缝合到蛛网膜或硬脑膜上

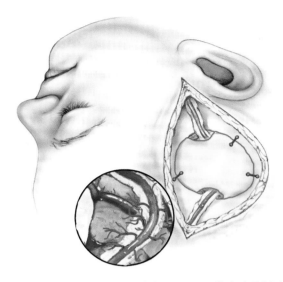

▲ 图 7-12　咬除钻孔周边部分骨质，并磨除骨瓣内面，为颞浅动脉的通过创造空隙，同时在颞浅动脉入口处，避免过紧地缝合肌肉，以防止颞浅动脉被卡压。缝合帽状腱膜时，每缝合一针即用血管钳将其夹住，在确保每一针都正确缝合后，再一起打结

- 直接搭桥手术时，在颞浅动脉周围留下较多的组织是一种安全且方便的做法，但并不适合 EDAS 手术，因为这些组织会限制功能性侧支代偿的形成。
- 术中对颞浅动脉周围组织或硬脑膜的大量电凝，可能会方便快速止血，但也会损伤能够产生新生血管的分支残端。
- 为节约时间而跳过部分手术步骤，可能会导致并发症或手术失败。这一点在小心分离颞浅动脉、打开蛛网膜释放脑脊液、显露关键血管、剥离硬脑膜内层及将颞浅动脉缝合到蛛网膜或硬脑膜上时尤为明显。
- 在缝合帽状腱膜及皮肤时，不注重细节很容易导致伤口裂开和颞浅动脉的受压，从而导致颞浅动脉血流减少和手术失败。
- 应开具临时按需医嘱（pro re nata，PRN）进行术后血压管理。患者出现高血压或低血压时，处理不及时会提高这类患者的出血或脑卒中风险。
- 未能及时发现和处理术后细微的神经功能变化，也会导致手术的失败。

十三、补救措施

出现的问题	措　施
STA 损伤	• 通过低功率精准而短暂的电凝通常足以达到止血的目的 • 局部应用罂粟碱 • 利用好颞浅动脉的侧支血流 • 重建受损血管（缝合受损处血管壁或端端吻合两断端）
打开蛛网膜时损伤软脑膜	• 冲洗 • 小棉片轻轻压迫 • 不要灼烧
关颅后多普勒超声探测不到搏动	• 确保多普勒超声工作正常 • 立刻重新打开术区并寻找原因 • 在还纳骨瓣、缝合肌肉及皮肤后用多普勒超声反复多次检查血管的通畅性
手术完成后患者出现新的症状	• 放低床头，升高血压，密切追踪红细胞比容变化，检查出入量平衡情况。如 30min 后仍无改善，启动脑卒中应对程序
影像学上出现新发脑卒中的证据或用药后术后症状仍无改善	• 考虑立即行血管内介入治疗 　– 患者出现可能动脉内给药造成的相关的血管痉挛 　– 如果发现原先狭窄的血管出现闭塞，术后禁忌使用药物溶栓或机械再通治疗

十四、术后处理

（一）患者监护

如前所述，在新生侧支代偿充分建立前，患者仍有发生脑卒中的风险，术后短期内要继续保持术中严格管理的措施。因此术后患者均需进入神经重症监护病房进行监护。由于患者仍有脑卒中和出血的风险，要求专科护士能够识别细微的神经功能变化。如前所述的术前管理原则此时仍适用。一旦患者不需要血压管控治疗时，即可转入普通病房。术后早期不需要常规行即刻影像学检查。

（二）EDAS 的临床功能学评估

EDAS 的主要功能评估为临床检查。通常情况下，对于无症状的患者，即便在手术数年以后，通过脑血流灌注检查也很难分辨出两侧血流之间的差异。此外，传统的 MRI 和 CT 的灌注检查并不能对患者不同时期的实际脑血流做出比较评估。不依赖于相对值检测的新技术，如动脉自旋标记等可能会更加实用，但也不能检测出局部血流的变化。总之，EDAS 的总体目标仍是确保患者不再出现症状。

（三）EDAS 的影像学评估

血管造影是目前辨认 EDAS 术后新生侧支代偿形成情况的金标准。早期的血管造影研究显示，80% 的病例达到 Perren 分级 3 级效果（广泛的血管新生形成），最早于术后 1.5 个月即可见新生血管。尽管血管新生很早就可以被检测到，但在临床实践中，患者一般在术后 6 个月才进行初次的门诊随访和血管造影检查[5]。

（四）影像学评估的进展

出于研究的目的，学者们利用脑功能磁共振（functional MRI of the brain，FMRIB）工具库里优化动态磁化率对比增强磁共振成像数据，进行概率独立成分分析［多元探索性线性优化分解独立成分（multivariate exploratory linear optimized decomposition into independent components，MELODIC）和 FMRIB］，将数据建模分为 3 组——动脉、静脉及毛细血管。在最早的一项研究中，应用这种方法得出的脑功能检测结果，与术后血管造影评估观察到的解剖变化是一致的[30]。

参 考 文 献

[1] KJ K. STA-cortical MCA anastomosis for cerebrovascular occlusive disease. No Shinkei Geka. 1973; 1:5–15

[2] Krayenbühl HA. The moyamoya syndrome and the neurosurgeon. Surg Neurol. 1975; 4(4):353–360

[3] Spetzler RF, Roski RA, Kopaniky DR. Alternative superficial temporal artery to middle cerebral artery revascularization procedure. Neurosurgery. 1980; 7(5):484–487

[4] Dusick JR, Jr, Gonzalez NR, Martin NA. Clinical and angiographic outcomes from indirect revascularization surgery for Moyamoya disease in adults and children: a review of 63 procedures. Neurosurgery. 2011; 68(1):34–43, discussion 43

[5] Gonzalez NR, Dusick JR, Connolly M, et al. Encephaloduroarteriosynangiosis for adult intracranial arterial steno-occlusive disease: longterm single-center experience with 107 operations. J Neurosurg. 2015; 123(3): 654–661

[6] Hänggi D, Mehrkens JH, Schmid-Elsaesser R, Steiger HJ. Results of direct and indirect revascularisation for adult European patients with moyamoya angiopathy. Acta Neurochir Suppl (Wien). 2008; 103: 119–122

[7] Isono M, Ishii K, Kobayashi H, Kaga A, Kamida T, Fujiki M. Effects of indirect bypass surgery for occlusive cerebrovascular diseases in adults. J Clin Neurosci. 2002; 9(6):644–647

[8] Sakamoto S, Ohba S, Shibukawa M, et al. Angiographic neovascularization after bypass surgery in moyamoya disease: our experience at Hiroshima University Hospital. Hiroshima J Med Sci. 2007; 56(3–4): 29–32

[9] Abla AA, Gandhoke G, Clark JC, et al. Surgical outcomes for moyamoya angiopathy at barrow neurological institute with comparison of adult indirect encephaloduroarteriosynangiosis bypass, adult direct superficial temporal artery-to-middle cerebral artery bypass, and pediatric bypass: 154 revascularization surgeries in 140 affected hemispheres. Neurosurgery. 2013; 73(3):430–439

[10] Agarwalla PK, Stapleton CJ, Phillips MT, Walcott BP, Venteicher AS, Ogilvy CS. Surgical outcomes following encephaloduroarteriosynangiosis

in North American adults with moyamoya. J Neurosurg. 2014; 121(6):1394–1400

[11] Amin-Hanjani S, Singh A, Rifai H, et al. Combined direct and indirect bypass for moyamoya: quantitative assessment of direct bypass flow over time. Neurosurgery. 2013; 73(6):962–967, discussion 967–968

[12] Baek HJ, Chung SY, Park MS, Kim SM, Park KS, Son HU. Preliminary study of neurocognitive dysfunction in adult moyamoya disease and improvement after superficial temporal artery-middle cerebral artery bypass. J Korean Neurosurg Soc. 2014; 56(3):188–193

[13] Bao XY, Duan L, Li DS, et al. Clinical features, surgical treatment and long-term outcome in adult patients with Moyamoya disease in China. Cerebrovasc Dis. 2012; 34(4):305–313

[14] Cho WS, Kim JE, Kim CH, et al. Long-term outcomes after combined revascularization surgery in adult moyamoya disease. Stroke. 2014; 45(10):3025–3031

[15] Czabanka M, Peña-Tapia P, Scharf J, et al. Characterization of direct and indirect cerebral revascularization for the treatment of European patients with moyamoya disease. Cerebrovasc Dis. 2011; 32(4):361–369

[16] Fujimura M, Tominaga T. Lessons learned from moyamoya disease: outcome of direct/indirect revascularization surgery for 150 affected hemispheres. Neurol Med Chir (Tokyo). 2012; 52(5):327–332

[17] Guzman R, Lee M, Achrol A, et al. Clinical outcome after 450 revascularization procedures for moyamoya disease. Clinical article. J Neurosurg. 2009; 111(5):927–935

[18] Jiang H, Ni W, Xu B, et al. Outcome in adult patients with hemorrhagic moyamoya disease after combined extracranial-intracranial bypass. J Neurosurg. 2014; 121(5):1048–1055

[19] Kim DS, Huh PW, Kim HS, et al. Surgical treatment of moyamoya disease in adults: combined direct and indirect vs. indirect bypass surgery. Neurol Med Chir (Tokyo). 2012; 52(5):333–338

[20] Lee SB, Kim DS, Huh PW, Yoo DS, Lee TG, Cho KS. Long-term follow-up results in 142 adult patients with moyamoya disease according to management modality. Acta Neurochir (Wien). 2012; 154(7):1179–1187

[21] Liu X, Zhang D, Shuo W, Zhao Y, Wang R, Zhao J. Long term outcome after conservative and surgical treatment of haemorrhagic moyamoya disease. J Neurol Neurosurg Psychiatry. 2013; 84(3):258–265

[22] Mallory GW, Bower RS, Nwojo ME, et al. Surgical outcomes and predictors of stroke in a North American white and African American moyamoya population. Neurosurgery. 2013; 73(6):984–991, discussion 981–982

[23] Miyamoto S, Yoshimoto T, Hashimoto N, et al. JAM Trial Investigators. Effects of extracranial-intracranial bypass for patients with hemorrhagic moyamoya disease: results of the Japan Adult Moyamoya Trial. Stroke. 2014; 45(5):1415–1421

[24] Narisawa A, Fujimura M, Tominaga T. Efficacy of the revascularization surgery for adult-onset moyamoya disease with the progression of cerebrovascular lesions. Clin Neurol Neurosurg. 2009; 111(2): 123–126

[25] Starke RM, Komotar RJ, Hickman ZL, et al. Clinical features, surgical treatment, and long-term outcome in adult patients with moyamoya disease. Clinical article. J Neurosurg. 2009; 111(5):936–942

[26] Laiwalla AN, Ooi YC, Van De Wiele B, et al. Rigorous anaesthesia management protocol for patients with intracranial arterial stenosis: a prospective controlled-cohort study. BMJ Open. 2016; 6(1):e009727

[27] Laiwalla AN, Kurth F, Leu K, et al. Evaluation of encephaloduroarteriosynangiosis efficacy using probabilistic independent component analysis applied to dynamic susceptibility contrast perfusion MRI. AJNR Am J Neuroradiol. 2017; 38(3):507–514

[28] Lin N, Aronson JP, Manjila S, Smith ER, Scott RM. Treatment of Moyamoya disease in the adult population with pial synangiosis. J Neurosurg. 2014; 120(3):612–617

[29] Sundaram S, Sylaja PN, Menon G, et al. Moyamoya disease: a comparison of long term outcome of conservative and surgical treatment in India. J Neurol Sci. 2014; 336(1–2):99–102

[30] Mesiwala AH, Sviri G, Fatemi N, Britz GW, Newell DW. Long-term outcome of superficial temporal artery-middle cerebral artery bypass for patients with moyamoya disease in the US. Neurosurg Focus. 2008; 24(2):E15

第8章 双额脑－硬脑膜－骨膜血管融通术联合 STA-MCA 搭桥

Bifrontal Encephalo-duro-periosteal-synangiosis Combined with STA-MCA Bypass

Giuseppe Esposito   Annick Kronenburg   Jorn Fierstra   Kees P.J. Braun

Catharina J.M. Klijn   Albert van der Zwan   Luca Regli   著

摘 要

在有症状的儿童烟雾血管病患者中，增加额叶脑血流量是非常重要的。事实上，双额叶低灌注对患者智力发育、认知能力及下肢和括约肌功能都有不良的影响。

在这一章中，我们介绍了一种旨在增加患者脑血流而用于治疗儿童烟雾血管病的联合搭桥技术。这项技术的特点在于用一期手术在三个不同的血管区域，即单侧大脑中动脉（middle cerebral artery，MCA）供血区域和双侧额部——联合实施直接和间接血运重建术。

该手术包括：①在单侧 MCA 供血区域联合实施"颞浅动脉－大脑中动脉"（superficial temporal artery-middle cerebral artery，STA-MCA）直接搭桥术加"脑－硬脑膜－肌肉－血管融通术"（encephalo-duro-myo-synangiosis，EDMS）间接血运重建；②在双侧额部实施双侧"脑－硬脑膜－骨膜－血管融通术"（encephalo-duro-periosteal-synangiosis，EDPS）间接血运重建。

直接 STA-MCA 搭桥术可立即增加脑血流，而 EDMS 随着时间推移可促进 MCA 供血区域新生血管逐渐形成。双侧额部 EDPS 旨在诱导双侧额部进行性的新生血管生成。

进行本项一期联合血运重建手术的适应证是合并有血流动力学损害［如脑血流量（cerebral blood flow，CBF）和（或）脑血流储备（cerebrovascular reserve，CVR）下降］和临床上同时出现 MCA 供血区和双额叶受累的儿童患者。

对于已经接受过其他血运重建手术的烟雾血管病患者，如果出现双额叶血流灌注不足及相应的症状，双额叶 EDPS 本身也可以作为一种补充性手术。

关键词

搭桥术，脑血运重建术，儿童，额叶区，儿童烟雾血管病，骨膜，通融术

一、发展历程

尽管大多数增加供血的搭桥技术旨在重建大脑中动脉（MCA）供血区域的血供，但增加额叶区的脑血流量（CBF）尤其对儿童烟雾血管病患者，是非常重要的。双侧额叶低灌注对智力发育、认知功能及下肢和括约肌功能都有不良影响[1, 2]。

在儿童烟雾血管病患者中，即便 MCA 供血区域有良好的侧支代偿或成功的血运重建，额叶前部、分水岭区前部和 MCA 区域前部的 CBF 仍然可能继续恶化。因此，为防止儿童患者神经认知功能下降，适时的额叶区域血运重建十分必要[2]。

除了直接颞浅动脉－大脑前动脉（superficial temporal artery-anterior cerebral artery，STA-ACA）搭桥外[3]，还建议通过间接搭桥术和联合搭桥术以加强双侧额叶的血液供应[4]。

我们将介绍一种通过增加血流以用于治疗儿童烟雾血管病的联合搭桥术，该技术也是对现有的某些搭桥术的改进[1,5]。

事实上，Kim 等在 2003 年报道了用单侧"脑－硬脑膜－动脉－血管融通术"（encephalo-duro-arterio-synangiosis，EDAS）和双额"脑－帽状腱膜（骨膜）－血管融通术"[encephalo-galeo（periosteal）-synangiosis，EGPS]治疗儿童烟雾血管病[6]。手术是通过两个不同部位的头皮切口（一个用于 EDAS，一个用于 EGPS）和前额部跨上矢状窦的两个 4cm×8cm 大小的骨窗实现的。备好的帽状腱膜向深部贴敷到纵裂区域。

Park 等在 2007 年报道了一种改良的 EDAS 联合双额 EGPS 手术[1]。笔者除了使用帽状腱膜－骨膜瓣（用于覆盖前额叶旁正中区域）外，还使用一个硬脑膜瓣（嵌入纵裂）增加贴敷血管形成面积。在这个手术中也做了两个头皮切口。

我们将介绍技术的不同之处在于用一期手术在三个不同的血管区域，即单侧大脑中动脉（middle cerebral artery，MCA）供血区域和双侧额部，联合实施直接和间接血运重建技术。

具体手术过程包括：①在单侧 MCA 供血区域联合实施颞浅动脉－大脑中动脉（STA-MCA）直接血运重建加"脑－硬脑膜－肌肉－血管－融通术"（EDMS）间接血运重建；②在双侧额部实施双侧"脑－硬脑膜－骨膜－血管融通术"（EDPS）间接血运重建[4,7]。

直接 STA-MCA 搭桥可立即增加血流，随着时间推移 EDMS 可促进 MCA 供血区域的新生血管生成。双额叶 EDPS 旨在诱导双侧额叶进行性新生血管生成。

我们在 2014 年首次创建了这种技术。2015 年，我们报道了连续 8 例儿童应用该技术治疗的术后早期和短期（30 天内）随访效果。结果表明，该技术治疗烟雾血管病患儿安全可行。目前正在收集这组病例的临床、神经心理学、放射学和血流动力学长期随访数据[4]。

二、适应证

我们对合并有血流动力学损害［脑血流量（CBF）和（或）脑血流储备（CVR）下降］和临床上同时出现 MCA 供血区和双额叶受累的儿童患者实施这种一期联合血运重建手术。

除了 MCA 供血区受累的症状外，患儿可能会出现因额叶受累导致的下肢无力和神经心理功能障碍[1,2,8-10]。在儿童烟雾血管病患者中，即便 MCA 供血区域有良好的侧支代偿或成功的血运重建，额叶前部、分水岭区前部和 MCA 区域前部的 CBF 仍然可能继续恶化[1,2,9,10]。因此，为防止儿童患者神经认知功能下降，适时的额叶区域血运重建十分必要[1,2,8-10]。

对烟雾血管病患儿实施 STA-ACA 直接血运重建在技术上具有挑战性，因为作为受体血管的 ACA 皮层支管径很小，且需要准备更长的 STA 额支作为供体血管[4]。

术前检查包括磁共振成像（magnetic resonance imaging，MRI），数字减影血管造影（digital subtraction angiography，DSA），使用或不使用乙酰唑胺激发试验的正电子发射体层成像（positron emission tomography，PET）检测 CBF 和 CVR 及神经心理学评估。

三、要点

足量的双额脑血供是非常重要的，尤其是对于儿童烟雾血管病患者[1,7]。双侧额叶缺血会导致下肢无力，以及智力和神经心理功能障碍[1]。44% 的患儿出现了神经认知能力的逐步下降[11]。越来越多的证据表明，CBF 尤其是额叶 CBF 的降低与神经认知功能发育低下有关[12]。

在通过外科手术恢复双额叶区域血流的理论中，其中一条就是期望可以改善神经认知功能的症状[2]。最近有一项报道对 65 例接受多种间接搭桥术治疗的烟雾血管病患儿的术前、术后神经认知功能进行了分析。在这项研究中包括单侧 EDAS 12 例，双侧 EDAS 11 例，双侧 EDAS 联合双侧额叶 EGPS 42 例。结果显示，患儿术后智商（intelligence quotient，IQ）改善或显著提升[11]。当然，双侧额叶血运重建术是否有益于烟雾血管病患儿长期认知功能改善仍有待于更大宗的病例研究证实。

利用带蒂额骨骨膜瓣诱导烟雾血管病患者的新生血管生成被证明是有效的[1, 5]。额骨骨膜瓣使用的前提条件是有丰富的血液供应[1]。额骨骨膜的血供来源来自眶上动脉和滑车上动脉（及 STA 的额支）[13]。

四、优点、缺点、应用前景及存在的风险（SWOT）分析

这种技术的优点如下。

- 该双额叶区血运重建技术降低了损伤上矢状窦（superior sagittal sinus，SSS）和矢状旁静脉的风险。这是通过在上矢状窦两侧 2cm 处的额部实施 2 个独立的骨窗实现的。这项技术同时也避免了显露和打开大脑纵裂[4, 7]。
- 通过将硬脑膜瓣翻转置于骨窗缘下以扩大贴敷面积，从而扩大皮层的新生血管形成范围。
- 良好的美容效果：该联合手术头皮切口是延续的，切口位于发际线后面，无须剃发。通过单个皮肤切口（弧形或 Z 形）实施 3 个骨窗可以获得极好的美容效果。
- 不会影响其他的血运重建策略：该技术不会影响将来对侧 MCA 供血区域的血运重建，以及后循环区域的血运重建。
- 手术过程简单：EDPS 在技术上易于实施，对于额叶区的间接血运重建术或 STA- ACA 直

接搭桥术而言，EDPS 都是非常有用的替代手术[1]。STA – ACA 直接搭桥术众所周知具有技术上的挑战性，尤其是对于儿童患者。事实上，在 ACA 供血区进行血管吻合需要分离一段很长的额支 STA，而 ACA 供血区的皮层受体动脉不仅非常细小，而且还常位于脑沟中。而联合实施 STA-ACA 直接搭桥和 STA-MCA 直接搭桥也是非常困难的[4, 7]。

这种技术的收益评估如下。

- 一期手术重建三个不同的血管区域：单侧 MCA 供血区和双侧额叶区。
- 联合直接和间接血运重建：直接 STA-MCA 搭桥可立即增加血流，随着时间推移 EDMS 可促进 MCA 供血区域的新生血管生成。双额叶 EDPS 旨在诱导双侧额叶进行性新生血管生成[4, 7]。

这种技术的主要不足如下。

- 手术时间长：8 例患者的平均手术时间（从切皮到皮肤缝合）为 414min（310～575min）。
- 儿童患者有出现大量失血（因 3 个颅骨开窗）的可能，但术后早期和短期（30 天内）随访结果证实了该技术是可行的和安全的[4]。

五、禁忌证

通过 EDPS 为双侧额叶区进行间接血运重建和通过 EDMS 为 MCA 供血区进行间接血运重建的禁忌证均未见报道。但如果缺乏合适的供体血管（STA），利用 STA-MCA 搭桥进行直接血运重建是不可行的。

六、特殊考虑事项

接受手术的患者一直服用阿司匹林。术中不使用肝素。

七、并发症

除了神经外科开颅手术所具有的常规风险之外，应告知患儿家长尽管有前述报道的那些优点，但这个手术时间长，术中可能输血。另外，直接

血运重建术的常见风险也需要告知：如搭桥无效甚至可能需要再次搭桥、高灌注综合征（癫痫等）、术后出血和梗死。

八、特殊说明和麻醉

鼓励患儿手术前夜和麻醉前 1.5h 均摄入多于正常量（根据体重）的液体。保持环境适宜以避免术前精神紧张和过度通气。在患儿麻醉后再建立输液通道和常规的实验室检查。我们的目标是维持围术期和术后血压、血容量、通气量和体温的正常。

手术后，患儿在重症监护室观察一个晚上，然后再转移到过渡监护室，接着再转移到普通病房。

术后出院前对患儿进行磁共振成像 - 磁共振血管成像（magnetic resonance imaging-magnetic resonance angiography，MRI-MRA）检查[4]。

由于烟雾血管病是一种进行性疾病，因此在术后 1 年随访时，我们对患儿进行与术前相同的检查（见本章 "适应证"）。

九、患者皮肤切口、体位及关键手术步骤

患者仰卧位，头部轻度过伸，向对侧旋转 30°。在使用头架时注意不要损伤对侧的 STA，因为这会影响将来对侧的 STA-MCA 搭桥手术。不剃头发。

（一）对单侧 MCA 区域的直接（STA-MCA）和间接（EDMS）血运重建

切皮从 STA 顶支上方开始。STA-MCA 搭桥根据文献描述的经典方式进行[14]。简单地说，就是在显微镜下分离和制备 STA 顶支：在血管吻合前注意保持 STA 不受损伤（图 8-1A）。颞肌沿皮肤切口切开，在侧裂点上（大脑外侧裂近点，额骨颧突后部）开颅。星形剪开硬脑膜：注意必须保留脑膜中动脉的主干分支（图 8-1B）。仔细止血后，将硬脑膜瓣向骨窗下翻转形成脑 - 硬脑膜 - 融通术（encephalo- duro-synangiosis，EDS）。选择最大的皮层 M4 分支作为受体动脉，在这根动脉上选择一个没有或只有少数皮层侧支的节段（可

能需要中断一到两个细小的侧支）作为吻合部位（图 8-1C）。在已显露的 STA 近端使用一个临时夹进行阻断。在 STA 末端做鱼嘴状切口，以增加供体血管的开口直径，为显微吻合做好准备。对供体和受体血管进行蓝染使吻合过程看得更加清楚（图 8-1D）。在受体动脉上线性切开一段，使吻合口的直径至少为受体动脉直径的 2.5 倍。用10-0 单丝缝合线分别在吻合口两端进行缝合，以固定供体和受体血管。显微血管吻合采用间断缝合法，以便吻合口可以随时间延长。在打最后一个结之前，冲洗吻合口以排出空气。恢复血流的顺序是首先移除受体动脉远端的临时夹，然后去除近端的临时夹，最后移除 STA 近端的临时夹（图 8-1E）。用显微镜吲哚菁绿荧光造影（OPMI Pentero，Carl Zeiss Co.，Oberkochen，Germany）来评估搭桥的通畅性（图 8-1F）。使用术中超声多普勒血流量探头（Transonic Systems Inc.，Ithaca，NY）对搭桥血管中的血流量进行定量评估。在儿童烟雾血管病患者中，根据患儿的年龄、供体血管和受体血管情况及血流动力学状况，流量值一般在 15～50ml/min。观察吻合血管 20min 以排除血流减少的情况[4]。将颞肌贴敷在显露的皮层表面，并将其缝合到硬脑膜边缘来完成脑 - 颞肌贴敷术（EMS）（图 8-1G）。然后将骨瓣固定在肌肉上方。注意避免任何桥血管受压情况[4, 7]。

（二）双额脑 - 硬脑膜 - 骨膜血管融通术（EDPS）

在完成 MCA 供血区的直接（STA-MCA）和间接（EDMS）血运重建后，皮肤切口在发际线内向前延伸越过中线 4cm（图 8-2A）。将头皮瓣翻向前方，制备由骨膜和疏松结缔组织组成的带蒂的双侧额骨骨膜瓣（图 8-2A 和 B）。该骨膜瓣的蒂部一直向双侧颞部和双侧眶部延伸，以最大化血管供应范围。这种带蒂的颅骨骨膜瓣用于双侧额部的脑 - 骨膜 - 血管融通术（encephalo-periosteal-synangiosis，EPS）。在上矢状窦左右两侧各做 1 个4cm×5cm 大小的额部骨窗。骨窗距离中线达 2cm

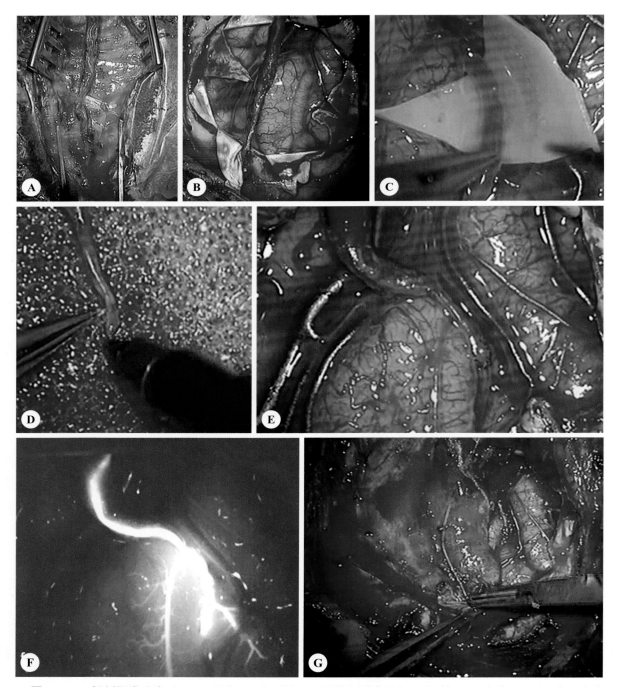

▲ 图 8-1 **A.** 解剖颞浅动脉（STA）顶支。**B.** 切开颞肌，围绕侧裂点开颅，星形打开硬脑膜。此后，将硬脑膜瓣翻转置于骨窗周围的皮层上（见虚线），以完成 EDS。**C.** 寻找术野内最大的皮层 M4 分支作为受体血管，打开该动脉周围的蛛网膜。选择一个没有或只有少数皮层分支的节段，在其下方插入一个三角形的硅胶片。**D.** 使用临时夹阻断 STA 的近端。将远端 STA 做鱼嘴状切口，以增加供体血管的开口直径，为显微吻合做好准备。对供受体血管进行染色以增加吻合过程中的可视性。**E.** 使用临时夹阻断受体血管。沿受体血管纵轴线性切开动脉，吻合口的大小至少为受体血管直径的 2.5 倍。用两条 10-0 单丝线分别在吻合口两端缝合锚定供体血管和受体血管。吻合过程采用 10-0 线进行间断缝合，以利于吻合口日后的扩张。在最后一针打结前，冲洗吻合口以排出空气。首先移除皮层大脑中动脉（MCA）受体血管上的远端临时夹和近端临时夹，最后移除近端 STA 上的临时夹，以恢复血流。**F.** 通过吲哚菁绿荧光造影评估搭桥血管的通畅性。**G.** 关颅时用颞肌覆盖显露的皮层，并将肌肉硬脑膜边缘进行缝合（以达到 EMS 的效果）。骨瓣固定在肌肉上方。注意避免桥血管受到任何挤压

以避免损伤上矢状窦及周围静脉。星形剪开硬脑膜，仔细止血后，将硬脑膜瓣向骨窗下翻转形成 EDS（图 8-2B）。切开一些皮层上的蛛网膜形成小口状。然后将骨膜瓣置于皮层表面，横向缝合到硬脑膜上（以获得 EPS）（图 8-2C）。两个额骨瓣都被复位并固定（图 8-2D）。将头皮瓣对整齐，分两层缝合皮肤切口，注意不要压迫 STA-MCA 搭桥血管[4, 7]。

十、难点

如果 STA 不适合直接搭桥，可以考虑另一个供体动脉（耳后动脉），或者 MCA 区域只进行间接血运重建。在我们的工作中，还没有遇到过双

前额 EDPS 的技术难题。

十一、补救措施

术中搭桥血管闭塞 / 血流不畅可能需要重新探查调整，注意发生脑肿胀的可能，贫血可能需要输血。

十二、经验和教训

双额叶 EDPS 本身也可以作为一种辅助性手术，用于已经进行过血运重建术的患者，以防双额叶低灌注或烟雾血管进展时出现与额叶低灌注有关的症状。双额 EDPS 本身可以通过一个从颞上到对侧的短双额切口实现。

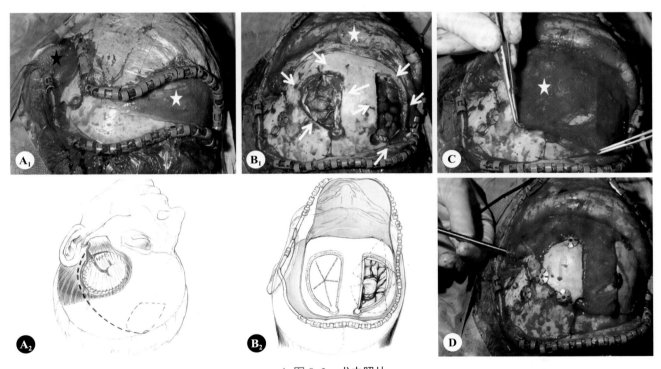

▲ 图 8-2　术中照片

A₁ 和 A₂. 在完成左侧 STA-MCA 搭桥术和 EDMS 后（黑星号处，纱布块覆盖搭桥血管），在发际线内向对侧延长皮肤切口直至超过中线 4cm。所有的皮肤切口都应在发际线后进行。白星号表示制作好的额骨瓣。B₁ 和 B₂. 将头皮瓣翻向前方；将富血管的额骨瓣进一步解剖并翻转置于头皮瓣上（白星号）；在矢状线两侧的额部对称开颅额叶硬脑膜以星形方式打开，硬脑膜瓣翻转到每个骨窗周围的皮层上，以完成 EDS（多个白箭）。C. 将额骨瓣（白星号）置于皮层表面，并缝合到硬脑膜边缘，以完成 EPS。D. 骨瓣复位。手术结束，达到单侧进行了 STA-MCA 搭桥加 EDMS 术以重建 MCA 区的血运、双额 EDPS 术以重建双侧额叶区血运的目的［经许可转载，引自 Esposito G, Kronenburg A, Fierstra J, et al. STA-MCA bypass with encephalo-duro-myo-synangiosis combined with bifrontal encephalo-duro-periosteal-synangiosis as a one-staged revascularization strategy for pediatric moyamoya vasculopathy. Childs Nerv Syst 2015;31:765-772. Copyright © 2015, Springer-Verlag Berlin Heidelberg. Panels (a-ii) and (b-ii) are modified after Mr. Peter Roth; Department of Neurosurgery; University Hospital Zurich; Zurich, Switzerland.）］

参考文献

[1]　Park JH, Yang SY, Chung YN, et al. Modified encephaloduroarteriosynangiosis with bifrontal encephalogaleoperiosteal synangiosis for the treatment of pediatric moyamoya disease. Technical note. J Neurosurg. 2007; 106(3) Suppl:237–242

[2]　Weinberg DG, Rahme RJ, Aoun SG, Batjer HH, Bendok BR. Moyamoya disease: functional and neurocognitive outcomes in the pediatric and adult populations. Neurosurg Focus. 2011; 30(6):E21

[3]　Khan N, Schuknecht B, Boltshauser E, et al. Moyamoya disease and moyamoya syndrome: experience in Europe; choice of revascularisation procedures. Acta Neurochir (Wien). 2003; 145(12):1061–1071, discussion 1071

[4]　Esposito G, Kronenburg A, Fierstra J, et al. "STA-MCA bypass with encephalo-duro-myo-synangiosis combined with bifrontal encephalo-duro-periosteal-synangiosis" as a one-staged revascularization strategy for pediatric moyamoya vasculopathy. Childs Nerv Syst. 2015; 31(5):765–772

[5]　Kim CY, Wang KC, Kim SK, Chung YN, Kim HS, Cho BK. Encephaloduroarteriosynangiosis with bifrontal encephalogaleo(periosteal) synangiosis in the pediatric moyamoya disease: the surgical technique and its outcomes. Childs Nerv Syst. 2003; 19(5–6):316–324

[6]　Kim SK, Wang KC, KimIO, Lee DS, Cho BK. Combined encephaloduro-arteriosynangiosis and bifrontal encephalogaleo(periosteal)synangiosis in pediatric moyamoya disease. Neurosurgery. 2002; 50(1):88–96

[7]　Kronenburg A, Esposito G, Fierstra J, Braun KP, Regli L. Combined bypass technique for contemporary revascularization of unilateral MCA and bilateral frontal territories in moyamoya vasculopathy. Acta Neurochir Suppl (Wien). 2014; 119:65–70

[8]　Festa JR, Schwarz LR, Pliskin N, et al. Neurocognitive dysfunction in adult moyamoya disease. J Neurol. 2010; 257(5):806–815

[9]　Ibrahimi DM, Tamargo RJ, Ahn ES. Moyamoya disease in children. Childs Nerv Syst. 2010; 26(10):1297–1308

[10]　Kim SK, Cho BK, Phi JH, et al. Pediatric moyamoya disease: an analysis of 410 consecutive cases. Ann Neurol. 2010; 68(1):92–101

[11]　Lee JY, Phi JH, Wang KC, Cho BK, Shin MS, Kim SK. Neurocognitive profiles of children with moyamoya disease before and after surgical intervention. Cerebrovasc Dis. 2011; 31(3):230–237

[12]　Kuroda S, Houkin K, Ishikawa T, et al. Determinants of intellectual outcome after surgical revascularization in pediatric moyamoya disease: a multivariate analysis. Childs Nerv Syst. 2004; 20(5):302–308

[13]　Kuroda S, Houkin K, Ishikawa T, Nakayama N, Iwasaki Y. Novel bypass surgery for moyamoya disease using pericranial flap: its impacts on cerebral hemodynamics and long-term outcome. Neurosurgery. 2010; 66(6):1093–1101, discussion 1101

[14]　Khan N, Luca R. STA-MCA microanastomosis: surgical technique. In: Abdulrauf S, ed. Cerebral Revascularization: Techniques in Extracranialto- Intracranial Bypass Surgery. Philadelphia, PA: Elsevier; 2011:93–7

第三篇

烟雾血管病的直接血运重建
Direct Revascularization

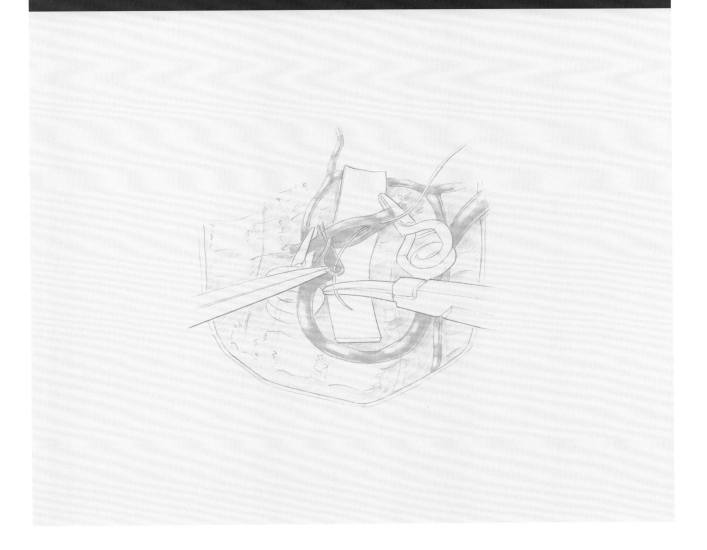

第 9 章 烟雾血管病直接血运重建：STA-MCA 搭桥
STA-MCA Bypass for Direct Revascularization in Moyamoya Disease

Alessandro Narducci　Peter Vajkoczy　著

摘　要

颞浅动脉-大脑中动脉（superficial temporal artery-middle cerebral artery，STA-MCA）搭桥术是目前应用最广泛的从颈外系统向颅内循环重建血流的技术之一。该手术过程包括利用显微技术从头皮上剥离一支 STA 分支作为供血动脉和分离一支大脑侧裂末端附近的 MCA 皮层分支作为受体血管进行吻合。由于 STA-MCA 搭桥能够即刻提供有效的血运重建而降低患者缺血性和出血性脑卒中的风险，因此被广泛应用于烟雾血管病患者的治疗当中。从技术的可行性上来说，吻合血管的直径不应<1mm；因此对于儿童烟雾血管病患者，STA-MCA 搭桥术有时是非常困难或不可能实施的。

STA-MCA 搭桥术质量的好坏有赖于术者是否进行过专业的显微血管技术训练及其相关手术经验。由于患者在 STA-MCA 搭桥术后有神经功能缺失及出血和缺血性脑卒中的风险，因此仔细的术前评估［如数字减影血管造影（digital subtraction angiography，DSA）、凝血功能和血小板功能检测］和术中细致的技术细节处理都是必不可少的。

急性脑卒中是 STA-MCA 搭桥术的主要禁忌证。对于脑卒中急性期的患者，建议将手术推迟到数周后进行。

在本章中，我们将根据以往的报道和我们大量的经验详细地介绍该手术技术和患者的处理。

关键词

烟雾血管病，搭桥术，颞浅动脉，大脑中动脉，直接血运重建，显微血管吻合

一、发展历程

在慢性缺血性脑血管病患者的治疗中，颞浅动脉（STA）-大脑中动脉（MCA）搭桥术目前已经成为一项可以用于增加患者脑血流的常规技术。Yasargil 是在实验动物狗的身上成功地进行了显微血管吻合的基础上最早报道 STA-MCA 搭桥手术技术的学者。他于 1967 年进行了第一例 STA-MCA 搭桥术，用于治疗 1 例 MCA 完全闭塞的患者[1]，在该手术中他将一支 STA 远端分支和一支靠近侧裂的 MCA 皮层分支进行了端侧吻合。目前该手术术式已经有了很多变化，如端端吻合和 STA-MCA 双支搭桥，然而该原始技术的术式应用仍然最为广泛。

Holbach 及其同事在 1980 年首次报道了将 STA-MCA 搭桥术用于烟雾血管病患者的治疗，该患者是 1 例 41 岁的利比亚女性。他们通过术后脑电图（electroencephalography，EEG）对该直接

血运重建的有效性进行了评估，术后脑电图表现为"脑电反应增加"[2]。尽管数字减影血管造影（digital subtraction angiography，DSA）在评估术后颅内循环的改善方面可以提供最明确的证据，但人们仍然可以利用各种血流检测手段和影像学检查［如磁共振血管成像（magnetic resonance angiography，MRA）］对 STA-MCA 搭桥术的有效性进行评估[3, 4]。

在相当长的一段时间内，由于缺乏大样本的长期随访证据和大部分患者接受间接血运重建治疗，STA-MCA 搭桥术在烟雾血管病治疗中的价值并不明确。2009 年，Steinberg 及其同事报道了一组斯坦福大学治疗的大样本烟雾血管病患者的研究，结果显示直接搭桥术有助于预防患者缺血事件的发生和改善患者的生活质量[5]。

随后许多研究也证实了这些发现，目前 STA-MCA 搭桥术已被公认为一种有效的烟雾血管病患者的治疗方法。

二、适应证

与间接血运重建术相比，STA-MCA 搭桥术的巨大优势在于可以在术后即刻增加慢性低灌注脑组织的血流。STA-MCA 搭桥术已被证明能有效治疗缺血性和出血性烟雾血管病[6]，具体体现在两个方面：既能改善缺血脑组织的血流灌注又能降低脆弱的烟雾状侧支血管中的血流动力学张力，而烟雾血管病出血的原因通常与这种侧支血管非常容易破裂有关。中期随访资料表明术后患者发生缺血性和出血性脑卒中的概率均明显降低，因此如果在技术上可行的情况下，STA-MCA 搭桥术应常规应用于烟雾血管病的治疗。在实际应用中，由于直径＜1mm 的血管吻合在技术上非常困难甚至是不可行的，因此血管直径的大小在 STA-MCA 搭桥术的决策中最为重要。据此可以推断，在小儿患者中，间接血运重建有时是唯一可行的手术选择。

术前全脑 DSA 是评估 STA 直径的金标准；但是，术者必须知道有时术中观察到的 STA 额支和顶支的直径比术前影像学预测的要大。

三、手术要点

目前应用最广泛的是经典的 STA-MCA 搭桥术，其方法是首先利用小骨窗开颅精准显露侧裂末端的皮层，然后将 STA 远端分支（顶支或额支）和皮层 M3 分支进行直接端侧吻合。选择理想的 STA 分支及适当的抗血小板治疗是手术成功的基础。

四、优点、缺点、应用前景及存在的风险（SWOT）分析

（一）优点

- 由于能够即刻重建血流因此术后能立刻降低脑卒中的发生率。
- STA-MCA 搭桥是搭桥手术的主要方式。
- 适应证广泛。
- 在预防缺血性和出血性脑卒中方面均有效。

（二）缺点

- 技术复杂（需要良好的显微外科技术）。
- 术中和术后搭桥血管闭塞风险。
- 术后过度灌注的风险。

（三）应用前景

- 进一步利用导航个体化设计等"微"侵袭化。

（四）存在的风险

- 血管质量差。
- 过度灌注的风险。
- 烟雾血管病累及后循环。

五、禁忌证

STA-MCA 搭桥术的禁忌证很少但很重要。首先，急性脑卒中且在 MRI 弥散加权成像中存在大面积弥散受限信号是 STA-MCA 搭桥术的主要禁忌证；这种情况下至少 6 周后再进行手术比较安全。其次，可能存在没有合适的 STA 分支作为供体血管，或者由于各种原因导致的 STA 缺失（如先前的手术）；对于这种情况，需要考虑其他替代方案。最后，应对每个患者在术前建立的侧支循环的作用进行评估，以权衡手术的风险和获益。

六、特殊注意事项

（一）术前影像学检查

术前影像学分析是做出正确治疗方案的基础，包括 CT、MRI 和六血管全脑 DSA。颈外血管造影侧位像可以用于评估 STA 的直径、走行和弯曲程度，以便选择理想的 STA 分支作为供体血管；同时还可以帮助避开可能意外遇到的解剖变异（如 STA 顶支闭塞）。

（二）抗凝方案

最佳抗凝和抗血小板治疗方案仍存在争议。术前单次服用阿司匹林（100mg）或氯吡格雷（75mg），或者术中使用一次阿司匹林似乎不会增加出血的风险，但是这种给药方式能否改善预后同样也不明确。类似的情况也见于低分子肝素的应用。另一方面，术后使用单一抗血小板药（阿司匹林 100mg 或氯吡格雷 75mg）可以改善预后，且不会增加出血风险。双重抗血小板治疗不会带来额外的获益。检测血小板功能和抗血小板药的个体化耐药性可以为最佳的药物治疗提供有用的信息。

（三）其他问题

同时显露颅内和颅外血管为提供通过血管活检（STA 或 MCA）进行评估病因研究带来机会（如评估颈外动脉系统是否有烟雾样血管病理结构）。

七、易犯的错误、风险评估和并发症

STA-MCA 搭桥术带来的并发症风险是不可忽略的。在 Steinberg 及其同事报道的一项大样本病例研究中，1.8% 的患者发生术后脑出血，3.5% 的患者出现神经功能缺损。Schubert 等报道围术期缺血性脑卒中的发生率为 8.5%，再次手术率为 3.1%。STA-MCA 搭桥术的一般手术风险（如感染，脑脊液漏）与其他神经外科手术相同[7]。

八、特别说明、体位和麻醉

STA-MCA 搭桥术对患者的体位和麻醉无特殊要求，但术中需要保持平稳的血压，因为血压过高可能会降低搭桥通畅率。应避免使用局部麻醉以防 STA 痉挛或受损。

九、患者体位、皮肤切口及关键手术步骤

（一）手术相关准备

患者取仰卧位，同侧肩膀垫高，Mayfield 头架固定头部并向对侧旋转近 90°，使手术区域与地面平行。通过触摸搏动的方式，或者在必要的时候借助多普勒超声来识别供体动脉。根据所选的 STA 分支，直接沿着血管的走行标记皮肤（图 9-1）。开颅手术应以侧裂远端区域为中心，具体定位是在外耳道上方约 6cm 处，在这个相对局限的区域内开颅，术野内往往可见到多支 MCA 分支[8]（图 9-2）。在我们医院，为了定位最佳的骨窗位置，我们使用专门设计的样板（图 9-3），利用该样板可以高度精准地定位到侧裂的末端。根据我们的经验，在目标点周围进行 3cm 的骨窗范围足以显露至少 1 根合适的受体 MCA 分支。

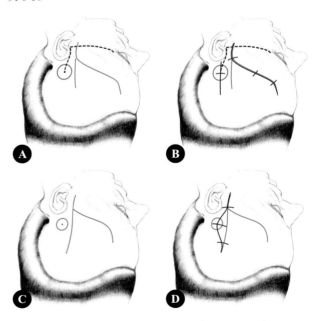

▲ 图 9-1 左侧 STA-MCA 搭桥的患者体位和皮肤切口
A 和 B. 当 STA 额支作为供体血管时采用的双皮肤切口；C 和 D. 当 STA 顶支作为供体血管采用的单皮肤切口。红色标记 . STA 分支的走行；绿色标记 . 开颅部位；蓝色标记 . 皮肤切口

（二）手术技术

1. 分离供体血管

所有手术过程均在手术显微镜下进行。首先切开皮肤和皮下脂肪，开始分离供体血管。由于最初的 STA 操作致损伤的风险最高，因此我们建议先从 STA 远端开始分离，这样即便 STA 不慎受损，其主体也不会受到太大影响。在辨认清楚 STA 后，对其进行仔细的分离，电灼其侧支并将其从周围组织中松解（图 9-4）。在动脉周围保留一个结缔组织袖，可以防止机械性血管痉挛，同时保护血管免受过度牵拉操作和损伤（图 9-5）。

在使用 STA 顶支作为供体血管的病例中，仅需要做 1 个皮肤直切口，STA 顶支往往在目标手术部位稍微前方一点延伸至顶部头皮区域（图 9-1C 和 D）。此外，当 STA 额支更加粗大且更适合作为供体血管时，我们采取 2 个皮肤切口进行手术（图 9-1A 和 B）。第 1 个切口从耳朵的前方开始沿着 STA 额支的走行延伸到前额外侧，然后在开颅手术区域做第 2 个长度 5cm 的皮肤切口（图 9-6）。分离出足够长的 STA 后，将其游离，用一个临时夹夹住动脉远端，然后在两个切口之间的皮肤下做隧道，将 STA 穿过该隧道到达开颅手术区域。将分离出来的供体血管放置在罂粟碱湿润的脑棉片之间。

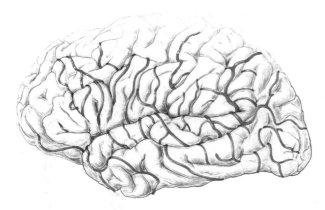

▲ 图 9-2　尸头标本的左侧大脑皮层，请注意，从外侧裂的末端分出的大脑中动脉 M3 分支较多

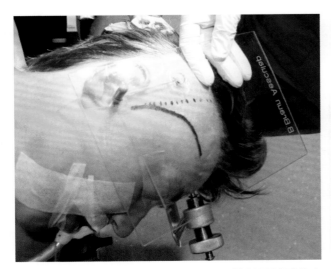

▲ 图 9-3　用于开颅手术的矩形样板，样板两侧延伸出 2cm 的小手柄，将其放置于外耳道中。两条正交线在手柄处相交。将两条正交线中的水平线与外眦对齐的水平线作为参考，即可在垂直线上距离外耳道 6cm（其末端有一个小孔）处的皮肤上标记目标点。模具双侧均可使用

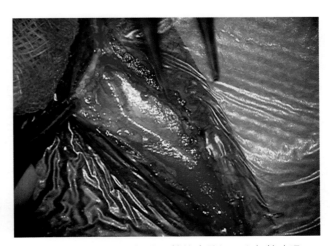

▲ 图 9-4　沿 STA 供体血管的皮肤切口和初始步骤

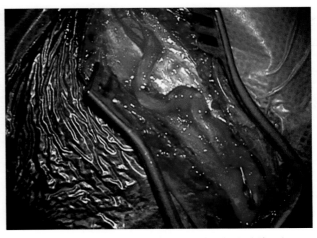

▲ 图 9-5　注意在分离供体动脉时保留些结缔组织

2. 开颅和受体血管准备

将颞肌切开并向两侧牵开后，做一个直径3cm大小的骨窗。建议在靠颅底方向的颅骨上进行钻孔，以便在骨瓣还纳后经由该处允许STA通过（图9-7）。硬脑膜U形打开，然后进行硬脑膜瓣翻转（图9-8）。

打开硬脑膜后观察皮层表面，辨认最合适的受体血管。选择最粗大的且没有大的侧支分支的一支皮层动脉作为受体血管是非常重要的。分离血管周围的蛛网膜后，可以牺牲掉一些小的血管侧支以便将M3分支从大脑皮层表面松解，这种操作并不会对患者造成影响（图9-9）。在受体血管准备好以后，小心谨慎地移除STA远端周围的结

缔组织袖，然后用肝素盐水冲洗血管管腔以防止血栓形成。常规需将STA末端剪成斜口和鱼嘴状，这种操作可以使吻合口横截面面积增加4倍，这样即便吻合口有一定程度的狭窄也可以确保足够的血流。供体血管应留以适当的长度，以尽量减少血管内阻力，但同时又要确保血管足够松弛而又不致紧张。

将一个三角形的塑料垫片置入受体血管下方，在受体血管上间隔约5mm处用两个小的动静脉畸形（arteriovenous malformation，AVM）夹临时阻断受体动脉内的血流（图9-10）。

切开受体血管的方式多种多样。我们在动脉壁上平行于血管纵轴放置一枚10-0的尼龙针，使得血管保持适度的张力，这样就可以用显微剪刀很轻松地剪开血管。理想的动脉切开的长度应为受体血管直径的2倍，并与供体血管末端的鱼嘴状开口相匹配。

3. 血管吻合

使用10-0显微血管缝合线进行血管吻合。如果将供体血管的末端看成脚的形状，脚跟为开口呈鱼嘴状，将供体血管的鱼嘴开口与受体动脉的一个吻合口进行吻合，根据血流方向，先吻合足跟部，再吻合足趾部（图9-11）。接下来使用间断或连续缝合技术开始缝合两侧血管壁。后壁的缝合相对比较困难，因此建议先缝合后壁（图9-12）；

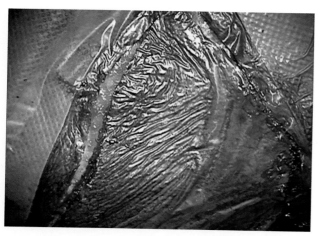

▲ 图 9-6 第二个皮肤切口在外侧裂末端的上方

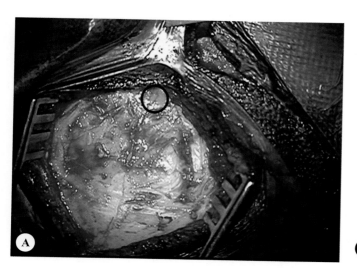

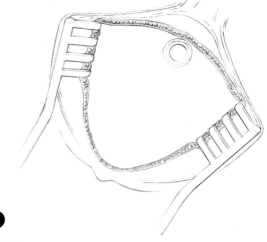

▲ 图 9-7 显露颅骨，理想的钻孔位置（黑色圆圈）

另外这样做的好处还在于可以通过开放的前壁来检查已完成的后壁缝合是否正确。

4. 最后的步骤

吻合完成后，移除受体和供体血管上的临时夹。在这个过程中，通常可以观察到不同程度的出血，但这也在某种方式上证实了血流的通畅。少量的出血通过在吻合处用棉片轻轻压迫及放置 Surgicel 或 Gelfoam 即可停止。较大的渗漏可以进行加缝。在直接血运重建之后可以将硬脑膜瓣翻转置于皮层表面以完成作为辅助的脑 – 硬脑膜血管融通术，可以用 Gelfoam 进行硬脑膜外空腔填充，使硬脑膜瓣更好与脑表面贴敷（图 9-13）。

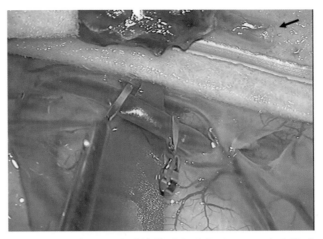

▲ 图 9-10　将 STA 末端修剪成鱼嘴状后，用两个小的动静脉畸形（AVM）夹（约 5mm 处）临时阻断受体动脉内的血流

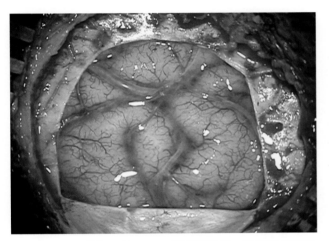

▲ 图 9-8　颅骨打开约 3cm，剪开硬脑膜，注意需将硬脑膜翻转

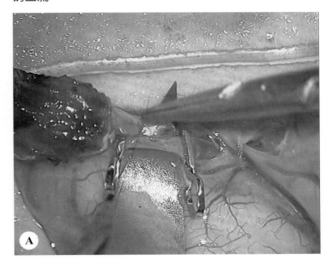

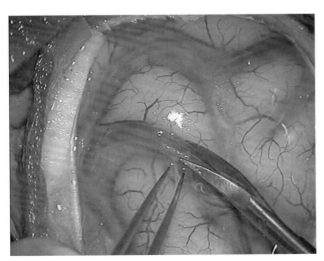

▲ 图 9-9　受体动脉的分离，有时可以牺牲掉一些小的血管侧支

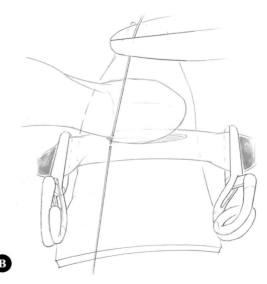

▲ 图 9-11　首先将供体动脉末端鱼嘴状后跟部与受体动脉切口的一端吻合

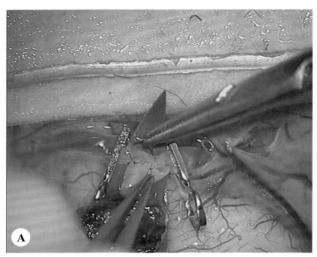

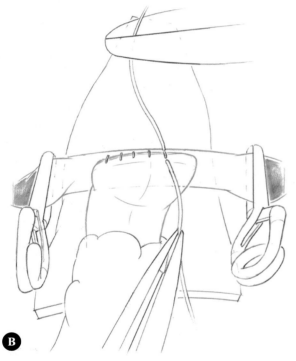

▲ 图 9-12　吻合口后壁的缝合

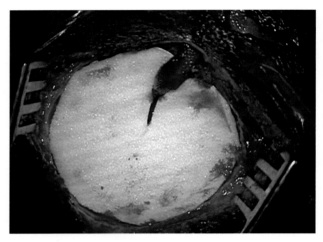

▲ 图 9-13　剩余的硬脑膜外空隙可以用 Gelfoam 进行填充

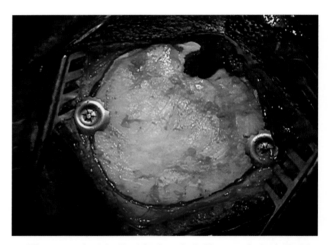

▲ 图 9-14　在关颅的过程中，务必使 STA 安全地通过颅骨钻孔处

十、难点

手术步骤	困　难
供体血管准备	• STA 分支损伤 • STA 血流量差或术中 STA 闭塞
开颅	• 显露的术野中没有合适的受体血管
血管吻合	• STA 分支太短 • 术中发现搭桥血管不通

十一、补救措施

　　如果 STA 意外出现很小的损伤且显露得很清晰，则可以将其缝合；即便 STA 完全断裂也可以进行端端吻合进行补救；但如果损伤无法修复，

　　术中可以使用不同的方式评估搭桥血管的通畅性，如吲哚菁绿荧光造影、微型多普勒超声探头和 DSA 等。

　　在关颅的过程中，使 STA 安全地通过颅骨钻孔处至关重要（图 9-14），应避免肌肉缝合过紧，因为这有导致 STA 受压而出现狭窄的可能。在整个关颅过程中，都应检查 STA 有无扭曲或受压。

则应考虑使用另一 STA 分支。

用肝素盐水冲洗 STA 可预防或治疗血栓形成，而使用罂粟碱湿敷和用盐水轻柔冲洗扩张可减少 STA 血管痉挛的发生。

如果在术野中未发现合适的受体血管，则需扩大骨窗。如果 STA 太短，可以使用就近的受体血管，如分离侧裂并将一根侧裂内的动脉作为受体血管进行补救。

如果术中发现搭桥不通，则需对吻合进行修正，或者最终选择另外一根受体血管重新进行血管吻合。

十二、经验和教训

对于一个成功的 STA-MCA 搭桥手术而言，采取一些预防措施来阻止少见而严重的并发症至关重要。

（一）术前评估

识别高凝状态，评估凝血参数及血小板功能检测有助于避免血栓形成或出血等严重影响预后的并发症的发生。

术前分析 STA 走行及发现变异警示术者，在分离 STA 时，特别是在动脉迂曲的情况下应更加小心降低其损伤的风险。

（二）技术要点

尽量缩小皮肤切口可减少伤口相关问题的发生，一般沿着供体血管的走行做直切口。如前所述，供体血管的游离从远端向近端进行更为安全。

侧裂末端（外耳道上方 6cm）是骨窗显露大脑中动脉分支供血的最佳位置。某些辅助方法（如导航、图像融合等）可以帮助准确定位。

在血管吻合过程中，避免过度夹持动脉切口边缘至关重要。

用染色剂对供体血管和受体动脉进行染色，并保持手术区域干燥无血，可改善缝合过程中的可视性，这对于烟雾血管病搭桥尤为重要，因为烟雾血管病患者血管壁很薄可能导致动脉塌陷而很难辨别血管边缘。

尽管连续缝合耗时更短，但间断缝合和连续缝合效果差不多。不管怎样，建议初学者还是先从间断缝合技术开始，毕竟术者可以在每一次缝合中进行固定甚至重做操作。事实上连续缝合需要扎实的基础，因为任何的失控和无意的晃动操作可能会导致整个吻合血管的撕裂。

血管痉挛在直接搭桥手术中比较常见，尤以受体血管痉挛为著，在所有步骤中反复使用罂粟碱有助于解决该问题。

除了前述的在吻合完成后采取的那些止血手段以外，小的肌肉块对于某些最麻烦的病例的止血可能会有所帮助。一定要牢记不要让这些止血措施影响搭桥的通畅性。

在术中发现搭桥不通的情况下，重做吻合比调整修复吻合更可靠，因为修正吻合出现远期闭塞的可能性更大。

（三）术后处理

STA-MCA 搭桥术后只需一般监护即可。成人患者 24h 或小儿患者 48h 的重症监护就已足够。最重要的监测指标是血压，以避免早期搭桥失败所致的吻合口漏造成硬脑膜下血肿。降低血压在术后高灌注治疗中也很重要。

在术后影像学评估中，CT 扫描可用来评估有无出血并发症，DSA 可用来评估搭桥血管的功能。

参 考 文 献

[1] Yaşargil MG. A legacy of microneurosurgery: memoirs, lessons, and axioms. Neurosurgery. 1999; 45(5):1025–1092

[2] Holbach KH, Wassmann H, Wappenschmidt J. Superficial temporalmiddle cerebral artery anastomosis in moyamoya disease.

Acta Neurochir (Wien). 1980; 52(1–2):27–34

[3] Moritake K, Handa H, Yonekawa Y, Nagata I. Ultrasonic Doppler assessment of hemodynamics in superficial temporal artery— middle cerebral artery anastomosis. Surg Neurol. 1980; 13(4): 249–257

[4] Horn P, Vajkoczy P, Schmiedek P, Neff W. Evaluation of extracranialintracranial arterial bypass function with magnetic resonance angiography. Neuroradiology. 2004; 46(9):723–729

[5] Guzman R, Lee M, Achrol A, et al. Clinical outcome after 450 revascularization procedures for moyamoya disease. Clinical article. J Neurosurg. 2009; 111(5):927–935

[6] Miyamoto S, Yoshimoto T, Hashimoto N, et al. JAM Trial Investigators. Effects of extracranial-intracranial bypass for patients with hemorrhagic moyamoya disease: results of the Japan Adult Moyamoya Trial. Stroke.

2014; 45(5):1415–1421

[7] Schubert GA, Biermann P, Weiss C, et al. Risk profile in extracranial/intracranial bypass surgery—the role of antiplatelet agents, disease pathology, and surgical technique in 168 direct revascularization procedures.World Neurosurg. 2014; 82(5):672–677

[8] Peña-Tapia PG, Kemmling A, Czabanka M, Vajkoczy P, Schmiedek P. Identification of the optimal cortical target point for extracranialintracranial bypass surgery in patients with hemodynamic cerebrovascular insufficiency. J Neurosurg. 2008; 108(4):655–661

第 10 章 双支搭桥术治疗烟雾血管病
Double-Barrel Bypass in Moyamoya Disease

John E. Wanebo　Robert F. Spetzler　著

摘 要

　　本章介绍了烟雾血管病患者使用颞浅动脉的两个分支进行的双支直接搭桥术。尽管有些医师常规在做双支直接搭桥手术，但该术式主要还是被用于除大脑中动脉供血区缺血以外的区域缺血，颞浅动脉血流量存在明显不够的情况。本章对该手术的技术特点进行了说明，如介绍分离两支颞浅动脉分支最好的方法，减少术后伤口问题；还讨论了如何辨认最佳的大脑中动脉分支，以其作为受体血管进行吻合。最后，对患者具体的围术期管理方案和如何避免并发症进行了综述。

关键词

　　吻合术，大脑中动脉，烟雾血管病，颞浅动脉

一、发展历程

　　自 1967 年 Donaghy 和 Yaşargil 等首次开展颞浅动脉（superficial temporal artery，STA）- 大脑中动脉（middle cerebral artery，MCA）搭桥手术以来，神经外科医师为了增强搭桥血流对手术方式进行了多次改进[1, 2]。1975 年 Reichman 在 1 例缺血搭桥手术中首次使用双支颞浅动脉分支进行搭桥。1997 年 Sakamoto 等将双支搭桥技术应用于儿童烟雾血管病患者的治疗[3]。在 2005 年 Ishikawa 等报道了用一支颞浅动脉分支进行大脑前动脉供血区血运重建，另一支用于大脑中动脉供血区血运重建[4]。在日本北海道的大宗病例报道中，他们对烟雾血管病患者常规做双支直接搭桥，同时联合间接搭桥进行大范围的血运重建[5, 6]。在 Barrow 神经病学研究所，与其他中心一样，我们有选择性地将双支搭桥技术应用于某些患者的治疗，如烟雾血管病、颅内阻塞性脑血管病及复杂的动脉瘤等[7, 8]。

二、适应证

　　烟雾血管病患者存在严重的大脑半球低灌注是双支搭桥的基本手术指征，而严重的大脑半球低灌注情况往往出现在一侧大脑中动脉和大脑前动脉同时受累，或者严重的双侧病变患者中。双支搭桥手术也适用于临床过程快速进展的患者，因为这些患者没有足够的时间来形成自发侧支代偿。由于此类患者的脑血流量明显不足且疾病进展较快，因此他们需要有足够好质量的颞浅动脉分支及大脑中动脉皮层受体分支来进行双支搭桥手术。

　　在 Barrow 神经病学研究所，我们对烟雾血管病患者进行 1g 乙酰唑胺血管舒张激发试验，在试验前后分别进行计算机断层扫描灌注成像（computer tomography perfusion，CTP）来评估患者的脑血流状况。血运重建的适应证是在进行血管舒张激发试验后，CTP 上显示脑血流储备

能力下降的症状性烟雾血管病患者。在大多数情况下，我们利用全脑数字减影血管造影（digital subtraction angiography，DSA）来记录烟雾血管病患者的 Suzuki 分级并判断 STA 是否适合作为供体血管。我们通常选择大脑半球重度灌注不足的患者［通常存在 MCA 和大脑前动脉（anterior cerebral artery，ACA）供血区域同时受累］进行双支直接搭桥手术。是否选择双支直接搭桥手术部分取决于外科医师处理病例的理念。一些外科医师会主张使用一支 STA 分支做直接搭桥而另一分支进行间接血运重建，而不是同时使用两支 STA 分支进行直接搭桥（图 10-1）。另外一些医师则认为单支直接搭桥已经足够患者进行血运重建。目前没有哪一种方式被证明是最好的。与大多数中心的烟雾血管病治疗一样，我们根据患者的临床状况和脑血流不足情况为患者选择个体化治疗方法，如选择双支搭桥手术。

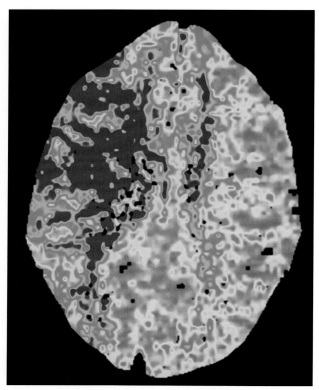

▲ 图 10-1　计算机断层扫描灌注图像（CTP）显示右侧 ACA 和 MCA 供血区及左侧 ACA 供血区脑组织血流灌注明显减低，平均通过时间延长

经 Barrow Neurological Institute，Phoenix，AZ. 许可使用

三、双支搭桥的手术要点

选择何种搭桥手术方式应根据 CTP 显示的脑缺血情况和 DSA 结果进行综合分析。对于一个存在大脑半球广泛低灌注的患者可以考虑双支搭桥手术，其中颞浅动脉的额支与位于侧裂下方低位的 MCA 的一个分支进行搭桥，而顶支则与一个侧裂上方高位的 MCA 区域分支进行搭桥。由于供应颞叶血流的大脑后动脉会为低位 MCA 分支提供血流，因此缺血常见于高位 MCA 分支供血区中；在这种情况下，可以将两支颞浅动脉分支都与侧裂上方的皮层分支进行吻合。尽管我们中心没有做过将两支颞浅动脉分支分别与 MCA 和 ACA 皮层分支进行吻合，但这种双支搭桥手术仍然是一种选择[4]。除了合理的选择受体血管外，仔细准备颞浅动脉也十分重要的。

四、优点、缺点、应用前景及存在的风险（SWOT）分析

（一）优点

- 双支 STA-MCA 直接搭桥可为缺血半球提供即刻且充分的脑血流。

（二）缺点

- 与单支搭桥手术相比，双支搭桥手术更加复杂且需要更长的手术时间。
- 由于没有利用一支 STA 分支做脑 – 硬脑膜 – 动脉 – 血管融通术（encephalo-duro-arterio-synangiosis，EDAS）的间接血运重建，因此双支直接搭桥手术理论上可能会降低血运重建的远期效果。

（三）应用前景

- 实施双支搭桥手术的潜在改进在于利用截面流量指数来评估是否需要双支搭桥[9]。

（四）存在的风险

- 使用双支直接搭桥更可能引起术后高灌注综合征（但在一个大宗病例研究中并未报道此现象）[6]。

- 两支搭桥血管可能在术后发生血流竞争，这可能会限制另外一支搭桥血管的作用或导致搭桥血管闭塞。

五、禁忌证

某些烟雾血管病患者皮层 MCA 分支细而脆，这类患者不应从技术层面也不能进行直接 STA-MCA 搭桥手术。在临床上，这类患者占到需要进行血运重建的烟雾血管病患者的 10% 左右。

六、特殊注意事项

术者在术前要对患者所有计算机体层血管成像（computed tomography angiogram，CTA）和 DSA 图像进行仔细分析，以确保 STA 额支和顶支的大小和质量均符合搭桥要求。同时应评估是否有合适的 MCA 分支作为受体血管。

七、风险评估和并发症

在大多数大宗病例报道中，出现围术期脑卒中风险的概率为 3%~5%。其中大面积脑出血发生率>1%，但原因在于使用了抗血小板药和可能发生了术后过度灌注。术后感染和伤口愈合并发症发生率<1%。术后发生头痛和由于颞肌萎缩导致的容颜改变问题有时可能难以避免。

八、特别说明、体位和麻醉

（一）术前检查

术前需对患者脑血流状况和 DSA 或 CTA 的影像进行评估。由于烟雾血管病患者可能伴有血液疾病，因此确认每个患者对抗血小板治疗的反应非常重要。我们常规对患者进行测试以明确阿司匹林（每天 325mg）对他们是否有效。在我们的患者中，阿司匹林是首选的术前和终身服用的抗血小板药。由于氯吡格雷有导致术中出血的可能，因此我们避免使用它作为抗血小板药。但是，我们确实有 1 例患者对阿司匹林没有反应，并且因为停用氯吡格雷而出现了小的梗死。我们为这例患者选择了一种折中方案，就是一直服用氯吡格雷直至手术前 3 天停用，在其后续治疗过程中未出现任何并发症。

（二）患者体位

患者仰卧位，头部与地面平行，并略高于心脏。用多普勒超声探测 STA 额支和顶支的走行并在皮肤上进行标记。将 STA 额支从其起点开始标记达到长度至少 7cm，而将 STA 顶支标记到颞上线水平。术者先沿 STA 顶支走行设计一切口，并沿切口在其周围将 1cm 宽的头发剃除。另一切口的形状像曲棍球棒，后支为 STA 顶支，前支沿着颞上线向前延伸至发际线。除了适当的患者体位，选择恰当的器械对于确保最佳的手术效果也至关重要（表 10-1 和图 10-2）。

表 10-1　STA-MCA 搭桥所需器械和物品
目　录
• 用于解剖 STA 的小型牵开器
• 尖端为 0.5mm 短的不黏双极电凝
• 组织剪（短，弯）
• 虹膜剪（短，弯）
• 临时显微动脉瘤夹（弯，5mm）
• 临时显微动脉瘤夹（直，5mm）
• 动脉瘤夹钳
• 直的、短的五齿显微镊
• 显微持针器（短，弯）
• 显微持针器（短，直）
• 10-0 单丝尼龙缝合线（带 BV-75-3 针）
• 1ml 注射器（带螺口）
• 30° 的 25 号钝头眼科针
• 3-F 微真空吸引导管

STA-MCA. 颞浅动脉 - 大脑中动脉

（三）麻醉

麻醉医师应在麻醉诱导前准备好静脉升压药和降压药。由于烟雾血管病患者对血压波动耐受性极差，因此麻醉中唯一的关键且最为重要的技术就是维持正常的血压，尤其是在麻醉诱导期间。在临时阻断 MCA 的过程中，我们通常会将血压升高到比患者基础血压高 10mmHg 的水平。

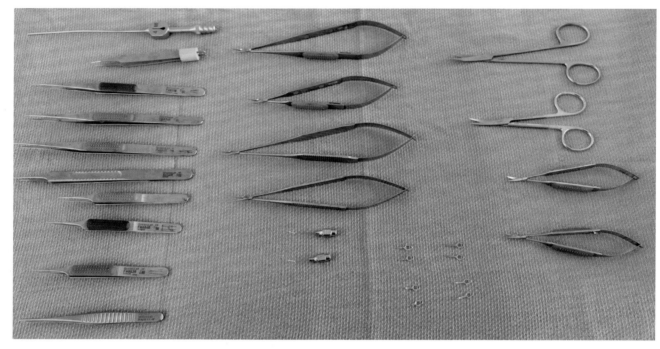

▲ 图 10-2　主要显微搭桥器械

经 Barrow Neurological Institute，Phoenix，AZ. 许可使用

九、皮肤切口及关键手术步骤

（一）皮肤切口和分离 STA

解剖上 STA 位于真皮深层，我们沿着 STA 的顶支走向描记皮肤手术切口。从手术开始即使用显微镜，我们首先从 STA 顶支与颞上线交叉点开始，用 15 号刀片从表皮层向下切开至脂肪层，长约 2cm 切口。STA 位于颞浅筋膜和帽状腱膜之间的真皮脂肪深处（图 10-3）。将 STA 向下分离至颧弓水平，在血管周围保留 5mm 的结缔组织。将双极电凝功率设定为 25 Malis 单位，然后在远离 STA 主干 1～2mm 处电凝其小分支；此功率大小可避免损伤 STA。

在颧弓上方 2～4cm 处找到并保留 STA 额支起始部（图 10-4）。然后助手用手持式牵开器将头皮瓣的前缘提起，协助术者分离出 5～7cm 长度的 STA 额支（图 10-5）。利用变换显微镜的角度来显露 STA 额支并不困难，分离完成后放置临时阻断夹，然后在距离其起始部 5～7cm 处斜形剪断。用纯肝素水冲洗 STA 管腔，然后在湿脑棉片保护下将其与头皮瓣的后缘用牵开器一起小心地进行牵

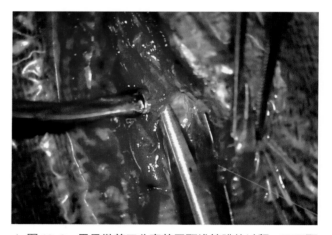

▲ 图 10-3　用显微剪刀分离剪开颞浅筋膜的过程，可见颞浅动脉在皮下脂肪的下方被颞浅筋膜包裹

经 Barrow Neurological Institute，Phoenix，AZ. 许可使用

拉。STA 必须保持湿润，没有压迫和明显的张力。由于不排除进行 EDAS 的可能，因此在进行皮层 MCA 评估之前不能离断 STA 顶支。

（二）分离颞肌和开颅

用 Bovie Force FX 单极电刀（Covidien/Medtronic, plc）切开颞肌达颅骨，颞肌切开范围从颧弓正上方延伸到颞上线。在前后方向上将颞肌从颅骨上

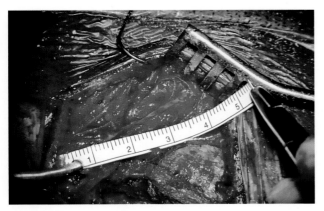

▲ 图 10-4　分离好的颞浅动脉（STA）顶支，图中可见 STA 额支发生处

经 Barrow Neurological Institute，Phoenix，AZ. 许可使用

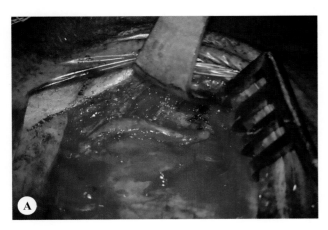

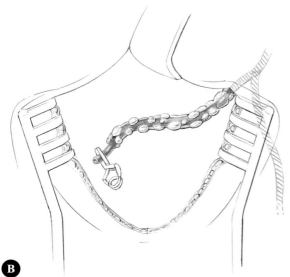

▲ 图 10-5　A. 在皮瓣内分离颞浅动脉（STA）额支；B. 从皮瓣内分离出颞浅动脉（STA）额支后的示意图

经 Barrow Neurological Institute，Phoenix，AZ. 许可使用

剥离，显露出额颞骨交界处的 5cm×5cm 大小区域，以便显露侧裂上下方的 MCA 分支；用牵开器小心地将颞肌与头皮一起撑开，然后用 matchstick 磨钻在颧弓的根部开一个大的孔，为 STA 接下来通过留出空间；如果需要的话，在第一个孔上方 5～7cm 处钻第二个孔，以便进行 EDAS 手术（图 10-6）。以耳郭顶部上方 2～3cm 处为中心做跨侧裂上下的骨瓣。在骨窗形成的过程中，始终将 STA 牵离颅骨切开侧，以避免损伤 STA。颅骨钻孔是必须细致，保留硬脑膜的完整性同时避免损伤脑膜中动脉（middle meningeal artery，MMA）分支，这对后期患者建立侧支血流非常重要。

（三）打开硬脑膜

沿着一两支 MMA 大分支的走行打开硬脑膜，并在 MMA 旁留下约 5mm 的硬脑膜条。十字形剪开硬脑膜达骨缘形成三角形硬脑膜瓣，然后将硬脑膜翻折置入颅骨下方（图 10-7）。保留 MMA 及翻转硬脑膜可为后期侧支血流的建立创造条件。如果可能的话，应保留蛛网膜完整直至开始游离 MCA，以最大限度地减少脑脊液的流失，因为脑脊液丢失过多可能导致脑组织塌陷。

（四）选择血管吻合部位

理想的受体血管是位于脑表面，直径为 1mm 或＞1mm 的皮层 MCA 分支。直径＜0.7mm 的 MCA

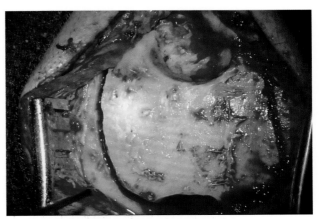

▲ 图 10-6　骨瓣上两处钻孔的位置，开颅时小心牵开颞浅动脉

经 Barrow Neurological Institute，Phoenix，AZ. 许可使用

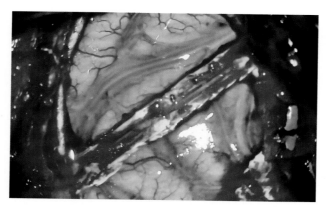

▲ 图 10-7 打开硬脑膜，保留脑膜中动脉，并将放射状剪开的硬脑膜翻转置于颅骨周围下方

经 Barrow Neurological Institute，Phoenix，AZ. 许可使用

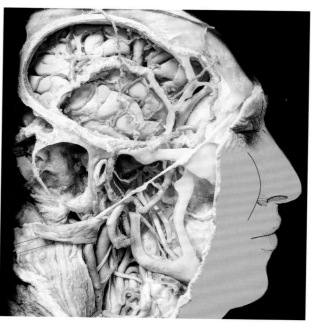

▲ 图 10-8 在尸头标本（面部特征被隐去）上解剖出颞浅动脉额支和顶支，并自然置于颅脑表面，显示了有多个皮层动脉可作为血管吻合潜在的受体血管

经 Barrow Neurological Institute，Phoenix，AZ. 许可使用

分支很难进行吻合，而且提供的血流增加也不明显。尽管皮层表面的 MCA 分支更易于操作，但解剖脑沟通常有找到更大直径的受体血管的可能。对于双搭桥，侧裂下方的 MCA 分支常作为受体血管与 STA 额支进行吻合，而侧裂上方的 MCA 分支则与 STA 顶支进行吻合。当然根据患者脑血流灌注减低情况，两次吻合可能都实施在侧裂上方或都在侧裂下方；也可能一个在侧裂前方，一个在侧裂后方。如果理想的受体 MCA 皮层分支靠近骨缘，可以切除少量骨质以获取更好的显露。尸头解剖结果显示 STA 的两个分支走行于额叶和颞叶的上方，这样无论皮层动脉分支的位置变异有多大，也可以通过充分解剖 STA 分支来到达（图 10-8）。

（五）准备作为供体血管的 STA

如果可能，在打开蛛网膜之前先准备好 STA 额支，且保持 STA 顶支完整。STA 额支用纯肝素水冲洗，30° 的钝眼科针头很适合进行冲洗。助手夹持固定住 STA 末端的外膜，手术医师则夹住疏松的外膜并将其从血管上锐性分离，最终剔除 STA 末端约 1cm 的外膜。一次性切开 STA 末端，形成一个从 STA 尖端开始计算 3mm 大小的鱼嘴状开口。一次切开可避免形成锯齿状的血管边缘，而 3mm 大小的开口可达到受体动脉直径的 3 倍，这有利于增加血流（图 10-9）。

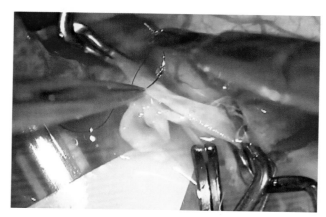

▲ 图 10-9 用显微剪刀将颞浅动脉（STA）末端剪成 3mm 鱼嘴状；去除距 STA 末端 1cm 的血管外膜

经 Barrow Neurological Institute，Phoenix，AZ. 许可使用

（六）准备作为受体血管的 MCA

锐性切开所选的 MCA 分支表面上一 10mm 长的蛛网膜。这 10mm 的长度可以为 STA 的 3mm 长开口和放置临时夹提供足够的空间。可以用临时夹保留受体 MCA 上较大的穿支，但通常情况下这些穿支会被离断。用强度非常小（设置为 25W 或更少）的双极在距离 MCA 目标分支主干（1～2mm）

的安全距离进行电凝可以避免伤害脆弱的血管内腔同时防止血管痉挛。在分离好受体动脉后，在该动脉的下方放置一个彩色的三角形垫片，接着在动脉上做 3mm 长的染色以进行动脉切开。将一个 3Fr 显微血管吸引管（PMT Corp，Chanhassen，MN）放置在垫片下方，以清除积聚的脑脊液或血液（图 10-10A）。

（七）MCA 动脉切开

通过麻醉使患者处于脑电图爆发抑制状态，确认收缩压比基础血压高 10mmHg 以上。在受体 MCA 动脉分支上应用夹持力小的临时夹，同时在保证已计划好的 3mm 动脉切开的情况下最大限度地扩大操作空间（图 10-10B）。可以使用蛛网膜刀或 27 号针头切开受体 MCA；然后用显微剪刀将切口精确地延长到 3mm 长度。用纯肝素水冲洗血管，并用染色剂或新鲜的皮肤标记笔对开口边缘进行染色。如果发现有残存的血流，则可能需要调整临时夹，有时甚至需要使用第三个临时夹。在这一过程中助手负责用肝素盐水积极冲洗 STA 和 MCA 的内腔。

（八）血管吻合

将 10-0 尼龙线提前裁成 5cm 长度，然后用其进行血管吻合。STA 和 MCA 的吻合口相对应放置，第一针从 STA 足跟处的外膜向内腔方向穿过，然后从 MCA 的内腔向外膜方向穿过进行缝合，接着打三个结固定。第二针先从 STA 足趾处的外膜向内腔方向，然后从 MCA 内腔向外膜方向穿过。这两针将 STA 和 MCA 很好地固定在一起（图 10-11）。通常先采取三个等间距的间断缝合对较为困难的远侧血管壁进行吻合。务必检查吻合口的内面，确保缝合确切，无误缝。然后用相同的方法对近侧血管壁进行吻合。尽管吻合可以通过一次性缝合完成，但一次只缝合穿过一侧的血管壁可以最大限度地提高吻合的准确性。

连续缝合可作为间断缝合的一种替代方法，每一侧血管壁缝合 8～10 针形成多个吻合环，分别在两侧血管壁吻合到末端的时候进行打结，在

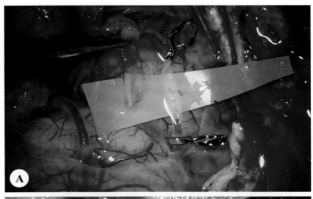
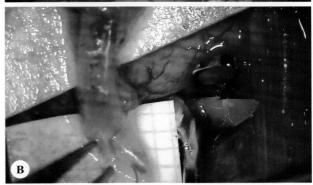

▲ 图 10-10　A. 将已准备好的颞浅动脉（STA）和大脑中动脉（MCA）分支置于蓝色的 Silastic 垫片上，小负压吸引，并放置临时夹。小负压吸引可放置在骨瓣中的某个位置，不一定要放置在 MCA 分支下方；B. 在 MCA 的皮层支上做 3mm 长的动脉切开

经 Barrow Neurological Institute，Phoenix，AZ. 许可使用

此之前拉紧所有的吻合环。

（九）逐步松开临时阻断夹和止血

通常情况下远端 MCA 的流量最小，先松开该处的临时阻断夹有助于识别吻合口的渗漏情况。如果有漏血情况，一般来说用单个缝合即可解决问题。在吻合口边缘使用 Surgicel（Ethicon，Inc，Somerville，NJ）也有助于止血。然后松开近端 MCA 上的临时夹。最后释放 STA 上的临时夹。进行双支直接搭桥时，在完全松开 STA 额支之前，用上述方式调节和释放夹子，将 MCA 中可能存在的杂质碎片经由 STA 顶支冲出（图 10-12）。吻合结束后常规进行吲哚菁绿荧光造影以确认吻合通畅。

（十）第二处血管吻合

第二个吻合部位一般选在侧裂上方，第一个

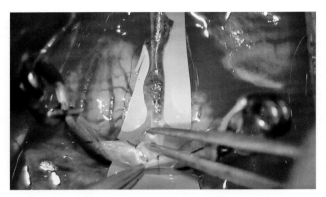

▲ 图 10-11 颞浅动脉与大脑中动脉吻合过程的鸟瞰图。在 STA 末端足跟处附近进行缝合操作时，空间最为狭小。在管腔内可见缝合线

经 Barrow Neurological Institute，Phoenix，AZ. 许可使用

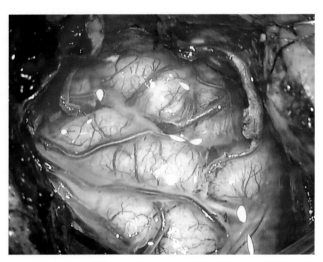

▲ 图 10-12 颞浅动脉（STA）额支与大脑中动脉的吻合已完成，直至第二个吻合开始之前，STA 顶支仍应保持完好无损

经 Barrow Neurological Institute，Phoenix，AZ. 许可使用

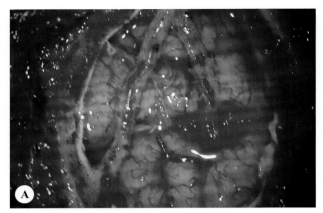

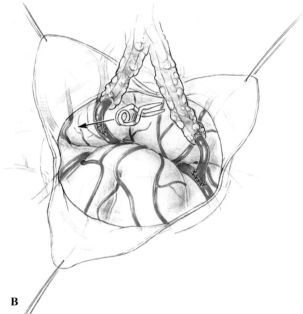

▲ 图 10-13 A. 颞浅动脉额支和顶支与大脑中动脉吻合完成后的最终视图；B. 最终视图的示意图

经 Barrow Neurological Institute，Phoenix，AZ. 许可使用

吻合（STA 额支搭桥）的后方。如果没有找到适合进行第二个吻合的受体血管，则可以将 STA 顶支缝在蛛网膜上进行 EDAS 间接血运重建。第二个吻合过程与第一个吻合一样，先准备供体 STA，后准备受体 MCA。调整临时夹，将其夹在 STA 分出额支以后的 STA 顶支上进行临时阻断（图 10-13）。吻合结束后再进行一次吲哚菁绿荧光造影以评估两次吻合的通畅性（图 10-14）。

（十一）关颅

应避免在骨瓣下使用 Gelfoam 止血材料（Pfizer，

Inc.，New York，NY），因为这可能会影响后期间接血运重建的效果。将骨瓣还纳并用连接片固定，同时留出足够的空间让 STA 通过。如果需要，颞肌无须严密缝合，在其上下端留出间隙确保 STA 没有明显的受压。接下来用 2-0 Vicryl 缝线（Ethicon，Inc.）缝合帽状腱膜，然后用皮钉缝合皮肤。

（十二）术后监护

术后 48h 患者在神经外科重症监护病房内进行监护；特别注意要进行严格的血压控制，控制

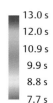

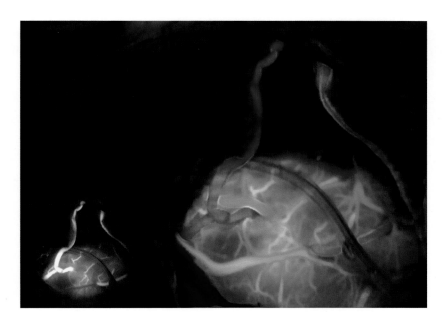

◀ 图 10-14　双支搭桥完成后的吲哚菁绿荧光造影

经 Barrow Neurological Institute，Phoenix，AZ. 许可使用

范围为患者基线血压至基线血压以上 30mmHg，通常维持收缩压在 120~150mmHg。术后患者每天继续接受抗血小板药物治疗。术后当天进行 CTA 检查。术后第一天早晨行常规 CT 以排除颅内出血可能。必须避免过度换气以减少低碳酸血症的发生。

我们常规在术后 6 个月对患者进行 CTA 和 CT 灌注复查，并连续 3 年每年对患者行 DSA 检查。3 年后患者仅需每年做 1 次 CTA 复查。

十、手术难点

在手术过程中，无论是 STA 额支还是顶支都有可能太短而无法到达皮层受体动脉。在离断 STA 分支之前应该对其长度进行评估。通过在颧弓区域向 STA 近端或在 STA 顶支或额支的末端向远侧解剖，可以获得额外的供体动脉长度。

十一、补救措施

每次吻合后都要进行吲哚菁绿荧光造影确认吻合的通畅性[10]。如果发现在吻合处有部分或全部闭塞情况，则可以重新放置临时夹并拆除一到两针缝线，通常可以发现问题所在。将一个 27 号针头插入 STA 中，然后用纯肝素水在局部进行冲洗就可能清除任何血栓，最后可能需要在针孔处

缝合一针。如果某一 STA 分支的血管质量较差，则可以将其贴敷在脑表面做间接搭桥而不是用于直接吻合。

十二、经验和教训

设计双支搭桥时，应选择较短的 STA 分支与低位的 MCA 进行搭桥。吻合过程中在将供受体血管临时阻断后，应确保血管内没有回血。如果发现在 MCA 或 STA 中仍存在回血，应调整临时夹或增加一个阻断夹帮助止血。应避免 MCA 在 CTA 期间出现残留血液，因为这样做可能会导致血栓形成吻合应首先从较困难的一侧开始。如果受体动脉在骨缘附近，则需将该处的颅骨咬除，可以让吻合变得更加容易。与连续缝合相比，间断缝合问题更少。但是，间断缝合更容易发生漏血，最常见的发生在吻合口足跟部附近。如果 STA 切口的内膜或边缘受损，应将受损处予以剪除。如果 MCA 开口处出现撕裂，可将 STA 的鱼嘴状切口扩大使之与 MCA 开口匹配。

直接搭桥过程非常精细，因此术者不要想着匆匆完成手术。术者在执行该过程每个步骤的技术细节时都应小心翼翼。由于动脉内膜损伤、血栓形成或术者疲劳等原因，可能导致手术步骤返工，而重复步骤会降低手术成功的可能性。任何

简单的技术问题均会导致搭桥失败。严格遵守操作规程可提高手术成功的概率。将临时夹放置在离吻合部位足够远的位置可能需要术者进行更多的显露，但是增加的显露空间将有助于术者进行血管吻合。由于临时夹夹闭不全而导致 MCA 管腔内持续充盈会阻碍手术进展同时增加血栓形成的可能。避免在供受体血管壁附近使用高功率双极进行电凝。最后，在吻合过程中，缝合针单次只穿过一个动脉壁可以提供最精准的缝合。

手术助手的重要性再怎么强调也不为过。大多数搭桥中心都会培训那些希望获得血管吻合机会的住院医师和主治医师成为助手。助手的关键作用是保持 STA 的湿润，同时用肝素盐水冲洗管腔，以保持手术视野的干净无血。

声明：笔者在本章图 10-8 中使用了 Kaan Yagmurlu 博士精制的尸体颅骨解剖照片，特此感谢。

参考文献

[1] Donaghy RM. Extra-intracranial blood flow diversion. Paper presented at: 36th Annual Meeting of the American Association of Neurological Surgeons; April 11, 1968, 1968; Chicago, IL

[2] Yaşargil MG, Krayenbuhl HA, Jacobson JH, II. Microneurosurgical arterial reconstruction. Surgery. 1970; 67(1):221–233

[3] Sakamoto H, Kitano S, Yasui T, et al. Direct extracranial-intracranial bypass for children with moyamoya disease. Clin Neurol Neurosurg. 1997; 99 Suppl 2:S128–S133

[4] Ishikawa T, Kamiyama H, Kuroda S, Yasuda H, Nakayama N, Takizawa K. Simultaneous superficial temporal artery to middle cerebral or anterior cerebral artery bypass with pan-synangiosis for Moyamoya disease covering both anterior and middle cerebral artery territories. Neurol Med Chir (Tokyo). 2006; 46(9):462–468

[5] Kazumata K, Ito M, Tokairin K, et al. The frequency of postoperative stroke in moyamoya disease following combined revascularization: a single-university series and systematic review. J Neurosurg. 2014; 121(2):432–440

[6] Kuroda S, Houkin K, Ishikawa T, Nakayama N, Iwasaki Y. Novel bypass surgery for moyamoya disease using pericranial flap: its impacts on cerebral hemodynamics and long-term outcome. Neurosurgery. 2010; 66(6):1093–1101, discussion 1101

[7] Duckworth EA, Rao VY, Patel AJ. Double-barrel bypass for cerebral ischemia: technique, rationale, and preliminary experience with 10 consecutive cases. Neurosurgery. 2013; 73(1) Suppl Operative: ons30–ons38, discussion ons37–ons38

[8] Wanebo JE, Zabramski JM, Spetzler RF. Superficial temporal artery-to-middle cerebral artery bypass grafting for cerebral revascularization. Neurosurgery. 2004; 55(2):395–398, discussion 398–399

[9] Amin-Hanjani S, Barker FG, II, Charbel FT, Connolly ES, Jr, Morcos JJ, Thompson BG, Cerebrovascular Section of the American Association of Neurological Surgeons, Congress of Neurological Surgeons. Extracranial- intracranial bypass for stroke—is this the end of the line or a bump in the road? Neurosurgery. 2012; 71(3):557–561

[10] Lee M, Guzman R, Bell-Stephens T, Steinberg GK. Intraoperative blood flow analysis of direct revascularization procedures in patients with moyamoya disease. J Cereb Blood Flow Metab. 2011; 31(1):262–274

第 11 章 枕动脉 – 大脑中动脉搭桥治疗烟雾血管病
Occipital Artery-Middle Cerebral Artery Bypass in Moyamoya Disease

Ken Kazumata 著

摘 要

约 30% 的烟雾血管病患者会存在大脑后动脉（posterior cerebral artery，PCA）的受累。另外，前循环血运重建术后可能会发生症状性的大脑后动脉退行性改变，这种情况主要见于儿童和青年烟雾血管病患者。枕动脉 – 大脑中动脉（occipital artery-middle cerebral artery，OA-MCA）搭桥术可作为大脑后部血运重建的一种选择。相较于传统的 OA-PCA 搭桥术，OA-MCA 搭桥有其优势。本章将介绍 OA-MCA 搭桥术的技术要点。

关键词

烟雾血管病，OA-PCA 搭桥术，OA-MCA 搭桥术，大脑后动脉，血运重建

一、发展历程

在 26%～43% 首次诊断为烟雾血管病的患者中可见大脑后动脉的狭窄或闭塞，而这种情况的出现会加重疾病的进展及导致预后不良[1]。虽然大部分累及大脑后动脉的烟雾血管病患者可没有症状，但在某些患者中，前循环的血运重建可能会引起大脑后动脉的退变[2]。大脑后动脉退变会引起如下临床问题：①烟雾血管病如果合并大脑后动脉病变有可能会引起超过大脑后动脉供血区域范围的更为广泛的脑缺血；②缺血会造成额顶联合纤维束的损伤，进而引起患者认知功能损害；③手术治疗过程更加复杂。总体来说大脑后部区域的血运重建比较困难。大脑后部的间接血运重建血供来源有限，会影响间接搭桥的手术效果，而该区域直接搭桥的效果也不如颞浅动脉 – 大脑中动脉（superficial temporal artery-middle cerebral artery，STA-MCA）搭桥。既往文献已报道了在大脑后部进行间接血运重建的方法及针对后循环缺血的 OA-PCA 搭桥术[3-5]。本文将介绍另一种替代术式即 OA-MCA 搭桥术。

二、适应证

我们认为不管有无大脑后动脉受累，烟雾血管病患者确诊后的首选治疗还是前循环的血运重建术。但如果是由于大脑后动脉病变或前循环血运重建术后大脑后动脉退变而导致患者出现持续的缺血症状，那么就可以为这些患者选择后循环血运重建术。术前可用单光子发射计算机体层摄影（single photon emission computed tomography，SPECT）和乙酰唑胺激发试验评价患者的血流动力学损害情况。目前多种检查结果可帮助诊断症状性大脑后动脉狭窄或闭塞，如观察到在大脑后动脉供血区内脑血流储备能力下降、数字减影血管造影（digital subtraction angiography，DSA）上

出现无血管区或磁共振的液体衰减反转恢复（fluid-attenuated inversion recovery，FLAIR）序列上出现高信号[6]。

三、要点

OA-MCA 搭桥并不常用，然而它能有效地治疗大脑后部的缺血。OA-MCA 搭桥无须俯卧位，如果联合间接血运重建将会更加有效。虽然间接血运重建的血供来源有限，但是扩大开颅也许能够促进来源于硬脑膜和骨膜的新生血管形成。

四、优点、缺点、应用前景及存在的风险（SWOT）分析

（一）优点

OA-MCA 搭桥能有效缓解由于大脑后动脉受累导致的脑缺血反复发作[2]。此外，在增加大脑后部的脑血流灌注的同时最后也会改善前循环的血运重建效果[7]。大脑后部的血运重建术不仅可以有效地预防脑卒中，而且还有可能通过防止额顶联合纤维束的缺血损害来改善患者的认知功能[8]。

（二）缺点

由于技术难度大，搭桥血管通畅率可能不及STA-MCA 搭桥。

（三）应用前景

OA-MCA 搭桥术主要适用于症状性大脑后动脉狭窄或闭塞。就患者症状及脑梗死的分布情况来看，因大脑后动脉病变易发生缺血的区域不仅局限于视觉皮层，还会延伸到分水岭区以外的相邻皮层。

（四）存在的风险

术中可能没有适合的受体血管进行直接搭桥。间接搭桥应该始终作为 OA-MCA 搭桥的替代方案。

五、禁忌证

前循环血运重建术后伤口延迟愈合的患者不应进行 OA-MCA 搭桥，因为剥离 OA 可能会对皮瓣的血供造成进一步的损害。

六、特殊注意事项

为了选择最适宜的患者，我们需要利用多模态的神经影像学来分辨因大脑后动脉退变引起的缺血症状。然而，如 SPECT 上观察到的一样，PCA 退变情况与血流动力学损害的程度并不一致[9]。FLAIR 像上显示高信号血管（ivy 征）可作为严重缺血的标志[10]。

七、易犯的错误、风险评估和并发症

除了常规开颅的并发症外，在知情同意中也应提及伤口坏死和直接搭桥困难。

八、特别说明、体位和麻醉

患者采用全麻、半仰卧位。

九、体位、皮肤切口及关键手术步骤

患者采用半仰卧位进行 OA-MCA 搭桥。首先沿着枕动脉侧支切开皮肤，接着从皮下解剖出枕动脉，皮下组织瓣由骨膜和网状疏松结缔组织组成。将枕动脉与顶叶 MCA 皮层分支如角回动脉的远端分支直接吻合。硬脑膜瓣翻转置于脑组织表面，皮下组织瓣的肌肉与硬脑膜边缘进行缝合（图 11-1）。

十、手术难点

有时寻找合适的受体血管进行直接吻合比较困难，角回动脉的远端分支可能是较好的选择。在枕动脉穿过皮下脂肪层时，枕动脉末端的直径会突然变细。另外，枕动脉到达受体动脉路径相对较长，这些因素会降低 OA-MCA 搭桥的长期通畅率。

十一、补救措施

若血运重建中直接搭桥失败，则需要采用间接搭桥的方式。大骨瓣开颅，尤其是向前扩大开颅，靠脑膜中动脉形成经硬脑膜的间接血运重建。

十二、经验和教训

即便影像学检查提示大脑后动脉受累，前

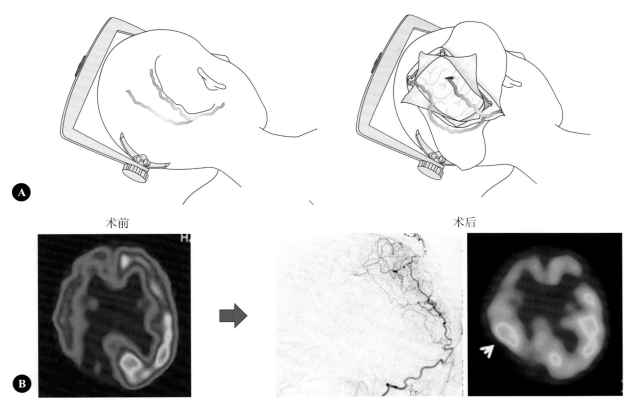

術前　　　　　　　　　　　　　　　　術後

▲ 图 11-1　A. OA-MCA 搭桥手术体位及皮肤切口；B. 手术前后影像

循环血运重建仍是患者治疗的第一选择，考虑到在前循环血运重建后发生大脑后动脉退变的大部分患者不会出现症状，我们认为没有必要在大脑后动脉供血区进行预防性的搭桥。在患者首诊或前循环血运重建后的随访过程中均可以发现大脑后动脉受累情况。大脑后动脉病变的进展有时会在首次搭桥后几年甚至十几年后才出现 [2, 5, 11]。因此，我们认为有必要在那些接受过前循环搭桥的患者的门诊随访中进行连续且细致的观察。

参 考 文 献

[1] Funaki T, Takahashi JC, Takagi Y, et al. Impact of posterior cerebral artery involvement on long-term clinical and social outcome of pediatric moyamoya disease. J Neurosurg Pediatr. 2013; 12(6):626–632

[2] Pandey P, Steinberg GK. Outcome of repeat revascularization surgery for moyamoya disease after an unsuccessful indirect revascularization. Clinical article. J Neurosurg. 2011; 115(2):328–336

[3] Endo M, Kawano N, Miyaska Y, Yada K. Cranial burr hole for revascularization in moyamoya disease. J Neurosurg. 1989; 71(2):180–185

[4] Mukerji N, Steinberg GK. Burr holes for moyamoya.World Neurosurg. 2014; 81(1):29–31

[5] Hayashi T, Shirane R, Tominaga T. Additional surgery for postoperative ischemic symptoms in patients with moyamoya disease: the effectiveness of occipital artery-posterior cerebral artery bypass with an indirect procedure: technical case report. Neurosurgery. 2009; 64(1): E195–E196, discussion E196

[6] Kamran S, Bates V, Bakshi R, Wright P, Kinkel W, Miletich R. Significance of hyperintense vessels on FLAIR MRI in acute stroke.

Neurology. 2000; 55(2):265–269

[7] Mugikura S, Takahashi S. Letters to the Editor: posterior cerebral artery involvement and pediatric moyamoya diseaes. J Neurosurg Pediatr. 2014; 14(4):434–435

[8] Kazumata K, Tha KK, Narita H, et al. Chronic ischemia alters brain microstructural integrity and cognitive performance in adult moyamoya disease. Stroke. 2015; 46(2):354–360

[9] Lee JY, Choi YH, Cheon JE, et al. Delayed posterior circulation insufficiency in pediatric moyamoya disease. J Neurol. 2014; 261(12): 2305–2313

[10] Lee KY, Latour LL, Luby M, Hsia AW, Merino JG, Warach S. Distal hyperintense vessels on FLAIR: an MRI marker for collateral circulation in acute stroke? Neurology. 2009; 72(13):1134–1139

[11] Ikeda A, Yamamoto I, Sato O, Morota N, Tsuji T, Seguchi T. Revascularization of the calcarine artery in moyamoya disease: OA- cortical PCA anastomosis—case report. Neurol Med Chir (Tokyo). 1991; 31(10):658–661

第 12 章　利用长供体血管进行 STA-ACA/MCA 双支搭桥
STA-ACA/MCA Double Bypasses with Long Grafts

Akitsugu Kawashima　著

摘　要

许多研究认为有必要对存在大脑前动脉（anterior cerebral artery，ACA）供血区域低灌注的烟雾血管病患者进行手术治疗。在 2010 年我们报道了一种用长颞浅动脉（superficial temporal artery，STA）进行直接搭桥治疗此类患者的新技术。大部分情况下，需要在 ACA 区域进行血运重建的烟雾血管病患者也同时需要在大脑中动脉（middle cerebral artery，MCA）区域进行血运重建。在本章中，我们将介绍利用长供体血管进行 STA-ACA/MCA 双搭桥的手术方式。这种强效的血运重建技术能在额叶的大部分区域提供大量的血流。该技术的关键点是让 10cm 长的颞浅动脉到达显露 ACA 受体动脉和 MCA 受体动脉的两个独立骨窗内，并在硬脑膜下穿过两个骨窗之间骨桥时，防止 STA 发生扭曲。手术过程的困难之处在于长 STA 供体血管的准备及其与 ACA 皮层动脉之间的吻合；ACA 皮层动脉相较于 MCA 皮层动脉直径更细，且很多还位于脑沟当中。在分离 STA 时避免其损伤非常重要，损伤原因包括牵拉、电凝、解剖层次不清等，同时也要注意保持 STA 的自然走行。吻合成功的关键在于：①良好的吻合手术视野；②避免误缝对侧血管壁；③合适的边距和针距，特别是尽可能少地缝针以扩大吻合口。

关键词

烟雾血管病，STA-MCA 搭桥，STA-ACA 搭桥，长供体血管，吻合术

一、发展历程

许多研究报道了大脑前动脉（ACA）区域低灌注烟雾血管病患者的手术治疗。多种针对 ACA 区域低灌注的间接血运重建术被报道可以防止烟雾血管病患者发生缺血性脑卒中。然而，相较于直接搭桥，间接血运重建有其局限性，往往需要几个月才能见效，而且还可能重建血供不够。颞浅动脉 – 大脑中动脉（superficial temporal artery-middle cerebral artery，STA-MCA）搭桥术改善 ACA 和 MCA 区域缺血是通过 ACA 和 MCA 毛细血管间的软膜吻合达到的。但是，术前我们无法预知 STA-MCA 搭桥通过软膜吻合向 ACA 区域提供的血流是否足够。

以往在 ACA 区域进行的直接搭桥都是利用 STA 的次级分支作为供体血管。在 2010 年我们介绍了一种利用长 STA 供体血管进行的直接搭桥技术，这种技术可以为 ACA 缺血区提供广泛的血液供应。大多数情况下，需要在 ACA 区域进行血运重建的烟雾血管病患者同时也需要在 MCA 区域进行血运重建。在本章，我们描述了利用一根长

STA 供体血管进行的 STA-ACA/MCA 双搭桥术式。这种手术方式可成为一种能够为整个额叶提供血流的有效血运重建术。

二、适应证

烟雾血管病患者中利用长 STA 供体血管进行 STA-ACA/MCA 双搭桥的适应证如下：①患者脑血流量（cerebral blood flow，CBF）分析和数字减影血管造影（digital subtraction angiography，DSA）研究显示，ACA 及 MCA 区域低灌注及血管反应性下降；②缺血症状中包括双下肢症状。典型的 DSA 表现为重度的颈内动脉末端狭窄/闭塞伴来源于同侧大脑后动脉（posterior cerebral artery，PCA）、对侧 ACA 及同侧 MCA 的侧支循环不良。

三、要点

手术耗时（约 5h）耗力，尤其体现在较大的皮肤切口包含两处开颅、分离一根长的 STA 供体血管、在细小受体动脉上进行血管吻合等。然而，这种手术方式可以即刻让 ACA 和 MCA 区域同时获得血液供应。此外，这种血运重建技术能为额叶的大部分地区提供血流（图 12-1）。

四、优点、缺点、应用前景及存在的风险（SWOT）分析

（一）优点

在许多烟雾血管病患者，这种手术方式可以使整个额叶即刻获得大范围的供血。

（二）缺点

- 皮肤切口大，需两处开颅。
- 需解剖很长的供体血管，常需要从皮瓣帽状腱膜内分离 STA 额支，这种分离可能会造成供体血管的损伤，但一定要尽量避免损伤。
- 在 ACA 皮层动脉上进行吻合比在 MCA 皮层动脉上进行吻合要困难得多，因为 ACA 皮层动脉更加细小，而且多位于脑沟里，操作空间狭小。

（三）应用前景

这种手术方式可为额叶大部分区域提供广泛的血流，这有可能有助于改善许多患者的认知功能。

（四）存在的风险

应用长 STA 供体血管可能会增加供体血管扭

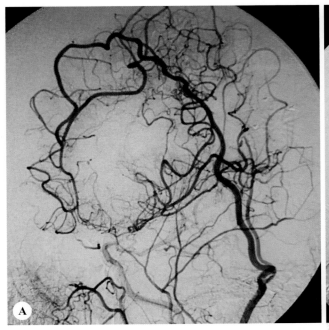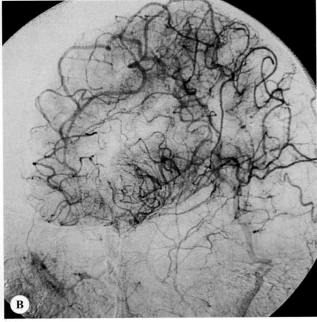

▲ 图 12-1　术后右侧颈外造影（**A** 和 **B**）显示全额叶良好的血运重建来源于 STA-ACA/MCA 双搭桥

曲和血管壁损伤的风险，这可能增加患者在长期随访中供体血管发生闭塞的概率。

长 STA 的解剖可能会增加术后皮肤伤口愈合不良等问题。

五、禁忌证

长 STA 供体血管 STA-ACA/MCA 双搭桥的禁忌证如下：STA 发育不良和年轻儿童患者；有 10%～20% 患者存在 STA 过于细小或分支太多；就我们的 62 例患者治疗经验而言，在大部分额叶区域，搭桥能够提供有效的血流。然而，也有由搭桥血管进行供血逐渐转变为间接侧支代偿进行供血的情况，这种情况尤其多见于≤10 岁的儿童患者。

六、特殊注意事项

为了筛选出适宜的患者，对患者的术前造影结果进行评估及进行脑血流分析非常重要。为了获得长 STA 供体血管，术前也应该评估患者 STA 发育情况。术前 1 周需要每日口服 100mg 阿司匹林以防止术中吻合口的血栓形成，手术当天停用，无须静脉使用肝素。若出现术后血肿，术后 3～5 天后可恢复口服阿司匹林。

七、易犯的错误、风险评估和并发症

由于长 STA 供体血管的准备、受体血管细小且操作空间有限，这些都让 STA-ACA/MCA 双搭桥手术非常有挑战性。然而我们相信在烟雾血管病直接搭桥手术方面具有一定经验的术者都可以顺利完成这一手术。相对于单纯的 STA-MCA 搭桥，较大的皮肤切口和两处开颅有可能会增加伤口愈合困难或感染的概率。实际上，在我们的 68 例患者中，术后因皮肤伤口愈合问题或感染问题需要再处理的概率分别是 0% 和 1.5%。当然，同常规直接搭桥一样，这种方式也可能会造成围术期脑梗死和高灌注综合征等并发症。

八、特别说明、体位和麻醉

患者采用全麻仰卧位，头部抬高约 20cm 固定（不用头钉），术中动脉血二氧化碳分压（arterial partial pressure of carbon dioxide，$PaCO_2$）保持在 35～42mmHg，静脉应用异丙酚[（6～10）mg/（kg·h）]维持麻醉，术中不用甘露醇，术后患者镇静 2～6h，血压控制在 100～120mmHg 以防止因术后过度灌注引起的出血。

九、体位、皮肤切口及关键手术步骤

皮肤切口先沿着颞浅动脉的顶支上行然后转向前直到中线（图 12-2A）。两个 STA 分支中的一支需要进行 10cm 的分离，在大多数患者中选择的是 STA 额支，以进行 STA-ACA 搭桥术，而另一支则需要分离约 6cm 以进行 STA-MCA 搭桥术。从皮瓣帽状腱膜内分离 STA 额支。接着切开颞肌，然后分别在额颞部和额中部做两个直径均为 5cm 的骨瓣。STA-ACA 搭桥的骨瓣位于冠状缝周围（图 12-2B）。在长 STA 供体血管上描记一条蓝线，据此理顺 STA 的方向，避免其发生扭曲（图 12-2C）。

长 STA 供体血管于硬脑膜下穿过两处骨瓣之间的骨桥下方，以防止弯折（图 12-2D）。受体动脉是来自 ACA 的皮层分支，常位于冠状缝附近。然而，有时寻找直径大小合适的受体动脉可能会遇到困难。在本章"补救措施"部分，提到了一些如何发现合适受体动脉的方法。采用间断缝合的方法，用 10-0 单丝尼龙缝线将长 STA 供体血管与 ACA 的皮层动脉进行吻合。以同样的方式将另一短 STA 供体血管与 MCA 皮层动脉进行吻合（图 12-2E）。

关闭硬脑膜，还纳骨瓣，缝合颞肌和皮肤，全程应避免 STA 发生弯折。

十、手术难点

长 STA 供体血管的 STA-ACA / MCA 双搭桥术中的两个难点主要在供体动脉分离和受体动脉吻合点不确定。

关于供体动脉，有两个难点。一是血管的准备，在许多病例中，STA 额支被选择作为 STA-

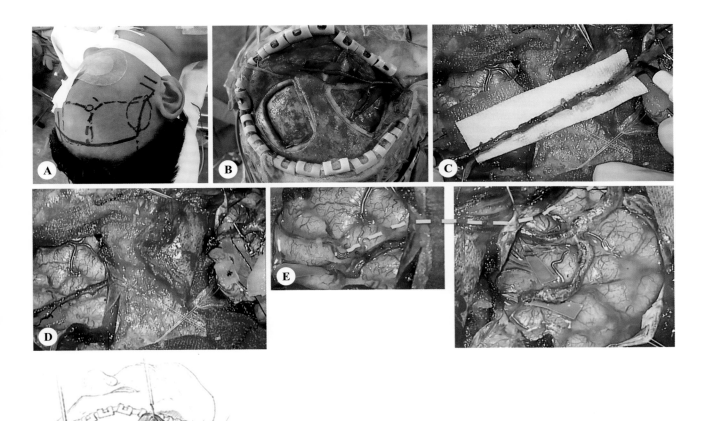

▲ 图 12-2　皮肤切口和术中所见

A. 皮肤切口先沿着颞浅动脉的顶支上行然后转向前直到中线；B. 两个单独的骨窗为做 STA-ACA 和 STA-MCA 搭桥做准备。长供体血管进行颞浅动脉 - 大脑前动脉 / 大脑中动脉（STA-ACA/MCA）双搭桥；C. 在长 STA 供体动脉上描记一条蓝线，据此理顺 STA 的方向，避免其发生扭曲；D. 长 STA 供体血管于硬脑膜下穿过两处骨瓣之间的骨桥下方，以防止弯折；E. 长供体血管进行颞浅动脉 - 大脑前动脉 / 大脑中动脉（STA-ACA/MCA）双搭桥自然延伸（黄线）；F. 大脑前动脉 / 大脑中动脉（STA-ACA/MCA）双搭桥成功建立

ACA 搭桥手术的供体血管。它需要从皮瓣帽状腱膜内进行分离且分离长度应尽可能的长（约 10cm）。尤其是在解剖 STA 额支远端时应高度集中注意力，避免损伤血管壁。仔细解剖供体血管是搭桥手术成功的关键之一。二是防止长 STA 供体血管及吻合口周围的受体动脉发生扭转或旋转。长 STA 供体血管极容易发生扭转或旋转，但这一点却经常被术者忽略。如果供体血管放置不当，容易导致吻合口周围的受体动脉发生扭转。因此认真仔细的处理好长 STA 供体血管的全程非常重要。

ACA 供血区域中的受体动脉的大小往往比 MCA 供血区域中的受体动脉小。如前所述，一般在冠状缝线周围直径 5cm 的骨窗内可以寻找到合适的 ACA 受体动脉。但是，在某些病例中，其脑表面可能没有合适的受体动脉，对于这种病例，往往可以在脑沟中去寻找大小合适的受体动脉。尽管进行吻合的深度一般不会超过 1cm，但由于吻合空间比较狭窄且术野易积聚脑脊液，因而脑沟内的血管吻合异常艰难。

十一、补救措施

为了防止长 STA 供体血管发生扭结 / 旋转，在血管上画一条蓝线（图 12-2C），长 STA 供体血管于硬脑膜下穿过两处骨瓣之间的骨桥（图 12-2D）。

较大的皮层 ACA 分支一般位于脑沟中，吲哚菁绿荧光造影可帮助我们找到合适的受体动脉（图 12-3）。可以采取一些措施使脑沟内吻合获得更浅更宽的操作空间，如用 9-0 丝线缝合横向牵拉边缘的蛛网膜，修剪合适的垫片置于受体血管下方等（图 12-4）。

我们在吻合过程中利用硅胶管来帮助获得确切可靠的吻合。使用硅胶管能帮助我们清晰地观察血管壁，支撑受体动脉保持三维形状，并避免缝合到对侧血管壁（图 12-5A 和 B）。硅胶管非常有效，特别是遇到在直径小管壁薄的受体动脉上进行吻合的时候作用更加明显。

十二、经验和教训

（一）供体血管处理

供体血管制备过程应尽可能避免损伤供体动脉，包括对供体血管的过度牵拉，过度使用电凝器的热传导及解剖层次不确切等。此外，应密切关注供体血管的自然走行（图 12-2E）。

（二）血管吻合

成功吻合的关键是：①良好的吻合手术视野；②避免误缝对侧管壁；③缝合时采用适当的边距和针距，特别是尽可能少地缝针以使吻合口扩大（图 12-5A 和 B）。

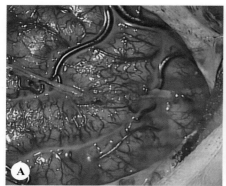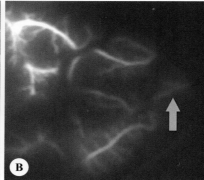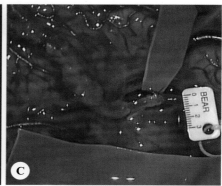

▲ 图 12-3　术中所见受体动脉

A 和 B. 吲哚菁绿荧光造影帮助选择合适的受体动脉，合适的受体动脉应为显示较暗但管径粗大的血管；C. 长供体血管吻合至脑沟中的 ACA 皮层动脉

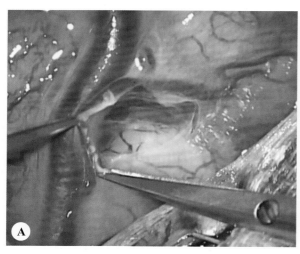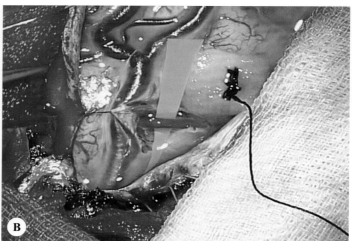

▲ 图 12-4　术中所见

A. 为脑沟内血管吻合获取更浅更宽的操作空间；B. 用 9-0 丝线缝合横向牵拉脑沟边缘的蛛网膜，修剪合适的垫片置于受体血管下方

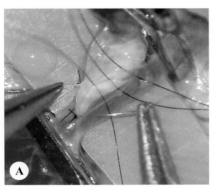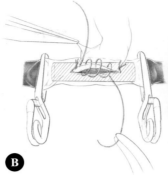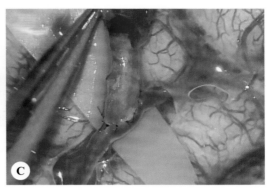

▲ 图 12-5　术中所见及图示显示硅胶支架帮助保持血管三维形状，避免缝合对侧血管壁
A. 蓝色的硅胶管置入管腔防止血管塌陷，间断缝合后移除硅胶管，最后打结；B. 也可以使用连续缝合技术，移除硅胶管后拉紧缝线；C. 移除硅胶管后完成吻合

（三）术者训练

　　训练是必不可少的，因为手的稳定性是做好吻合的基础。我们利用一种硅胶材质的微导管进行操作训练。经过一段时间的训练可以让我们为开展搭桥手术做好准备。而 1000h 的训练则可以帮助我们达到大师级的技术水平。

拓展阅读

[1] Fujimura M, Shimizu H, Inoue T, Mugikura S, Saito A, Tominaga T. Significance of focal cerebral hyperperfusion as a cause of transient neurologic deterioration after extracranial-intracranial bypass for moyamoya disease: comparative study with non-moyamoya patients using N-isopropyl-p-[(123)I]iodoamphetamine single-photon emission computed tomography. Neurosurgery. 2011; 68(4):957–964, discussion 964–965

[2] Iwama T, Hashimoto N, Miyake H, Yonekawa Y. Direct revascularization to the anterior cerebral artery territory in patients with moyamoya disease: report of five cases. Neurosurgery. 1998; 42(5):1157–1161, discussion 1161–1162

[3] Karasawa J, Kikuchi H, Furuse S, Kawamura J, Sakaki T. Treatment of moyamoya disease with STA-MCA anastomosis. J Neurosurg. 1978; 49(5):679–688

[4] Kawashima A, Kawamata T, Yamaguchi K, Hori T, Okada Y. Successful superficial temporal artery-anterior cerebral artery direct bypass using a long graft for moyamoya disease: technical note. Neurosurgery. 2010; 67(3) Suppl Operative:ons145–ons149, discussion ons149

[5] Khan N, Schuknecht B, Boltshauser E, et al. Moyamoya disease and moyamoya syndrome: experience in Europe; choice of revascularisation procedures. Acta Neurochir (Wien). 2003; 145(12):1061–1071, discussion 1071

[6] Matsushima T, Inoue T, Suzuki SO, Fujii K, Fukui M, Hasuo K. Surgical treatment of moyamoya disease in pediatric patients—comparison between the results of indirect and direct revascularization procedures. Neurosurgery. 1992; 31(3):401–405

[7] Miyamoto S, Akiyama Y, Nagata I, et al. Long-term outcome after STA-MCA anastomosis for moyamoya disease. Neurosurg Focus. 1998; 5(5):e5

[8] Okada Y, Shima T, Yamane K, Yamanaka C, Kagawa R. Cylindrical or T-shaped silicone rubber stents for microanastomosis—technical note. Neurol Med Chir (Tokyo). 1999; 39(1):55–57, discussion 57–58

第 13 章 颞浅动脉的单支双吻合：单供体血管双血管吻合

Double Anastomosis Using Only One Branch of the Superficial Temporal Artery: Single-Vessel Double Anastomosis

Ziad A. Hage Gregory D. Arnone Fady T. Charbel 著

摘 要

仅使用颞浅动脉（superficial temporal artery，STA）的一个分支进行的双吻合术，即单供体血管双吻合术（single-vessel double anastomosis，SVDA），是一种非常有价值的烟雾血管病直接血运重建技术。在将单支颞浅动脉与两支受体动脉进行双吻合时，近端采用侧侧吻合，远端采用端侧吻合。对于那些在术前评估中，血管造影上仅显示单支可用的 STA 分支，而又有多个区域需要增加血流的患者，可以选择此技术。此外，术中可以先对可供选择的供体动脉和受体血管的血流量进行测量，根据测量结果再决定如何进行 SVDA 手术，以使搭桥的作用最大化并尽可能减少搭桥失败的概率。本章将讨论 SVDA 手术的技术要点、适应证、禁忌证，如何避免并发症及手术的其他注意事项。

关键词

烟雾血管病，直接搭桥术，单支血管双吻合，截面流量指数，颅外 – 颅内血管搭桥术，颞浅动脉搭桥术

一、发展历程

"烟雾血管病"最早由 Suzuki 和 Takaku 在 1969 年进行描述[1]。3 年后，Yasargil 教授对烟雾血管病进行了首次外科手术——颞浅动脉（superficial temporal artery，STA）与大脑中动脉（middle cerebral artery，MCA）搭桥，自此开始了烟雾血管病外科治疗的发展史[2]。在接下来的几十年中，已经发展出了许多新的手术策略来治疗烟雾血管病，手术技术也在不断完善。目前已报道了多种手术方式（包括直接搭桥和间接搭桥），用来增强多个血管区域的血流，包括大脑前动脉、大脑中动脉和大脑后动脉区域[3]。

尽管目前已报道了利用 STA 顶支和额支进行的双支搭桥技术[4]，但一支 STA 分支也足够提供多个搭桥的血流，单供体血管双吻合（SVDA）技术可以作为一种新的手术策略，即利用一个供体血管分支同时与两根受体血管分别进行侧侧和端侧吻合。在某些烟雾血管病患者中，该技术可以作为搭桥方式的重要补充，特别是当单个吻合不可能向多个缺血区域提供足够的血流，或者供体动脉血流远远超过了单个受血区域所能接受的最大容量的情况下。

二、适应证

为增加血流而进行搭桥手术的适应证是术前评估中显示存在脑血流储备能力下降的症状性烟

雾血管病患者。我们更倾向于将血管舒张实验与影像学检查相结合，用来评估患者的脑血流储备能力并确定可能由于慢性缺血导致脑血管自动调节功能损害的区域。血管扩张刺激通常会导致脑血流量的增加，然而在血流动力学受损的情况下，与正常循环相比，受损血管区域的这种反应会减弱或缺失[5]。我们进行的研究包括在乙酰唑胺激发后进行带 NOVA 软件分析的定量磁共振血管成像（magnetic resonance angiography，MRA）检查，以及在 CO_2 激发后的功能磁共振成像（magnetic resonance imaging，MRI）[局部和全脑血氧水平依赖（blood oxygenation level dependent，BOLD）]检查。数字减影血管造影（digital subtraction angiography，DSA）应显示有满足条件的供体血管和受体血管。在术前计划中可将 SVDA 搭桥作为一种手术选择，尤其是对于那些在血管造影上仅可找到一根可供搭桥的 STA 分支而又有多个区域存在增加血流的需求（如同时存在 MCA 上干和下干供血区域缺血）的患者。另外，可以在术中对有成为供体血管和受体可能的血管流量进行检测，然后根据测量结果来决定是否进行 SVDA 搭桥手术。如果 STA 自组织床游离后的最大血流速度足以满足两个血管网络的供血，先进行侧侧吻合，然后测量搭桥完成后 STA 的血流速度并计算出截面流量指数（cut-flow index，CFI）（搭桥后 STA 的血流速度 / 自组织床游离后 STA 的最大血流速度）。如果 CFI≤0.5，则在完成第二次吻合时尽量使 CFI 接近 1，从而最大化 STA 的供血量并尽可能避免 2c 型错误（见"存在的风险"）和搭桥失败。

三、要点

根据患者症状（对比双侧病变中的左侧和右侧）、影像学发现和脑血流储备能力检测结果来分析哪些血管区域需要增加血流量，一旦这些血管区域确定下来就必须仔细设计皮肤切口和开颅的范围。如果仅需要 STA 的单个分支，就可以设法避免过多地剥离帽状腱膜和离断头皮血供。根据目标 STA 分支情况来设计皮肤切口。如果分离的

是 STA 顶支，则沿着其路径来设计皮肤切口；如果需要更大的皮瓣，可以将其折向前，切口末端达颞上线水平。如果分离的是 STA 额支，切口设计原则是在最大限度地减少向前反折皮肤的情况下提供足够大小的开颅范围。然后，将 STA 额支从皮瓣内面经由帽状腱膜分离出来。在开颅和打开硬脑膜时，应格外小心，以保护脑膜中动脉（middle meningeal artery，MMA），因为它可能已经提供了重要的颅外 - 颅内（extracranial-to-intracranial，EC-IC）侧支循环，后者通常可以从患者术前血管造影中观察到是否存在。患者供体 / 受体血管的选择多种多样，手术方式的计划和选择也不尽相同；术者应准备好根据术中血流测量值重新调整手术计划。使用流量辅助手术技术（flow-assisted surgical technique，FAST）包括以下内容：对自组织床游离后 STA 的最大血流速度进行测量；计算 CFI 以预测搭桥通畅率[6]；避免 2c 型错误（见"存在的风险"）；必要时可以进行多个吻合来优化 CFI 使之达到 1；使供体血管的供血能力达到最大。

四、优点、缺点、应用前景及存在的风险（SWOT）分析

（一）优点

与间接搭桥相比，直接搭桥可以即刻增加血流量，在某些情况下还可以缓解症状。间接搭桥术后可能需要几个月才能形成足够的侧支循环，在此期间患者有脑卒中复发的风险。SVDA 技术的特别之处在于，利用单支供体血管进行多个吻合，让供体血管的供血能力可最大化，同时防止出现 2c 型错误（在"存在的风险"进行了说明）。该技术还避免了解剖第二支 STA 分支的需要，因此节省了时间，保留了头皮血供而减少了伤口愈合问题，并为再次手术或初次搭桥失败提供后续补救措施。

（二）缺点

所有的 EC-IC 搭桥手术都需要临时阻断受体

血管，这导致患者在术中有发生缺血事件的风险，而 SVDA 术中有多支受体血管需要被临时阻断，因而术中发生缺血事件的风险更大。此外，近端吻合出现任何问题都可能影响远端吻合，而任何潜在的供体血管问题会同时影响两支受体血管的搭桥效果。

（三）应用前景

改进减少临时阻断时间的技术将提高搭桥手术的安全性，特别对于某些术中需要进行多支搭桥的手术，比如 SVDA 术。基于此，发明新型缝合装置可能是未来研究的目标。此外，开发更加先进的软件，这种软件能够准确量化各缺血区切实所需的血流量，帮助术者做出更加可靠和客观的手术计划。

（四）存在的风险

直接搭桥手术会遇到四种主要类型的错误[7, 8]，这些错误会影响该手术的成功率。

1 型错误（或不当的患者选择）通常发生在受体血管网络已经有足够的侧支代偿（良好的血流动力学储备）而无须搭桥的患者手术中。对于这些病例，由于患者对血流的需求量低，手术后通过吻合口的血流量会比较少，因而搭桥常常会失败。

2a 型错误是指供体血管出现问题（如在 SVDA 手术中 STA 分支出现问题）。技术性错误的发生原因可能是在获取供体血管期间血管受损或管腔冲洗不够导致血栓形成。SVDA 术中最大的问题是单个 STA 分支作为供体动脉流量不足，无法同时向两个受血区域提供足够的血流，导致两个区域继续缺血。再次强调，术中的血流参数对判断单个 STA 分支作为供体血管的血流量是否足够有决定性意义。

2b 型错误是单纯的吻合问题。毫无疑问精巧的血管吻合技术和不断地训练对于搭桥手术成功的重要性，而术者不断积累的手术经验也会降低这些技术问题的发生。

2c 型错误是指受体血管或远端血管网络存在问题，这一问题可能会限制搭桥血流在缺血脑组织中的分布。其出现的原因包括动脉粥样硬化病，吻合口远端的血管狭窄，受体血管细小及远端血管网络阻力增加。

五、禁忌证

总体来说烟雾血管病搭桥手术的常规禁忌证即是 SVDA 术的禁忌证，包括患者有足够的血流动力学储备，供受体血管质量相差甚大。供体血管长度不够或受体血管方位有问题也可能影响 SVDA 手术的成功率。最后，除非单个 STA 分支的血流量足以供应两个单独的血管区域，否则必须采取某种替代技术（如双支供体血管搭桥）。

六、特殊注意事项

对患者术前血管造影结果进行仔细分析将有助于术者评估供受体血管的质量，选择恰当的搭桥方式，并确定在哪些受血区域进行搭桥有较高的风险。此外，必须明确是否存在 MMA 来源的 EC-IC 侧支代偿，如果已存在，在开颅和打开硬脑膜时则必须避免损伤 MMA。手术期间不得使用利尿药、高渗药物和过度换气，因为所有这些操作在手术和临时阻断血管期间都可能会导致已经严重缺血区域的血流更加减少。在手术期间，尤其是在麻醉诱导期间，应将患者的血压保持在术前的基线水平。在临时阻断血管期间应提高血压，同时让患者处于脑电抑制状态。应在手术当天早上服用抗血小板药（如阿司匹林，我们使用 325mg），并在此后继续服用，以防止吻合部位血栓形成，直至内皮愈合。术后可以通过实验室检查来检测阿司匹林的效力（血小板抑制率），以确保其治疗效果。

七、易犯的错误，风险评估和并发症

在进行技术要求很高的手术（如 SVDA 搭桥）时，可能会遇到一些问题。在分离 STA 或开颅过程中造成了 STA 损伤，在 STA 被离断和钳夹后未进行充分的冲洗，电凝 STA 侧支时损伤了血管或在剥离 STA 期间造成了血管壁夹层，这些都可能

导致供体血管出现问题并最终降低手术的成功率。此外，不恰当的骨窗大小或位置也可能会导致受体血管显露不够，从而使计划好的搭桥手术方式难以实现。更糟糕的是，错误的开颅部位可能导致在错误的区域进行血运重建。开颅或打开硬脑膜过程中损伤 MMA 会破坏已有的重要侧支代偿而加重缺血。另外，在开始血管吻合之前没有彻底止血可能会导致视野内持续渗血，这样会严重影响搭桥过程的效率和时间。电凝和动脉切开时造成受体血管损伤会导致搭桥计划搁浅并加重缺血。此外，尽管已临时阻断了受体血管，但没有电凝其侧支血管也会导致受体血管内持续有血液渗出。另外，供受体血管不匹配也是问题，必要时术者应将供体血管末端剪成斜口和鱼嘴状。吻合期间误缝血管后壁是导致吻合失败的另一个原因。缝合针数不足会导致吻合口严重漏血。如果使用临时硅胶管，一定不要忘记在缝合最后一针前将其取出。最后，在关颅过程中，必须避免缝合硬脑膜或肌肉时造成 STA 的卡压。此外，细致的皮肤缝合对于防止桥血管意外损伤至关重要。

八、特别说明、体位和麻醉

搭桥采用全身麻醉，患者头部用 Mayfield 头架固定。固定之前，插入尿管，建立动脉和中心静脉通道。旋转头部使手术区域与地面平行，对于某些颈部不是很软的患者，用肩垫垫高肩部会有所帮助。使用多普勒探头探测出 STA 的主干、分叉、额支和顶支，并进行标记。皮肤切口可能会因不同的手术计划和搭桥方式而有所差异。例如，如果 SVDA 手术计划使用 STA 顶支，则可以沿着已描记出的 STA 顶支做手术切口（图 13-1）。如果需要用到 STA 额支，则可以将皮瓣翻向前方，在皮瓣内面找到 STA 额支并沿着它的走行进行剥离。手术期间患者应处于脑电抑制状态，并且全程避免使用利尿药，过度换气和出现低血压。在手术期间，尤其是在麻醉诱导过程中，患者的血压应始终保持在术前基线水平。在临时阻断血管期间应提高血压。

九、体位、皮肤切口及关键手术步骤

根据术前选定用于搭桥的颞浅动脉分支的走行，预先描记好皮肤切口。在显微镜放大的状态下，按标记切开皮肤。将颞浅动脉从周围的疏松结缔组织中游离出来（图 13-2），并使用 Charbel 微型流量探针检测实时流量。之后将颞浅动脉用罂粟碱浸泡过的棉片进行包裹，保持湿润的同时保护其在开颅过程中不受损害，并减少其血管痉挛的发生（图 13-3）。根据受体血管的位置和血运重建的目标区域设计好开颅部位，将显微镜移开，按计划进行开颅。将硬脑膜悬吊于骨窗边缘后将显微镜移入术野，于显微镜下小心打开硬脑膜，保留脑膜中动脉分支，这些分支能够提供重要的

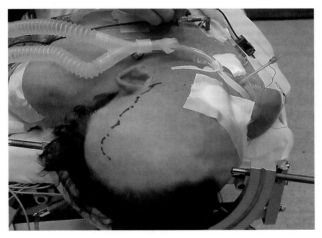

▲ 图 13-1　手术体位与皮肤切口。注意头架固定后使手术区域与地面平行，颞浅动脉顶支已使用超声探明并标记，切口沿颞浅动脉走行设计

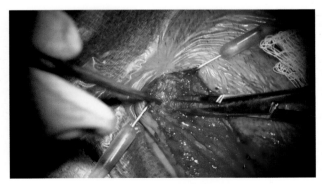

▲ 图 13-2　游离颞浅动脉
在显微镜下使用蚊式钳从皮下分离颞浅动脉，皮钩（蓝色）帮助显露

侧支代偿（图 13-4）。打开硬脑膜后，将分离好的颞浅动脉置于脑表面，以规划确定供体血管的吻合部位和供体动脉的摆放方式（图 13-5）。分段测量颞浅动脉中的流量[8, 9]，由于软组织内横行的静脉可能会绞窄颞浅动脉而造成颞浅动脉的狭窄，因此发现任何低于预期流量值的情况都应积极去

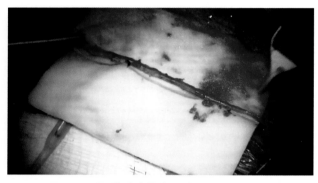

▲ 图 13-3　颞浅动脉游离后使用罂粟碱棉片包裹

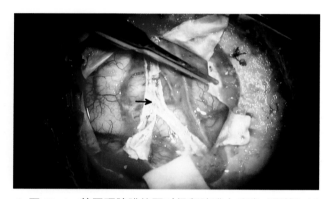

▲ 图 13-4　剪开硬脑膜的同时保留脑膜中动脉（黑箭）及其分支

寻找导致狭窄的原因（图 13-6）。这些绞窄颞浅动脉的血管应该充分电凝，避免造成颞浅动脉狭窄。然后用肝素盐水冲洗颞浅动脉，并在其近端和远端各放置一个临时夹。接下来，打开选择好的受体血管表面的蛛网膜，在受体血管下方放置带小片吸收性明胶海绵的垫片（图 13-7）。吸收性明胶海绵有助于抬高受体血管和手术区域，以利于血管吻合；第二支受体血管也按前述方法准备好。测量两个受体部位的基准血流。然后将包裹颞浅动脉的袖套组织剥除，以侧对侧的方式定位放置在受体血管旁，为动脉切开和吻合做准备（图 13-8）。必须注意颞浅动脉放置的位置，保留其原本的解剖形态，以防止任何的血管扭曲或扭转。分别在供体血管和受体血管上标记切开的部位，首先切开颞浅动脉的近端需要进行侧侧吻合的部位。一般先进行近端的侧侧吻合术。如果先进行远端的端侧吻合术，那么在进行近端侧侧吻合术时需要阻断远端已完成的端侧吻合的血流。这不仅会使两个吻合区域在临时夹闭期间处于危险之中，而且也会使已完成的端侧吻合有极大的风险因血液瘀滞而形成血栓。在颞浅动脉上切开的吻合口一端先以 10-0 尼龙线穿过后，在受体血管上放置临时夹（图 13-9）。根据颞浅动脉切口的大小适当切开受体血管，血管腔内用肝素盐水冲洗。利用前面提及的已穿过颞浅动脉的 10-0 尼龙线与受体血管切口的顶点缝合打结，吻合的第一面采用连

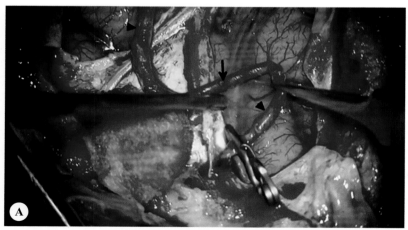

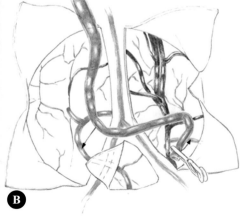

▲ 图 13-5　硬脑膜打开后，将颞浅动脉（箭）置于脑表面，计划吻合处（箭头）

续缝合的方式（图 13-10）。在整个血管缝合结束之前，缝线应保持松弛状态，最后依次收紧针脚。对管腔进行检查，确保血管后壁没有被误缝，然后以同样的方式完成吻合的另一侧。移除临时夹，检查吻合口是否渗血，测量已完成的吻合口处血流。在进行端侧吻合时，先将颞浅动脉末端剪成斜口和鱼嘴状，然后在颞浅动脉末端的"足趾"和"足跟"处分别穿过两根 10-0 尼龙线（图 13-11）。

在受体血管上放置好临时阻断夹，依据颞浅

动脉末端的大小适当切开受体血管，并以肝素盐水进行冲洗，将颞浅动脉末端的"足趾"和"足跟"分别与受体血管的切口两端缝合。采用间断缝合的方式先进行一侧的吻合，受体血管较为脆弱，确保其缝合进针出针是由内向外的方式，以防止血管拉撕。第一侧缝合完成后，检查内腔以确保后壁没有误缝，然后用同样的方式缝合另一侧。先后移除受体血管和颞浅动脉上的临时夹，重新恢复血流。再次测量颞浅动脉和两支受体血管内的血流，进行血流动力学和截面流量指数（CFI）的评估（图 13-12）。然后可以通过吲哚菁绿荧光造影进一步证实搭桥血管的通畅性，以及确认保留了的脑膜中动脉及其分支中的血流。在缝合硬脑膜和肌肉时，应切除足够的组织以保持颞浅动脉的通畅。在皮肤缝合前的每个步骤完成之后，均应测量颞浅动脉末端的血流，以确保颞浅动脉没有在不经意间被勒住或受压。

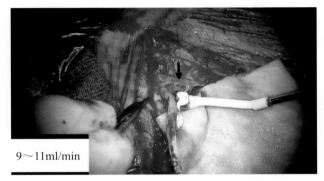

▲ 图 13-6　测量颞浅动脉最大血流量：此处为 11ml/min，远低于预期。观察到静脉横跨颞浅动脉（箭）并卡压了颞浅动脉。电凝分离静脉后，最大血流量提高到了 50ml/min

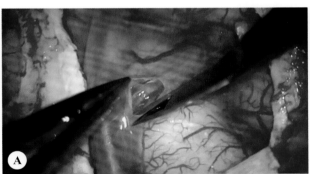

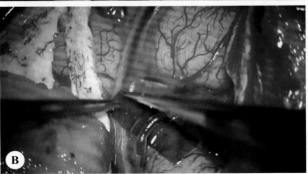

▲ 图 13-7　打开受体血管周围蛛网膜（A），垫片（绿色）放置于受体血管下方准备吻合（B）

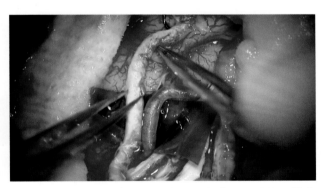

▲ 图 13-8　颞浅动脉以侧侧吻合的方式置于受体血管旁边准备进行动脉切开和血管吻合

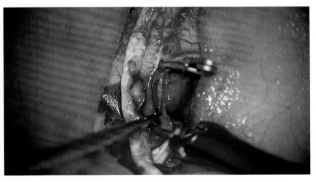

▲ 图 13-9　切开颞浅动脉，首先用一根 10-0 尼龙线穿过颞浅动脉上切口的一端并放置于该处，然后临时阻断受体血管

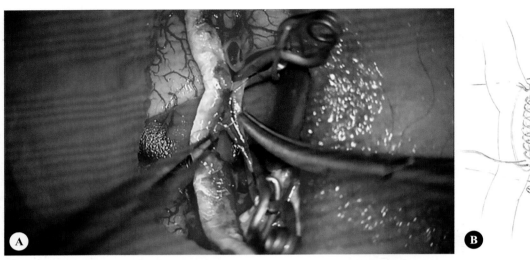
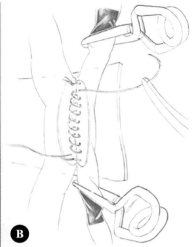

▲ 图 13-10 将该 10-0 尼龙线穿过受体血管上吻合口的一端并打结，然后使用连续缝合的方式完成第一侧的吻合，反复检查管腔以确保没有误缝后壁

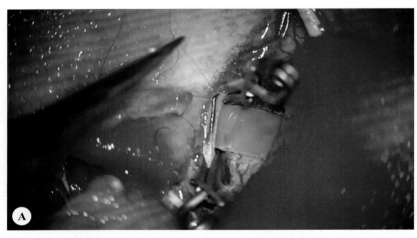
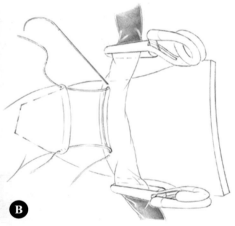

▲ 图 13-11 第二个吻合口的吻合。将颞浅动脉末端剪成斜口或鱼嘴状，第一针缝合于颞浅动脉的"足趾"部，以间断缝合的方式进行吻合，确保在受体血管上的每一针都从内到外进行缝合，避免撕裂血管壁

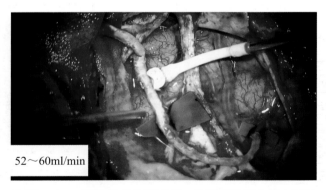

52～60ml/min

▲ 图 13-12 两次吻合均完成后，在颞浅动脉主干上测量最终的搭桥血流量，此处约为 60ml/min

术后进行头部计算机断层扫描（computer tomography，CT）以检查有无颅内出血情况，进行 DSA 以评估直接搭桥是否通畅和是否有血流增加的区域。患者应在重症监护室（intensive care unit，ICU）观察至少 24～48h。将收缩压严格控制在 100～140mmHg，以防止既往有过脑卒中的患者出现再灌注出血或高灌注综合征，24h 后患者收缩压可放开至 100～160mmHg。患者不停用阿司匹林，通过监测患者阿司匹林水平以确保抗血小板治疗效果。在 ICU，每小时进行一次神经系统检查，直到病情稳定，然后每 2h 检查一次，直到患者被转到普通病房。转出后每 4h 进行一次神

经系统检查。术后进行定量 MRA/NOVA 检查测量搭桥血管和脑膜中动脉血流量，确定新的血流量基线值。患者出院后，我们在第 6 周和第 6 个月分别使用全脑和区域 BOLD 和二氧化碳负荷的功能 MRI，乙酰唑胺激发前后的定量 MRA/NOVA 来评估患者的脑血流是否增加和脑血流储备能力是否改善。术前对患者进行神经心理学评估，然后在搭桥手术 6 个月后再次进行评估以判断患者认知功能是否有所改善。术后 1 年进行 DSA 以评估间接血运重建形成情况。

十、手术难点

在手术过程中，可能会遇到一些困难。如果搭桥血管流量不足并且 CFI≤0.5，可能是出现了以下问题：患者选择不当问题——最好通过术前血流动力学评估避免选择无须手术的患者；供体血管问题——为避免此问题，分离供体血管时应非常小心，保持血管湿润并通过罂粟碱浸泡的棉片进行保护，用肝素盐水冲洗，确保充分游离血管周围的组织，这样可以保证不会损伤血管壁；血管吻合问题——为避免此问题，在缝合过程中要反复检查有无误缝血管后壁，在搭桥完成前使用肝素盐水冲洗血管，确保血管腔内缝合平整，纠正血管内任何可能影响血管腔和吻合处通畅的"狗耳朵"现象，确保供受体血管匹配；注意受体血管或受体血管远端血管末梢的质量——为避免此问题，应选择直径足够大的血管作为受体血管并用肝素盐水进行冲洗，应选择缺血且血流储备能力差的血管分布区域进行手术。

十一、补救措施

对于这种技术上极具挑战的手术，最好是从手术开始时即避免错误的发生，而不是等待错误发生后再去补救。尽管如此，一些错误偶尔还是会出现。如果颞浅动脉在开颅过程中被损伤（如被电钻卷到），而损伤的部位位于血管远端，则可以切除被损伤的部分从而使血管末端开口平整。否则就只能取颞浅动脉的另一分支进行手术。如

果搭桥血管不通，先检查吻合质量，轻柔地挤压供受体血管和吻合部位。如果仍然不通畅，可以在局部注射溶栓药（组织型纤溶酶原激活物或整合素）。如果上述措施仍然无效，最后可能需要打开吻合口进行修复，或者在另外一支受体血管上重新吻合。如果在缝合硬脑膜或肌肉期间发现搭桥血流下降，则应拆开进行修正，可以切除部分硬脑膜或肌肉组织，为颞浅动脉通过提供足够的空间。同样，任何骨窗周围影响颞浅动脉血流的颅骨也应予以咬除。如果搭桥血管不小心被针刺穿，可以用显微器械轻轻按压，直到出血停止。必要的时候可以用 10-0 尼龙线缝合一针。

十二、经验和教训

恰当的术前评估和患者选择是非常重要的。术者应该仔细观察患者的术前血管造影，包括分析脑膜中动脉代偿情况，以及计划好供受体血管和血管搭桥过程。供受体血管直径需匹配。应避免使用甘露醇、呋塞米等药物及过度通气，抗癫痫药物可预防性使用。从分离颞浅动脉到皮肤缝合，手术中的每一步都必须保持干净的术野。颞浅动脉必须保持湿润，用罂粟碱浸泡过的棉片包裹，直到准备开始吻合，同时必须用肝素盐水进行反复大量的冲洗。可以在橡胶垫片下放置吸收性明胶海绵抬高受体血管。利用橡胶支架来辅助血管吻合时，要在吻合结束前将其取出。缝合另一侧前，不断检查有无误缝血管后壁，已完成的吻合是否平整。患者的血流测量结果对手术决策和效果评估非常关键。根据血流测量结果，术者必须准备好解决各种问题的预案。如果吻合完成后吻合口漏血，反复冲洗往往就可以止血；否则可能需要补针。如果发现搭桥不通或血栓形成，可以考虑局部注射溶栓药，但必要时，应毫不犹豫地拆开吻合口进行修正。如果补救不成功，最后只能换一根受体血管重新搭桥。值得注意的是，根据术者多年的经验，一些搭桥血管起初看起来似乎不通，但在 1～2 个月之后的血管造影上有可能会显影。

参 考 文 献

[1] Suzuki J, Takaku A. Cerebrovascular "moyamoya" disease. Disease showing abnormal net-like vessels in base of brain. Arch Neurol. 1969; 20(3):288–299

[2] Donaghy RM. Neurologic surgery. Surg Gynecol Obstet. 1972; 134(2): 269–270

[3] Matsushima T, Inoue K, Kawashima M, Inoue T. History of the development of surgical treatments for moyamoya disease. Neurol Med Chir (Tokyo). 2012; 52(5):278–286

[4] Yoshimura S, Egashira Y, Enomoto Y, Yamada K, Yano H, Iwama T. Superficial temporal artery to middle cerebral artery double bypass via a small craniotomy: technical note. Neurol Med Chir (Tokyo). 2010; 50(10):956–959

[5] Hage ZA, Amin-Hanjani S, Charbel FT. Cerebral revascularization:

[6] state of the art. Neurosurg Q. 2013; 23(1):13–26

Amin-Hanjani S, Du X, Mlinarevich N, Meglio G, Zhao M, Charbel FT. The cut flow index: an intraoperative predictor of the success of extracranial-intracranial bypass for occlusive cerebrovascular disease. Neurosurgery. 2005; 56(1) Suppl:75–85, discussion 75–85

[7] Ashley WW, Amin-Hanjani S, Alaraj A, Shin JH, Charbel FT. Flowassisted surgical cerebral revascularization. Neurosurg Focus. 2008; 24(2):E20

[8] Amin-Hanjani S, Charbel FT. Flow-assisted surgical technique in cerebrovascular surgery. Surg Neurol. 2007; 68 Suppl 1:S4–S11

[9] Charbel FT, Meglio G, Amin-Hanjani S. Superficial temporal artery-to-middle cerebral artery bypass. Neurosurgery. 2005; 56(1) Suppl: 186–190, discussion 186–190

拓 展 阅 读

Amin-Hanjani S, Singh A, Rifai H, et al. Combined direct and indirect bypass for moyamoya: quantitative assessment of direct bypass flow over time. Neurosurgery. 2013; 73(6):962–967, discussion 967–968

第四篇

烟雾血管病的联合血运重建
Combined Revascularization

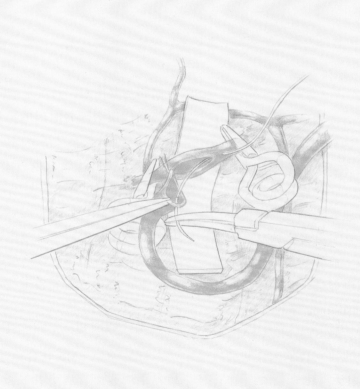

第 14 章　颞浅动脉 – 大脑中动脉搭桥联合脑 – 颞肌贴敷术
Combined STA-MCA Bypass and Encephalo-myo-synangiosis

Marcus Czabanka　Peter Vajkoczy　著

摘　要

烟雾血管病患者的血运重建可分为直接和间接两种方式。由于这两种术式都有各自显著的优缺点，因此我们可以结合两者的优点，采取联合的手术方式让患者最大限度地恢复脑血流。颞浅动脉 – 大脑中动脉（superficial temporal artery-middle cerebral artery，STA-MCA）搭桥术可在术后即刻建立侧支循环为缺血脑组织提供血流，脑 – 颞肌贴敷术（encephalo-myo-synangiosis，EMS）则可以扩大血运重建的范围，并在直接搭桥血供不足的情况下提供额外的脑血流。本章介绍了 STA-MCA 搭桥术与脑 – 颞肌贴敷术（EMS）相结合的技术问题，重点讨论手术技术难点和解决问题的策略。

关键词

颞浅动脉 – 大脑中动脉搭桥术，脑 – 颞肌贴敷术，联合血运重建术，烟雾血管病

一、发展历程

1977 年，Karasawa 等首次对脑 – 颞肌贴敷术在烟雾血管病患者治疗中的作用进行了报道：将脑 – 颞肌贴敷术与颞浅动脉 – 大脑中动脉搭桥术相结合，即 STA-MCA/EMS 联合血运重建术，颞深动脉会经由其供血的颞肌在大脑表面形成了新的侧支代偿[1]。对烟雾血管病患者实施脑 – 颞肌贴敷术引发了一场关于烟雾血管病患者理想脑血运重建策略的持续争论，也促进了其他多种联合血运重建术式的发展。Matsushima 等的研究表明，在缺血型烟雾血管病患者实施 STA-MCA/EMS 联合血运重建术在侧支代偿的建立和临床症状的改善方面均优于单纯的间接血运重建[2, 3]。烟雾血管病联合血运重建的效果与患者的年龄有明显的相关性。在成人患者的 STA-MCA/EMS 联合血运重建术中，STA-MCA 直接搭桥在改善患者脑血流的

方面起主要作用；而在儿童患者中，由 EMS 形成的侧支代偿会随着时间的推移而逐渐增强，能补偿甚至完全替代直接搭桥提供的脑血流[4]。脑功能学研究表明，在成人患者中，STA-MCA/EMS 联合血运重建术可显著恢复患者的脑血流储备能力，而单纯的 EMS 则不能[5]。因此，STA-MCA/EMS 联合血运重建术对于儿童患者效果更加显著，而对于成人患者，在直接搭桥起作用的情况下，额外实施的 EMS 就显得没那么重要了。

二、适应证

STA-MCA/EMS 联合血运重建术可作为儿童和青年烟雾血管病患者的首选脑血运重建方案。在儿童患者的联合手术中，患儿通过 EMS 可获得非常好的血运重建效果，研究表明在患儿颞浅动脉较细小和直接搭桥供血不充分的情况下，EMS

是一个重要的侧支血供来源。而在成人患者的联合手术中，EMS 对脑血运重建的作用相对较弱，主要应用在 STA 过于细小时及在提供的血流不充分时，其可作为 STA-MCA 搭桥术的补充。

三、要点

STA-MCA/EMS 联合血运重建术治疗烟雾血管病患者的基本理念是：较之任何一种单一术式，联合手术可以在更大范围的脑血管区域恢复更多的脑血流。此外，联合两种手术方式保证了如果其中某一种手术方式失败时，另一种仍可形成代偿血流（相互弥补）。患者治疗过程中建议足量使用抗血小板药物，术前需要利用 PFA-100 试验评估患者是否存在阿司匹林抵抗[6]。与单独 STA-MCA 搭桥相比，联合血运重建术开颅时骨窗需扩大到与颞肌的大小一致（将大脑侧裂作为骨窗中心），以便颞肌能够贴敷到大脑表面。在制备颞肌筋膜和处理颞肌基底部时需格外小心，以免损害具有形成新生侧支血管潜能的颞肌。应格外注意在还纳骨瓣的时候避免颞肌基底部受到卡压，继而压迫到作为供体的颞浅动脉分支及颞肌的供血血管。

四、优点、缺点、应用前景及存在的风险（SWOT）分析

（一）优点

STA-MCA 搭桥术可为缺血脑组织提供直接血流，即刻改善患者脑血流动力学损害情况。在搭桥血供不充分的情况下，EMS 可为缺血脑组织提供额外的血流。在搭桥失败的情况下，EMS 可以作为弥补建立侧支代偿。

（二）缺点

同时实施两种术式增加了手术时间和手术风险。尤其对于儿童患者，由于供体和受体血管脆弱且细小，STA-MCA 搭桥术可能难以成功。实施大范围的开颅和颞肌贴敷时颞肌上的渗血容易导致术后再出血，而颞肌肿胀也容易造成脑组织受

压。此外，EMS 对恢复脑血流是否有作用无法预测，因人而异。

（三）应用前景

也许以后可以通过基因治疗方法来提高 EMS 重建脑血流的效果[7]。目前已证实，利用成肌细胞介导促血管生成基因和促动脉生成基因转染到肌肉／脑界面，可以增加侧支代偿的建立并降低脑缺血的风险[7]。因此，肌肉／脑界面是一个非常有前景的诱导动脉和血管新生的分子生物学靶点。

（四）存在的风险

供受体血管又细又脆是导致吻合失败的一个主要的风险。其他风险包括再出血、缺血或过度灌注综合征。另外存在的特殊风险是术后的颞肌肿胀可能会产生颅内占位效应而引起脑组织受压。还有一些十分罕见的远期并发症，如张口时可能会造成供体血管扭曲而一过性血管闭塞而导致短暂性脑缺血发作[8]。

五、禁忌证

当脑膜中动脉（middle meningeal artery，MMA）已作为颅穹窿烟雾样代偿血管的一部分或颞浅动脉（superficial temporal artery，STA）成为颅穹窿烟雾血管的主要来源时，应视为 STA-MCA/EMS 联合血运重建术最主要的禁忌证。由于手术过程中需要大范围的打开硬脑膜，这样会损伤供血颅穹窿烟雾血管的硬脑膜分支动脉，继而导致脑缺血的发生。当 STA-MCA/EMS 联合血运重建术用于儿童烟雾血管病患者的治疗时存在一个相对较为明显的问题，就是儿童患者的颞浅动脉往往都很细小，这对外科医师的吻合技术来说通常是个挑战。不管怎样，在有合适供体血管的情况下，我们依然建议进行直接搭桥。严重的脑萎缩也是一个较为特殊的禁忌证，因为颞肌和大脑表面（肌肉／脑界面）的物理接触是成功进行间接血运重建的必要条件。当颞肌与硬脑膜边缘缝合时，脑萎缩可能会增加硬脑膜与脑表面的距离，从而导致肌肉与脑表面无法进行直接接触。

六、特殊注意事项

具体如何实施 STA-MCA/EMS 联合血运重建术主要取决于患者脑血管影像学评估结果。在数字减影血管造影（digital subtraction angiography，DSA）中，除了要通过颈内动脉造影观察颈内动脉系统血管情况，还要关注颈外动脉造影以观察颞浅动脉是否存在，以及其大小和走行。必须要特别关注颅穹窿烟雾血管代偿及其供血血管（如枕动脉、脑膜中动脉和颞浅动脉等），并观察其所在位置。在判断颅穹窿烟雾样血管代偿如何供应大脑的血流时，分析 DSA 的正侧位图像是非常重要的。MMA 供血的颅穹窿烟雾血管的存在可能是该手术策略的禁忌，如果手术就提示我们在手术时沿着 MMA 周围剪开硬脑膜，以保护已经建立的颅内外侧支血流。磁共振成像（magnetic resonance imaging，MRI）不仅可以排除有无急性脑缺血，而且还可以判断有无脑萎缩。在存在严重脑萎缩的情况下手术将无法建立有效的肌肉/脑界面。术前抗血小板方案通常是口服阿司匹林 100mg/d。用 PFA-100 检测患者术前抗血小板聚集情况，以排除有无阿司匹林抵抗。若存在阿司匹林抵抗，需将其口服剂量增加到 300mg/d，然后再行 PFA-100 复测。如果每日阿司匹林剂量增加到 300mg 仍无法避免阿司匹林抵抗，抗血小板方案可改为氯吡格雷 75mg/d 口服。这类患者可在口服氯吡格雷 75mg/d 的情况下进行手术。必须指出的

是，不同的医疗机构患者术前抗血小板方案不尽相同。甚至有些外科医师在患者搭桥手术前或术后均不进行抗血小板治疗。因此在缺乏高水平证据支持的情况下，对于烟雾血管病患者，我们仍建议采用上述围术期抗血小板方案。在接下来的内容中，我们在描述每一种血运重建手术的技术方式时都将介绍各个手术者所选用的抗血小板策略，以便读者可以了解到多种不同的抗血小板方案。

患者颞浅动脉的解剖特征决定了皮肤切口的形状。使用 Y 形切口还是弧形切口来制备供体血管和分离颞肌取决于哪支颞浅动脉分支被选作供体血管。

除了在解剖颞浅动脉时应格外谨慎以外，在剥离颞肌和分离筋膜组织时也需十分小心，因为牺牲颞浅动脉和单独分别分离皮肤和颞肌均有可能造成术后皮肤伤口愈合困难。因此，切皮和分离颞肌的手术原则是尽量减少对这些组织的操作损伤（图 14-1）。为了维持颞肌表面结构和血管的完整性，从颅骨上剥离颞肌时应从颞肌的下部开始逐步向颞线方向钝性剥离。制备颞肌瓣时会面临一个矛盾的问题，一方面应尽量避免使用双极或单极电凝止血，以保证颞肌表面微血管的完整性；另一方面又需稳妥处理出血点，因为颞肌表面的渗血可能是术后颅内出血（特别是硬脑膜下血肿）的主要来源。此外，小心谨慎的分离颞肌对于降低术后颞肌肿胀也至关重要，而在颞肌贴

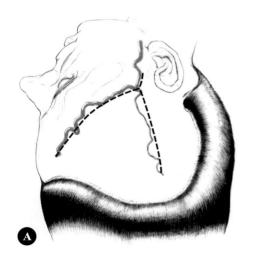

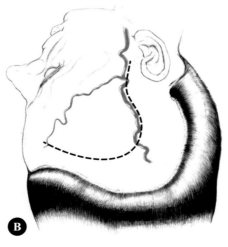

◀ 图 14-1　根据拟采用的颞浅动脉供体分支走行来设计皮肤切口

敷后颞肌的肿胀可能会导致脑组织受压。由于颞深动脉沿着颞肌基底部走行，为保护其血供，应避免在颞肌基底部进行剥离。手术以侧裂为中心进行开颅，然后根据颞肌的形态和大小来个体化设计骨瓣。

七、易犯的错误、风险评估和并发症

妨碍该手术实施的一个主要问题就是脑膜中动脉参与了颅穹窿烟雾状血管的供血。对于这些病例，我们将围绕脑膜中动脉打开其周围的硬脑膜，然后再将颞肌经由硬脑膜开放的区域贴敷在大脑表面。开颅过程中如果脑膜中动脉损伤就会造成其供血的颅穹窿处的烟雾状血管的损害，继而导致脑缺血的发生。以侧裂为中心进行开颅，可避免脑表面没有合适受体血管的窘境，因为通常情况下侧裂周围区域会有多处合适的受体血管[9]。STA-MCA/EMS 联合手术的主要风险是发生围术期缺血性脑卒中，据报道其发生率为5%～8%[10, 11]。由于联合手术比单纯直接搭桥手术创面更大，2%～6% 的联合手术患者术后会出现伤口愈合问题。据报道，成人烟雾血管病患者的高灌注综合征发生率为 15%～30%（小儿患者发生率则较低），然而大多数发生高灌注的患者预后良好[12]。有趣的是，亚洲患者与北美洲或欧洲患者相比，术后高灌注综合征的发生存在明显差异，后者发生率较低[10, 13, 14]。

八、特别说明、手术布局和麻醉

同标准 STA-MCA 搭桥手术一样，STA-MCA/EMS 联合血运重建术也采用仰卧位同时保持手术区域与地面平行。这种手术的优点在于，对于某些术前不知道搭桥是否可行的患者，可先进行STA-MCA 搭桥术。在体位摆放的过程中，尤其需要注意避免过度扭曲颈部导致颈静脉充血和随之引起的脑组织肿胀。因为对于青少年烟雾血管病患者，术中通过释放脑脊液等措施来减轻脑肿胀的效果比较有限。麻醉需保证手术在无颅内高压的情况下进行，以避免硬脑膜切开时硬脑膜边

缘的脑肿胀和静脉充血。为了保持正常的颅内压，麻醉的关键点在于选用一些可以降低脑代谢和脑血容量的药物，如异丙酚和瑞芬太尼。此外，使用巴比妥类药物可以诱发患者脑电图上的爆发性抑制。当然为了进一步降低患者的颅内压，也可使用渗透性利尿药（如甘露醇）。麻醉的第二个关键点是保持正常的平均动脉压，以维持患者有效的脑灌注压。患者血压应保持在正常稍高的水平且平均动脉压应始终维持在 80～90mmHg。吸入少量 1.0（100%）的氧气对防止出现脑缺血有保护作用。无论如何，应避免过度通气，以防止进一步加重脑缺血。

九、体位、皮肤切口及关键手术步骤

采用 Mayfield 头架固定头部，头部旋转 90°并略高于心脏水平。利用一个 Y 形皮肤切口来分离 STA 的额支或顶支及制备颞肌瓣（图 14-2）。切开皮肤并牵开，然后开始分离 STA，分离时可以在 STA 周围保留一层结缔组织鞘，以避免因操作造成的 STA 损伤和血管痉挛（图 14-3）。将已分离好的 STA 分支牵开，然后沿着 Y 形皮肤切口进一步牵拉皮肤，就可以沿着颞线和颞肌后方切开颞肌筋膜（图 14-4）。将颞肌从颅骨上剥离时应采取从颞肌近端到远端的原则，轻柔地钝性分离颞肌，同时应尽量避免电凝止血，以保留颞肌的结构和血管完整。剥离颞肌时避免在其基底部进行分离操作，以保护颞深动脉（图 14-5）。

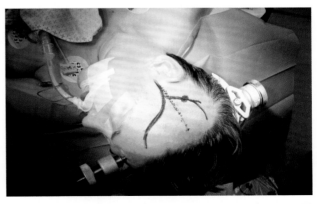

▲ 图 14-2　拟行 STA-MCA/EMS 联合血运重建术的烟雾血管病患者的头部摆放和皮肤切口

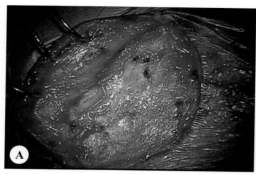 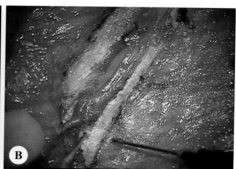

◀ 图 14-3　A. 皮肤切开后辨认颞浅动脉（STA）额支；B. 分离 STA 时为保护其不受损伤，可在血管周围留下一层结缔组织鞘

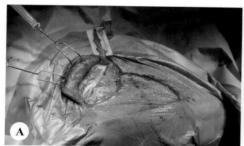 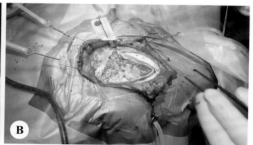

◀ 图 14-4　A. 分离出颞浅动脉额支后，牵开皮瓣；B. 沿 Y 形皮肤切口的皮缘进一步牵拉皮瓣完全显露颞肌，以便切开颞肌筋膜和游离颞肌

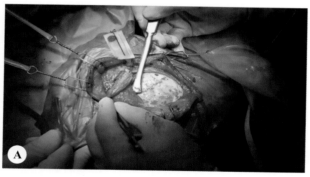 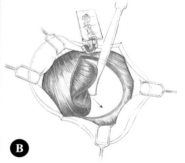

◀ 图 14-5　从近端到远端钝性剥离颞肌，可以确保颞肌的结构和血管完整，同时也可减少需要电凝的颞肌出血

骨瓣的大小应根据颞肌的大小而定，同时开颅应以侧裂为中心（图 14-6A）。将颞浅动脉和位于侧裂周围的一支大脑中动脉皮层支动脉进行显微血管吻合（图 14-6B 和 C）。在打开硬脑膜时做一个大的硬脑膜瓣并翻转到脑表面，以完成一个附加的脑 - 硬脑膜 - 血管融通术，而不仅仅是单纯的切开硬脑膜（图 14-6D）。

接下来，将颞肌贴敷在脑表面，并将其与硬脑膜的边缘进行缝合（图 14-7B）。必须特别注意的是不能让颞肌压迫到相应走行的供体 STA 上。还纳骨瓣时要注意在骨瓣的底部需要为颞肌瓣和供体 STA 留出足够的间隙，然后用颅骨固定系统进行固定（图 14-7C）。通常情况下需要去除部分骨瓣底部的骨质，以避免任何的肌肉或搭桥血管卡压。

十、手术难点

手术中主要的困难是颞浅动脉的截面血流量较低，而后者代表了颞浅动脉的载荷能力。可以利用直径 1.5mm 的血流量微探头来测量选定的 STA 分支中的血流量来评估该动脉的载荷能力。如果搭桥后供体血管的截面血流量较低，则应检查颞浅动脉有无颞肌或伴行静脉的压迫。如果搭桥失败（术中吲哚菁绿荧光造影检查），则应纠正血管吻合中所犯的错误。在个别病例中如果这些错误无法被纠正，则可在另外一根新的受体血管上重新进行血管吻合。这种补救措施要求供体血管有足够的长度，并且存在另一根适合的受体动脉。由于 STA-MCA/EMS 联合血运重建术采用的

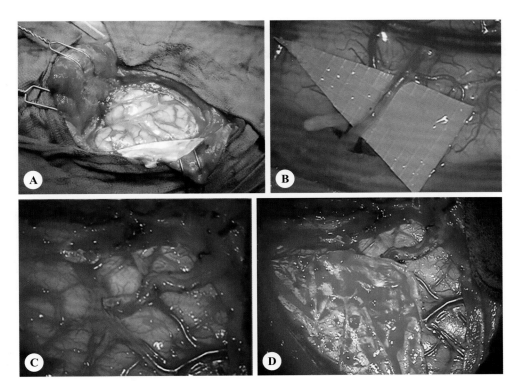

◀ 图 14-6　A. 牵拉开颞肌瓣和皮瓣，剪开硬脑膜后，可以清楚地观察到在显露的大脑皮层表面存在多支潜在的受体血管；B 和 C. 制备受体动脉以实施显微血管吻合；D. 制备一个硬脑膜瓣，然后将其翻转到大脑皮层表面做额外的脑 - 硬脑膜 - 血管融通术

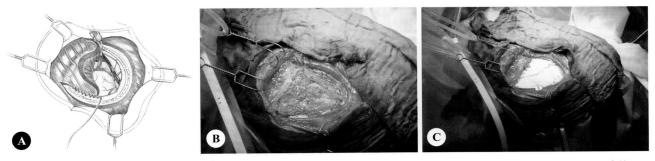

▲ 图 14-7　A. 将颞肌与硬脑膜边缘进行缝合，颞肌与脑皮层表面直接接触。注意搭桥血管应在硬脑膜和肌肉边缘之间穿过；B. 颞肌贴敷在脑皮层表面；将颞肌边缘与硬脑膜边缘进行缝合，可以在保持颞肌和大脑皮层之间的接触的同时，还可避免伤口愈合后出现颞肌的移位；C. 还纳骨瓣：为颞肌穿过颅骨提供足够的空间，并且避免其压迫到颞浅动脉，还纳骨瓣时需去除部分骨瓣基底部的骨质

是围绕侧裂的开颅方式，因此在脑表面缺乏合适的受体血管的情况下，可以打开外侧裂，选择一根大脑中动脉的 M2 分支来作为受体血管。制备颞肌瓣的过程中可导致肌肉水肿或出血，在这种情况下一旦将颞肌贴敷在脑表面就有可能会造成占位效应。通过去除骨瓣可以消除颞肌的占位效应，同时不影响间接血运重建效果。

十一、补救措施

有两种方法可以处理搭桥血流不足的问题。

首先，重新打开吻合口，检查其内是否有血栓形成。有时也可能是误缝了吻合血管的后壁。在这些情况下，需要重新进行血管吻合。其次，切断用于搭桥的颞浅动脉分支，用临时夹阻断留在大脑中动脉的 M4 段分支上的血管部分，并在新的受体血管上重新进行吻合。但这一补救措施只有当供体血管够长，允许被部分切断且能够到达新的受体动脉时才可以被采用。当颞肌渗血时，为保持颞肌的结构和血管的完整性，需仔细寻找出血点并进行精准止血，以免影响其与缺血的大脑皮层之间新生侧支代偿的形成。如果反复多次吻合均告失败，在直接吻合效果不佳的情况下，EMS仍可提供间接血运重建的机会。当术中发现颞肌肿胀明显时，可行去骨瓣减压，仍可能保留 EMS 的间接血运重建效果。

十二、经验与教训

将皮肤切口由原来的弧形切口改为沿供体 STA 分支走行的线形切口。如果选择的供体血管是 STA 额支，则可以采用一个 Y 形切口，这样不仅可以充分地显露颞肌，沿着血管走行来分离供体动脉的皮肤切口也可作为 Y 形切口的一部分，这种皮肤切口设计与在原来的在皮瓣内分离供体动脉的弧形切口截然不同。如果选择 STA 顶支作为供体动脉，可以沿着顶支做一个小的弧形切口（改良的小翼点入路），也无须再从皮瓣内去分离供体动脉（图 14-1）。在剥离颞肌时，我们推荐从颞肌的近端到远端钝性分离，这种操作方法可以维持颞肌的结构和血管的完整性，同时减少需要电凝的肌肉渗血。剪开硬脑膜后，硬脑膜边缘需进行仔细的止血，以防止硬脑膜出血渗入到吻合术野当中。为了达到最佳的血管吻合效果，在吻合开始前可以实施术中荧光造影来评估受体血管的血流特点。此外，另一个重要的问题是一定要确保搭桥的供体血管和移位贴敷的颞肌互不影响。

参考文献

[1] Karasawa J, Kikuchi H, Furuse S, Sakaki T, Yoshida Y. A surgical treatment of "moyamoya" disease "encephalo-myo synangiosis". Neurol Med Chir (Tokyo). 1977; 17(1 Pt 1):29–37

[2] Matsushima T, Inoue T, Katsuta T, et al. An indirect revascularization method in the surgical treatment of moyamoya disease—various kinds of indirect procedures and a multiple combined indirect procedure. Neurol Med Chir (Tokyo). 1998; 38 Suppl:297–302

[3] Matsushima T, Inoue T, Suzuki SO, Fujii K, Fukui M, Hasuo K. Surgical treatment of moyamoya disease in pediatric patients—comparison between the results of indirect and direct revascularization procedures. Neurosurgery. 1992; 31(3):401–405

[4] Czabanka M, Vajkoczy P, Schmiedek P, Horn P. Age-dependent revascularization patterns in the treatment of moyamoya disease in a European patient population. Neurosurg Focus. 2009; 26(4):E9

[5] Czabanka M, Peña-Tapia P, Scharf J, et al. Characterization of direct and indirect cerebral revascularization for the treatment of European patients with moyamoya disease. Cerebrovasc Dis. 2011; 32(4):361–369

[6] Jussen D, Horn P, Vajkoczy P. Aspirin resistance in patients with hemodynamic cerebral ischemia undergoing extracranial-intracranial bypass surgery. Cerebrovasc Dis. 2013; 35(4):355–362

[7] Hecht N, Peña-Tapia P, Vinci M, von Degenfeld G, Woitzik J, Vajkoczy P. Myoblast-mediated gene therapy via encephalomyosynangiosis—a novel strategy for local delivery of gene products to the brain surface. J Neurosci Methods. 2011; 201(1):61–66

[8] Freyschlag CF, Seiz M, Brockmann MA, et al. Effect of mouth opening on bypass function after combined revascularization for moyamoya disease. Acta Neurochir Suppl (Wien). 2011; 112:35–38

[9] Peña-Tapia PG, Kemmling A, Czabanka M, Vajkoczy P, Schmiedek P. Identification of the optimal cortical target point for extracranialintracranial bypass surgery in patients with hemodynamic cerebrovascular insufficiency. J Neurosurg. 2008; 108(4):655–661

[10] Guzman R, Lee M, Achrol A, et al. Clinical outcome after 450 revascularization procedures for moyamoya disease. Clinical article. J Neurosurg. 2009; 111(5):927–935

[11] Kazumata K, Ito M, Tokairin K, et al. The frequency of postoperative stroke in moyamoya disease following combined revascularization: a single-university series and systematic review. J Neurosurg. 2014; 121(2):432–440

[12] Fujimura M, Mugikura S, Kaneta T, Shimizu H, Tominaga T. Incidence and risk factors for symptomatic cerebral hyperperfusion after superficial temporal artery-middle cerebral artery anastomosis in patients with moyamoya disease. Surg Neurol. 2009; 71(4):442–447

[13] Acker G, Goerdes S, Schmiedek P, Czabanka M, Vajkoczy P. Characterization of clinical and radiological features of quasi-moyamoya disease among European Caucasians including surgical treatment and outcome. Cerebrovasc Dis. 2016; 42(5–6):464–475

[14] Acker G, Goerdes S, Schneider UC, Schmiedek P, Czabanka M, Vajkoczy P. Distinct clinical and radiographic characteristics of moyamoya disease amongst European Caucasians. Eur J Neurol. 2015; 22(6):1012–1017

第 15 章　颞浅动脉 – 大脑中动脉搭桥联合脑 – 颞肌贴敷术 / 脑 – 硬脑膜 – 颞肌血管融通术
STA-MCA Bypass and EMS/EDMS

Ken Kazumata　Kiyohiro Houkin　著

摘　要

烟雾血管病患者的血管病变主要累及大脑中动脉（middle cerebral artery，MCA）和大脑前动脉（anterior cerebral artery，ACA）。联合血运重建术，即颞浅动脉 – 大脑中动脉搭桥术联合间接血运重建术有效地治疗有症状的烟雾血管病患者。直接血运重建术应用于早期烟雾血管病的治疗。研究表明联合血运重建术较之单纯的间接血运重建术有许多明显的优势。本章讨论了联合血运重建术的这些优势和手术过程中的技术要点。

关键词

烟雾血管病，颞浅动脉 – 大脑中动脉搭桥术，血运重建

一、发展历程

从 1985 年起，日本北海道大学神经外科就开始采用直接 / 间接联合血运重建手术来治疗烟雾血管病[1]。由于我们观察到单纯实施间接血运重建术，如脑 – 硬脑膜 – 动脉 – 血管融通术（encephalo-duroarterio-synangiosis，EDAS）[2] 治疗烟雾血管病，患者的疗效不确切和（或）出现侧支代偿建立不充分的情况，因此我们开始尝试采用联合血运重建术来治疗烟雾血管病患者。尽管结合直接颞浅动脉 – 大脑中动脉（superficial temporal artery-middle cerebral artery，STA-MCA）搭桥术和间接血运重建术的联合血运重建术相较于单纯间接血运重建术的术式更为复杂，但却能获得更好的血运重建效果[3]。

二、适应证

脑血运重建术的适应证包括出现缺血症状的进展期烟雾血管病患者（Suzuki 分级 Ⅲ级或更高）或既往有颅内出血史的患者。对于缺血型烟雾血管病患者，在出现症状的大脑半球实施血运重建手术。对于无症状型烟雾血管病患者如已出现了血流动力学损害也可以实施手术治疗。而对于出血型烟雾血管病患者，则需行双侧大脑半球的脑血运重建手术。

三、要点

我们的联合血运重建术的策略是，无论患者年龄多大，均可实施直接 / 间接联合血运重建术（图 15-1）。在我们这一联合血运重建术的标准化过程中包括双支颞浅动脉 – 大脑中动脉搭桥术（图 15-2）。

术前

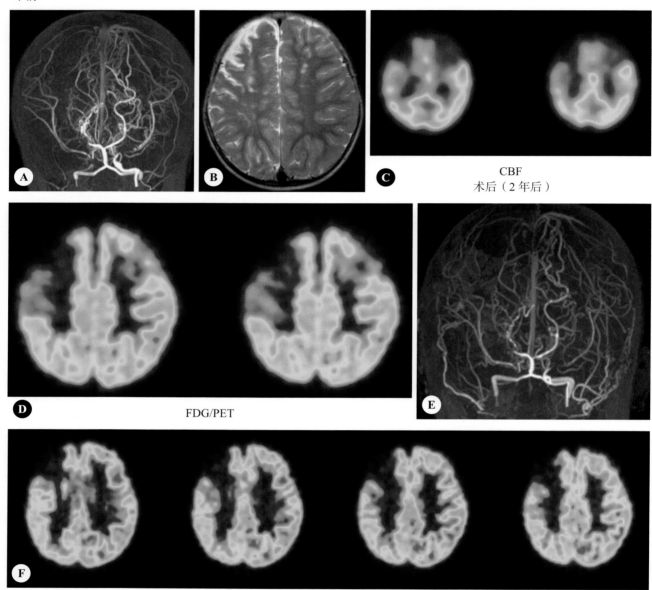

CBF
术后（2 年后）

FDG/PET

FDG/PET

▲ 图 15-1　采用联合血运重建术治疗 3 岁烟雾血管病女童

A. 病变血管主要累及右侧；B.MRI T$_2$ 像提示前额叶区域脑萎缩，提示前额叶区域发生了不可逆的脑缺血改变；C. 右额叶梗死区以外的脑血流量（CBF）减少；D. 术前 ^{18}F- 氟代脱氧葡萄糖（^{18}F-fluorodeoxyglucose，^{18}F-FDG）/ 正电子发射体层成像（positron emission tomography，PET）检查提示，脑梗死的周边区域脑组织糖代谢也呈现降低；E. 成功进行脑血运重建后 2 年；F. 右侧额叶脑梗死的周边区域，观察到了糖代谢的增加

四、优点、缺点、应用前景及存在的风险（SWOT）分析

（一）优点

联合血运重建术可立即增加手术区域局部脑血流量（regional cerebral blood flow，rCBF），因此在术后即刻就可以防止缺血性事件的发生[3, 4]。联合血运重建术较之单纯的间接血运重建术在术后可获得更加广泛的血运重建效果[5]。另外，与单纯的间接血运重建术不同，接受联合血运重建术的患者很少会因为大脑后部缺血而需要再次手术。

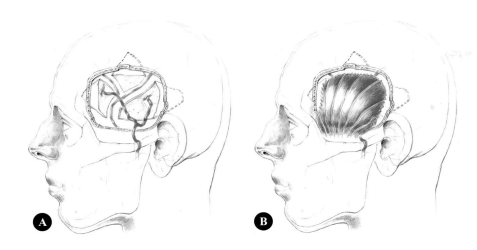

◀ 图 15-2　常规手术过程包括以下三个步骤：①双支颞浅动脉 - 大脑中动脉搭桥术；②保护好脑膜中动脉；③将颞肌贴敷于大脑表面

（二）缺点

联合血运重建术的缺点在于整个手术过程耗时较长，可能会导致脑组织的过度灌注，以及由于颞肌肿胀造成的脑组织受压[6]。

（三）应用前景

对于有症状（缺血性发作、脑卒中出血）的大脑半球均可实施联合血运重建术。

（四）存在的风险

烟雾血管病患者血管吻合后即刻发生搭桥血管闭塞的概率要明显高于动脉粥样硬化导致的颈内动脉闭塞或动脉瘤而实施搭桥手术的患者。

五、禁忌证

当患者脑部已出现多发实质性病变时，应仅实施间接血运重建术。近期发生过脑卒中或颅内出血的患者，应在发病最初的几周内采取保守治疗，以给予损伤的脑组织一定的修复时间。频繁发生短暂性脑缺血发作（transient ischemic attack，TIA）是患者术后发生脑梗死的主要危险因素，要尽量避免在患者可能频繁发作 TIA 期间进行脑血运重建手术。

六、特殊注意事项

尽管我们对联合血运重建术的术式已经进行过多次改良，但额颞部开颅、双支颞浅动脉 - 大脑中动脉搭桥及颞肌贴敷仍然是其基本的手术

步骤（图 15-2）。例如，改良术式中除了标准的 STA-MCA 搭桥外，还可以实施 STA-ACA 直接搭桥术（图 15-3）[7]。然而，我们偶尔也会遇到患者在同时实施 STA-ACA/MCA 搭桥术后，出现新生代偿血管建立不充分和伤口愈合不良等相关并发症。另外，我中心还尝试了大脑中线区域的间接血运重建手术，但患者是否能从这一手术中获益并降低其术后脑卒中的发生率尚未得到明确的证实[8]。因此，目前我们一直采用的是在 1985 年创立的常规术式。

七、易犯的错误、风险评估和并发症

应告知患者及家属，患者在围术期有发生脑卒中事件的可能。我们观察到，相比于儿童患者，成人患者的围术期脑卒中的发生率更高（成人为 7.9%；儿童为 1.7%）[3]。总体来说，术后脑卒中的发生概率为 4.7%。若颞浅动脉的额支从低位发出，患者出现术后面瘫的发生率会增加。由于颞肌被用于间接血运重建，术后患者前额外观可能会发生变形。而术后脑高灌注不仅会引起头痛、癫痫、言语障碍、面部口腔及上肢麻木等神经系统症状，还有可能导致术后脑出血的发生。

八、特殊说明、手术布局和麻醉

患者应在全麻下，仰卧位实施手术。在手术前停用抗血小板和（或）抗凝药。关于抗血小板药在术后如何使用目前尚无标准化的方案。

九、体位、皮肤切口及关键手术步骤

患者取仰卧位。沿颞浅动脉顶支走行画皮肤切口，然后在显微镜下分离颞浅动脉。利用显微镜来分离血管有可能会降低头皮相关并发症的发生率。形成大的额颞骨瓣后，打开硬脑膜，同时注意保留脑膜中动脉。颞浅动脉的顶支和额支分别与大脑中动脉的皮层支进行吻合。将硬脑膜翻转置于大脑表面，以增加侧支循环的建立（图 15-4）。然后将颞肌贴敷于大脑表面，并与硬脑膜边缘进行缝合，以完成脑 - 硬脑膜 - 动脉 - 肌肉 - 血管融通术（encephalo-duro-arterio-myo-synangiosis，EDMAS）[1, 9]。

十、手术难点

搭桥血管出现血栓。

十一、挽救措施

为了避免两支搭桥血管均发生闭塞的情况，

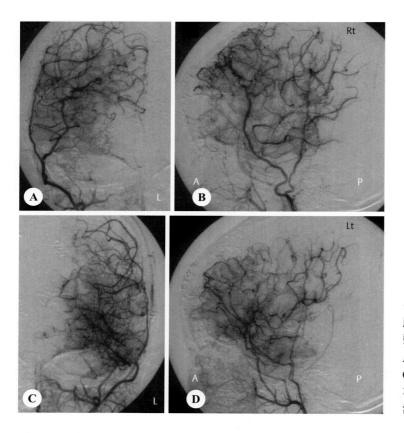

◀ 图 15-3 颞浅动脉 - 大脑前 / 中动脉（STA-ACA/MCA）双搭桥术后的数字减影血管造影
A. 右侧 - 正位（AP）；B. 右侧 - 侧位；C. 左侧 - 正位；D. 左侧 - 侧位。注意，右侧颞浅动脉 - 大脑前动脉的搭桥血流供应了右侧额上回

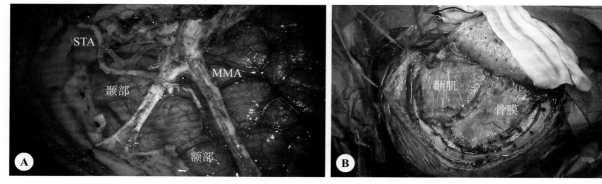

▲ 图 15-4 脑 - 硬脑膜 - 动脉 - 肌肉 - 联合血管融通术（EDMAS）
STA. 颞浅动脉；MMA. 脑膜中动脉

可利用颞浅动脉额支完成单支 STA-MCA 吻合术，而颞浅动脉顶支则保持完整并贴敷于脑表面形成 EDAS 手术。不同于某些外科医师对成人患者完全放弃间接血运重建手术，我们对成人患者会在完成直接搭桥手术后常规实施间接血运重建术。对此我们发表了成人患者因间接血运重建获益的文章[10]。

由于脑膜中动脉对术后新生血管的形成十分重要，因此术中应注意保留好脑膜中动脉（图 15-5）。在整个手术过程中，需注意保持患者血压和血容量的正常。

十二、经验和教训

术后早期，主要改善的是基底节区的脑灌注，随后前额叶外侧的脑血流会逐渐增加[4]。皮层下局部脑血流的急剧增加可能会导致术后脑出血的发生。前额叶的高灌注可能与患者术后短暂性神经功能缺失的发生有关。我们会在患者术后第 1 天和第 7 天，使用 ^{123}I-IMP/ 单光子发射计算机体层摄影（single photon emission computed tomography，SPECT）来评估局部脑血流的情况。必要时，我们会通过持续静脉输注钙离子拮抗药，将患者收缩压控制在<140mmHg。一般来说，高灌注综合征是一个自限性过程，故短暂的神经功能缺失多

仅发生在术后 2 周内。患者手术切口皮肤可能会发生坏死，因此在患者出院后，应注意观察手术切口的愈合情况。可通过磁共振血管成像（magnetic resonance angiography，MRA）（图 15-6）来评估搭桥血管的通畅性。在约 10% 的患者中，术后早期就可观察到了大脑后动脉（posterior cerebral artery，PCA）侧支循环血供缓解（图 15-7）。

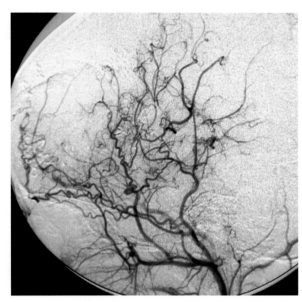

▲ 图 15-5　典型的联合血运重建术后数字减影血管造影（颈动脉侧位造影），颞深动脉也参与额部新生侧支代偿的形成

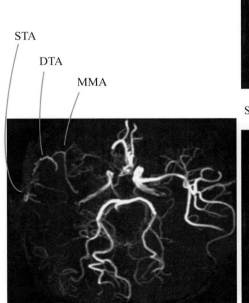

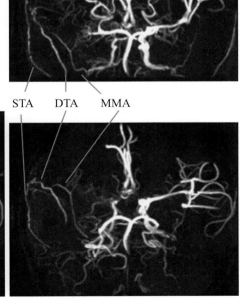

◀ 图 15-6　可采用磁共振血管成像（MRA）进行术后随访。直接 / 间接联合血运重建术后，颈外动脉系统可经由三个途径对侧支代偿进行供血：颞浅动脉（STA）、颞深动脉（DTA）和脑膜中动脉（MMA）

术前

术后

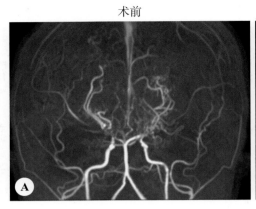 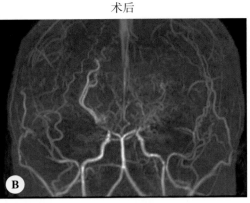

◀ 图 15-7　联合血运重建术后可观察到左侧大脑后动脉侧支循环血供缓解

A. 血运重建术前；B. 血运重建术后

参考文献

[1] Houkin K, Kamiyama H, Takahashi A, Kuroda S, Abe H. Combined revascularization surgery for childhood moyamoya disease: STAMCA and encephalo-duro-arterio-myo-synangiosis. Childs Nerv Syst. 1997; 13(1):24–29

[2] Matsushima T, Fujiwara S, Nagata S, et al. Surgical treatment for paediatric patients with moyamoya disease by indirect revascularization procedures (EDAS, EMS, EMAS). Acta Neurochir (Wien). 1989; 98(3–4):135–140

[3] Kazumata K, Ito M, Tokairin K, et al. The frequency of postoperative stroke in moyamoya disease following combined revascularization: a single-university series and systematic review. J Neurosurg. 2014; 121(2):432–440

[4] Kazumata K, Tha KK, Uchino H, et al. Topographic changes in cerebral blood flow and reduced white matter integrity in the first 2 weeks following revascularization surgery in adult moyamoya disease. J Neurosurg. 2017; 127(2):260–269

[5] Uchino H, Kuroda S, Hirata K, Shiga T, Houkin K, Tamaki N. Predictors and clinical features of postoperative hyperperfusion after surgical revascularization for moyamoya disease: a serial single photon emission CT/positron emission tomography study. Stroke. 2012; 43(10):2610–2616

[6] Bang JS, Kwon OK, Kim JE, et al. Quantitative angiographic comparison with the OSIRIS program between the direct and indirect revascularization modalities in adult moyamoya disease. Neurosurgery. 2012; 70(3):625–632, discussion 632–633

[7] Ishikawa T, Kamiyama H, Kuroda S, Yasuda H, Nakayama N, Takizawa K. Simultaneous superficial temporal artery to middle cerebral or anterior cerebral artery bypass with pan-synangiosis for moyamoya disease covering both anterior and middle cerebral artery territories. Neurol Med Chir (Tokyo). 2006; 46(9):462–468

[8] Kuroda S, Houkin K, Ishikawa T, Nakayama N, Iwasaki Y. Novel bypass surgery for moyamoya disease using pericranial flap: its impacts on cerebral hemodynamics and long-term outcome. Neurosurgery. 2010; 66(6):1093–1101, discussion 1101

[9] Kuroda S, Houkin K. Bypass surgery for moyamoya disease: concept and essence of sugical techniques. Neurol Med Chir (Tokyo). 2012; 52(5):287–294

[10] Uchino H, Kim JH, Fujima N, et al. Synergistic interactions between direct and indirect bypasses in combined procedures: the significance of indirect bypasses in moyamoya disease. Neurosurgery. 2016

第 16 章 颞浅动脉 – 大脑中动脉搭桥联合脑 – 硬脑膜 – 动脉 – 血管融通术

Combined Direct (STA-MCA) and Indirect (EDAS) EC-IC Bypass

Erez Nossek Annick Kronenburg David J. Langer 著

摘 要

如果解剖上允许的话，我们建议同时利用颞浅动脉的额支和顶支来治疗症状性烟雾血管病和烟雾血管病综合征（moyamoya syndrome，MMS）的患者。通常选用颞浅动脉的额支作为供体血管与大脑中动脉的皮层支进行吻合，完成直接血运重建术，而将颞浅动脉的顶支联合硬脑膜翻转，进行间接血运重建以在脑表面形成大面积的侧支循环代偿。对于已出现明显的缺血或出血症状的患者，应考虑积极手术干预。当半球血流灌注检查证实存在明显的低灌注的缺血患者尤其适合这种手术治疗。无症状侧的搭桥术应在症状侧手术干预成功后实施。在北美，烟雾血管病和烟雾综合征虽并不常见，却是中青年人发生脑卒中的重要原因，因而被逐渐重视起来。术前严格的筛选，以及保持娴熟的颞浅动脉 – 大脑中动脉搭桥联合间接血运重建术的技术，才可以实现最好的治疗效果。

关键词

烟雾血管病，脑血运重建术，脑卒中，搭桥术

一、发展历程

颅内外血管搭桥术目前可用于治疗继发于脑动脉粥样硬化和烟雾血管病引起的颅内狭窄 – 闭塞性脑血管疾病，目的在于改善大脑半球低灌注，减轻缺血症状[1, 2]。利用直接颞浅动脉 – 大脑中动脉（superficial temporal artery-middle cerebral artery，STA-MCA）搭桥术，联合在硬脑膜翻转的情况下实现颞浅动脉贴覆的间接脑 – 硬脑膜 – 动脉 – 血管融通术（encephalo-duro-arterio-synangiosis，EDAS）被推崇为理想的手术方案，因为这种手术方式具有以下优势，既可以利用直接血运重建快速增加缺血大脑半球的脑血流量，也可以通过间接血运重建使缺血大脑半球在术后长期持续增加脑血流量[3]。规范的诊断性血管造影证实，无论患者的年龄和脑血流动力学状态如何，在同一半球内的直接和间接搭桥的双重作用下，间接搭桥均能作为直接搭桥的有益补充，从而最大化血运重建的效果[3]。定量磁共振成像技术（quantitative magnetic resonance imaging，QMRI）研究表明，联合血运重建术后的直接和间接搭桥是一种互补关系，共同参与患者的脑血运重建[4]。

颞浅动脉是颈外动脉的终末分支，为头皮前外侧提供血供。71.4%~95.7% 的颞浅动脉在颧弓上缘水平分出额支和顶支；颧弓水平颞浅动脉的平均内径为 $[(2.2\sim2.7)\pm0.5]$ mm[5, 6]。颞浅动脉常发出一个向前上方走行的额支和一个向

后上方走行的顶支。当然，颞浅动脉的解剖是存在变异的，因此需根据术前的数字减影血管造影（digital subtraction angiography，DSA）结果，来仔细研究颞浅动脉的走行规律（图 16-1）。在颧弓上 7cm 处，颞浅动脉额支和顶支的血管内径分别为 1.4～2.1mm 和 1.4～1.8mm[6, 7]。

二、适应证

根据既往研究结果，联合血运重建术早已被证实能显著降低缺血性和出血性脑卒中事件的发生[8, 9]。目前我们更加关注如何改善烟雾血管病患者的认知功能，因其是衡量患者生活质量的一个重要指标。烟雾血管病患者的认知功能受到损害[10]，很可能是由于发生脑卒中引起的。当然未发生脑卒中的患者也可能出现这种情况[11]。脑血运重建术能否明确改善患者的认知功能，目前尚无定论。最近的一项系统性评价研究指出，联合血运重建术能显著改善患者的长期临床预后[12]。然而，即使实施了相同的手术步骤，不同术者在联合血运重建手术的具体实施上仍存在细微的差别。而这些差异，对是否能改善患者的长期预后，起着至关重要的作用。我们既往发表的病例报道

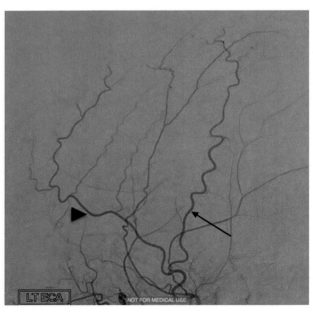

▲ 图 16-1　术前诊断性脑 DSA 图。颈外动脉侧位显影，显示颞浅动脉额支（箭头）及顶支（箭）

显示，脑血运重建术围术期并发症的发生率是可以接受的，只要手术适应证把握恰当，患者围术期的安全性是有保障的[13]。对于神经外科脑血管病专业医师，当治疗症状性烟雾血管病患者时，需将联合血运重建术作为标准化的手术方式，以达到通过手术来改善患侧的脑血流供应情况。尽管关于外科干预的最佳时机尚无定论，但根据经验，我们仍然不建议在急性期实施脑血运重建术[14]。对于以出血起病的患者，可先予以保守治疗。待患者恢复至少 2～3 个月后，再考虑行影像学检查和实施手术。以短暂性脑缺血发作或小的脑分水岭梗死起病的患者，可在完善相关评估后，早期予以外科干预。患者若近期发生大面积脑梗死，应延迟行外科干预，具体手术时机取决于患者的具体神经功能的状况，通常手术应在脑梗死发生 1 个月后实施。对于累及双侧的烟雾血管病患者，在症状侧已接受脑血运重建术后，经脑血流动力学检查证实，如果无症状侧也存在脑血流低灌注情况，亦可考虑在无症状侧实施外科手术。

三、要点

搭桥步骤包括：①由远至近分离颞浅动脉额支（将作为直接血运重建的供体血管）和顶支（用于间接血运重建）；②在靶缺血区域行开颅术（通常为经脑血流动力学检查证实存在脑血流低灌注的脑区）；③将颞浅动脉额支与皮层的大脑中动脉 M4 段行显微吻合，并确保吻合的通畅；④行脑 - 硬脑膜 - 动脉 - 血管融通术（EDAS）；⑤仔细缝合切口。

四、优点、缺点、应用前景及存在的风险（SWOT）分析

（一）优点

对于烟雾血管病和烟雾综合征的患者，搭桥手术是唯一被证实有效的外科治疗方案，且并发症发生率低，临床预后良好。

（二）缺点

实施搭桥手术的医师需具备丰富的外科手术

经验，且精通烟雾血管病临床治疗的特点。上述两点是确保良好疗效不可或缺的要素。

（三）应用前景

由于发病率低，在世界范围内仅少数医疗中心能够熟练地开展搭桥手术，这就造成了具有烟雾血管病丰富治疗经验的医疗单位不足的问题。

（四）存在的风险

随着血管内治疗的兴旺发展，越来越少的神经外科医师接受显微血管外科的培训。

五、禁忌证

对于那些存在全身麻醉风险的患者，术前需充分地评估该患者是否能接受外科手术治疗。对于无血流动力学改变的无症状患者不考虑手术，但要定期随访。应避免在有大面积脑梗死的区域实施搭桥手术，因为这样会增加颅内出血的风险。

六、特殊注意事项

（一）术前注意事项

需要对烟雾血管病患者进行全面的术前评估，包括病史询问和体格检查。我们在进行 MRI 和定 QMRA 评价时，用无创优化血管分析软件（NOVA；VasSol, River Forest, Chicago, IL）来处理定量磁共振血管成像（quantitative maghetic resonance angiography，QMRA）采集的数据，以评估脑血流量。用乙酰唑胺负荷试验的单光子发射计算机体层摄影（single photon emission computed tomography，SPECT）检查来评估脑灌注和脑血流储备能力。常规的 DSA 主要用于手术患者的术前评价。尽量在接近择期手术前进行全脑 DSA 检查，因为烟雾血管病是一种动态变化的疾病，其脑血管的解剖可能会随着时间推移而发生改变。术前 DSA 的评估，包括对颞浅动脉及其分支的特有走行进行观察（图 16–1），以便术中能够鉴别并成功制备供体动脉。我们会和患者及家属逐步地讨论每一步的评价结果，并在整

个神经外科血管组内进行详细的讨论。从患者入院开始，即进行详细的规划和讨论，并贯穿术前准备、术中及术后。我们认为当患者被充分告知，并完全知晓围术期的相关细节，能使其充分配合并得到良好的手术体验，这样会改善其治疗效果的。

（二）术后注意事项

术后 24h，患者需转入重症监护病房（intensive care unit，ICU）严密观察，特别注意维持血压的稳定，以确保搭桥血管的通畅和避免高灌注综合征的发生，因为高灌注综合征可造成短暂性的神经功能缺损。术后常规行计算机体层血管成像（computed tomography angiogram，CTA）或 DSA 检查，以证实搭桥血管是否通畅。这里列举的病例显示，经术后 6 个月的 DSA 复查证实，颞浅动脉额支与大脑中动脉分支的吻合口处血流通畅，同时颞浅动脉顶支末端在骨窗内建立了新的侧支代偿。我们也在术后及时行 QMRA 检查。术后我们对患者进行临床随访，同时术后 3 个月行 QMRA 检查，术后 6 个月行 DSA 检查（图 16–2），以评价间接血运重建术的手术疗效。如果在 DSA 上，可观察到经 EDAS 术后建立的足够的侧支代偿，则考虑在无症状的对侧大脑半球行单纯的间接血运重建术。患者若无禁忌证，每日服用 81mg 阿司匹林。以出血起病的患者，术后服用阿司匹林 3 个月后停用。

七、易犯的错误、风险评估和并发症

手术的一个重要并发症就是搭桥血管内的血栓形成。术中必须确保吻合口的通畅，术后采取相应措施以防止搭桥血管的闭塞依然很重要，如维持正常的血压、血容量及使用抗血小板药（阿司匹林）。禁止在大面积脑梗死区域实施搭桥手术，否则会增加梗死后脑出血的风险。由于头皮血供的减少，伤口愈合困难和轻度的感染发生率可能增加。搭桥手术被证明是患者唯一有效的治疗方式，我们中心和其他医疗中心术前对患者进行全

面评估，术后致残率和致死致率都已降到了可接受的程度，手术获益明显超过并发症的风险[12, 13, 15]。

八、特别说明和麻醉

在术前一晚服用 325mg 阿司匹林。对于双侧烟雾血管病的患者，需要特别注意的是：在围术期，全身麻醉可增加低灌注半球侧发生缺血性脑卒中的风险。经验丰富的神经麻醉团队的四点原则是：维持正常血压、正常血容量、正常通气和正常体温。过度通气易引起脑血管收缩和血压波动也可能引起脑分水岭梗死，应该避免。此外，血红蛋白和血细胞比容应维持在基线水平内。应避免使用甘露醇和利尿药。

九、体位、皮肤切口及关键手术步骤

手术过程

患者置于仰卧位，用 Sugita 头架固定头部，并转向非手术侧，头部不要屈曲或后伸。固定颅骨的头钉应该放置在标记好的颞浅动脉顶支后方 7cm 处，以保证手术切口不受妨碍，尤其是皮瓣向后牵拉时（图 16-3）。头钉固定后，用手持多普勒描记出颞浅动脉前额支和顶支的走行（图 16-4）。

这些分支从耳屏水平分叉近端开始描记。颞浅动脉顶支描记到颞上线以上 2cm，额支沿着颞肌前上缘描记到跨过颧骨额突（关键孔）。

在显微镜或外窥镜下游离供体血管，按照由远及近的原则来游离颞浅动脉的顶支，以免损伤近端血管。我们使用一个可调节的脑撑开器在帽状腱膜浅层颞浅动脉表层上钝性分离颞浅动脉的顶支，这样仅需直手术切口，同层次原位保护颞浅动脉[16]。随着解剖游离过程的进行，将鱼钩分别放置于皮瓣的前方和后方，以便更好地牵开皮瓣和更安全地游离血管。注意保留颞浅动脉表面的外膜来减少血管痉挛。沿着血管向近端游离，直至可以看见颞浅动脉的分叉处。在颞浅动脉分叉部，颞浅静脉可能贴附于动脉上方，这时不应该将其误认为颞浅动脉的额支。为了防止颞浅动脉置于骨瓣下和脑皮层上时产生张力，理想的颞浅动脉的游离长度为 10~12cm。颞浅动脉额支的直径最好是 >0.8mm。当游离至颞浅动脉额支近端起源处时需格外小心。颞浅动脉额支在皮肤表面的标记可以帮助确认额支起始点。在分离完颞浅

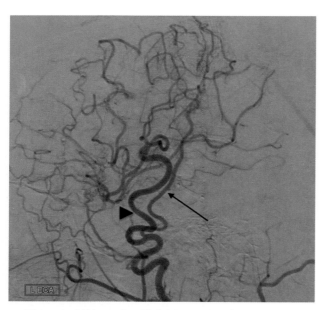

▲ 图 16-2　随访 24 个月的病例，颈外动脉 DSA 证实，经过开颅部位的颞浅动脉顶支（箭）和颞浅动脉额支（箭头），均有足够的血流流向大脑中动脉分支远端

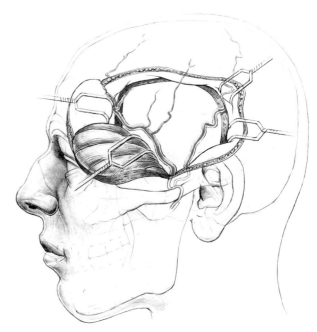

▲ 图 16-3　颞浅动脉额支向前下方过隧道样穿过颞肌。插图：预期的皮肤切口和颞浅动脉额支 / 顶支的位置。在用超声描记颞浅动脉额支的基础上设计皮肤切口向上走行的部分（注意头皮向后牵开，以便于进行间接血运重建术）

动脉顶支后我们继续将远端的皮肤切口向前转向"中瞳线"处（一条自瞳孔延伸到额中部的假想线）。在向前延长皮肤切口时，需格外小心，以免损伤颞浅动脉顶支的远端（图 16-5）。

分离颞浅动脉额支时，先向前翻开皮瓣。游离颞浅动脉额支按照由近及远的原则（图 16-6）。显微镜下利用显微剪刀和显微镊子在额部皮瓣的皮下组织内将其血管游离下来并向远端游离颞浅动脉额支超过翼点和关键孔水平，当达到颞肌上缘时颞浅动脉额支走行于近颅骨表面颞筋膜上方（图 16-7）。

我们用鱼钩将皮瓣向后翻转，显露颞肌的后半部分。在颞浅动脉顶支后至少 2cm 处切开颞肌的后半部分，并从 2 根已游离的颞浅动脉分支下方将肌瓣从颅骨上剥离，在显露脑组织前，2 根已游离的颞浅动脉分支保持原位放置（图 16-8）。开颅之前，在额支下的肌肉做一隧道，提前置入供体血管。因此行颞肌翻转术时，便可省去这一步骤（图 16-9）。标记颞浅动脉额支以免扭曲供体血管（图 16-10）。

沿颞浅动脉顶支的走行分别钻两个孔，一个

在颞部，一个在顶部。这两个骨孔成为脑 – 硬脑膜 – 动脉 – 血管融通术的出入口，注意钻孔位置需要与供体血管的走行一致。利用这两个骨孔进行开颅，做 1 个直径接近 4cm 的圆形游离骨瓣（图 16-11）。在开颅时必须小心，不要损伤已形成颅内硬脑膜侧支代偿的脑膜中动脉，尽可能远离

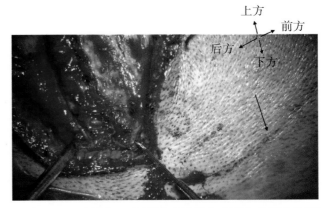

▲ 图 16-5　皮肤切口在颞浅动脉顶支末端向前拐向额部（箭）

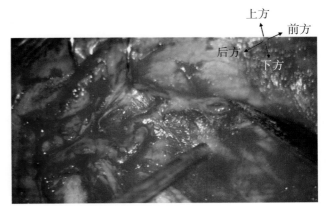

▲ 图 16-6　从近向远游离颞浅动脉额支。在额部皮瓣的皮下组织内进行血管的游离

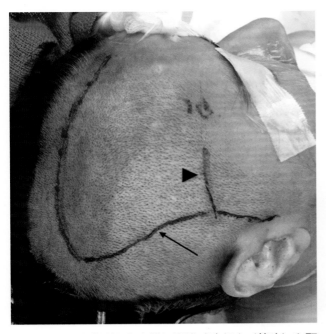

▲ 图 16-4　术前利用超声描记颞浅动脉额支（箭头）和颞浅动脉顶支（箭）

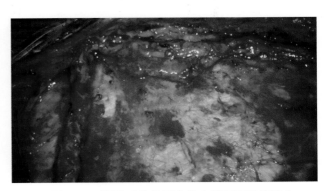

▲ 图 16-7　颞浅动脉的两个分支置于颞肌筋膜上

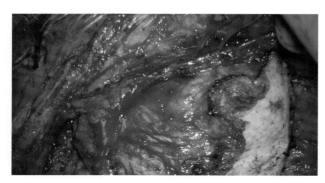

▲ 图 16-8　骨膜下的颞肌分离

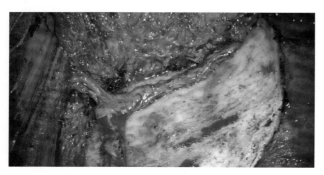

▲ 图 16-9　在颞浅动脉额支下向前方做颞肌 "隧道"

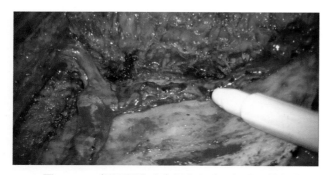

▲ 图 16-10　标记颞浅动脉额支以防止供体血管扭曲

血管走行处进行开颅操作。然后弧形剪开硬脑膜，翻向前，让颞浅动脉额支向前隧道样穿过硬脑膜（图 16-12）。

接下来处理颞浅动脉额支的供体。最好是选择皮层的 M_4 分支作为受体血管进行直接搭桥（图 16-13）。我们用丝线作为测量工具来测定血管的长度，以确保待搭桥的血管能够在没有张力的情况下到达吻合部位（图 16-14 和图 16-15）。在尽可能靠近近端处临时阻断血管。将颞浅动脉额支远端离断，并充分肝素化。血管末端的染色有利于识别需要被剔除的疏松的外膜组织。然后将血管末端剪成鱼嘴状，我们使用 Charbel 流量探头（Transonic Systems Inc. Ithaca，NY）测量颞浅动脉额支切口处的血流量。彻底剔除离颞浅动脉额支末端至少 1.0～1.5cm 的外膜组织。然后按照我们在第 2 章所描述的方法，进行直接搭桥（图 16-16 至图 16-20）。术中使用 Ethicon 公司的 10-0 尼龙线和 BV75-3 针。术中使用显微多普勒（Mizuho Inc，Tokyo，Japan）确认流量，用 Charbel 流量探头测量血管截面处血流量指数，用吲哚菁绿荧光造影确认吻合口的通畅性。

直接搭桥完成后，我们继续进行脑 – 硬脑膜 – 动脉 – 血管融通术（EDAS）：将颞浅动脉顶支置于大脑皮层上。在颞浅动脉顶支下的脑皮层表面打开几处蛛网膜有助于新生血管的自发性形成。用 Ethilon 的 9-0 尼龙线和 BV130-5 针将颞浅动脉顶

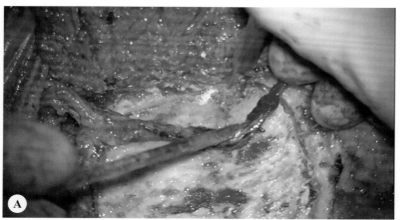

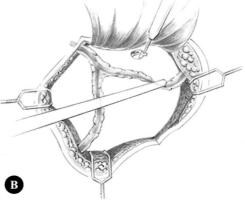

▲ 图 16-11　钻孔开颅，形成 1 个直径 4cm 的圆形游离骨瓣。开颅时务必不要损伤血管

支的外膜缝合在软脑膜或硬脑膜边缘，以将血管固定在大脑皮层（缝合 2~3 针）。这些搭桥组织必须无张力，搭桥血管也必须疏松地置于皮层表面，并与大脑表面形成足够的接触面积。随后将硬脑膜瓣在前方蒂的基础上分成两瓣，与相应的骨膜层一起，翻转覆盖大脑皮层（图 16–21 和图 16–22）。

我们将骨瓣上的骨孔部位扩大，以便脑 – 硬脑膜 – 动脉 – 血管融通术和直接搭桥术的受体血管能够在不受压和不扭曲的情况下进出颅骨。用 2-0 丝线缝合颞肌。也会经常使用单极电刀将肌肉部分切开，以免肌肉压迫这两根搭桥血管。肌肉下留置引流管。缝合皮肤需十分小心，尤其是在供体血管穿过骨瓣处。逐层缝合皮肤，用 2-0 聚

乙丙酯线缝合帽状腱膜，尼龙线缝合皮肤。颞浅动脉近端的帽状腱膜通常不缝，皮肤经常用尼龙线做连续缝合。注意不要绷紧皮肤边缘防止皮瓣会由于颞浅动脉供应皮肤的血流量少，而造成伤口愈合不良。

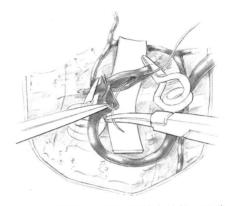

▲ 图 16–13 在颞浅动脉顶支的前方选择一支皮层 M4 分支实施血管吻合

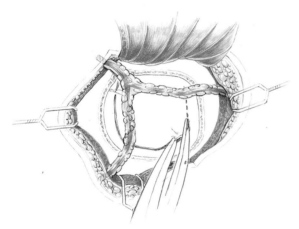

▲ 图 16–12 硬脑膜的打开：用于间接血运重建的颞浅动脉顶支覆盖在脑表面。颞浅动脉顶支从颞部骨孔穿行到顶部骨孔（注意，可按照颞浅动脉顶支走行进行钻孔）

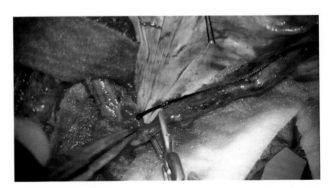

▲ 图 16–14 我们用丝线来测量供体血管的长度，确保供体血管在完全无张力的情况下到达吻合处

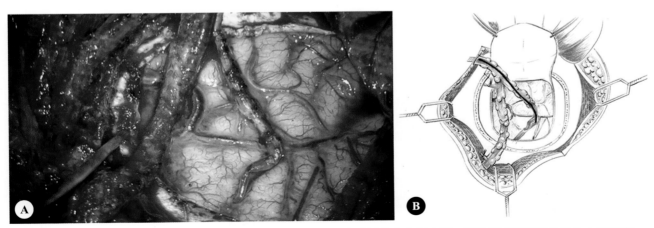

▲ 图 16–15 游离间接搭桥的供体血管，这样它们可以无张力地覆盖在皮层表面。需确保直接搭挢的供体血管游离到位后，也能无张力地到达血管吻合处

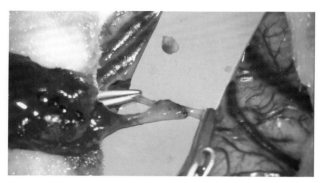

▲ 图 16-16　临时阻断 M4 的受体血管，切开和局部肝素化。然后吻合从两端开始

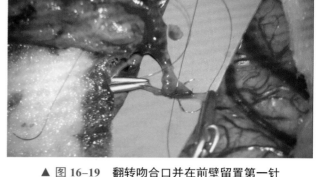

▲ 图 16-19　翻转吻合口并在前壁留置第一针

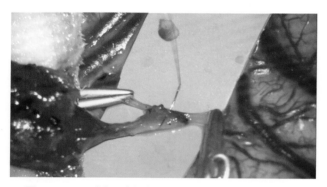

▲ 图 16-17　一侧后壁保留一针不打结，以确保血管前后壁是分离的

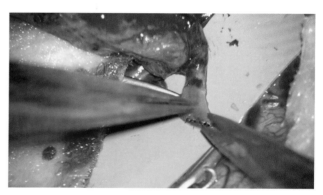

▲ 图 16-20　前壁吻合的最终外观。我们倾向于间断缝合技术，当然，也可使用连续缝合技术

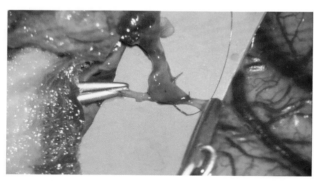

▲ 图 16-18　吻合口被翻向前壁。注意在后壁保留一针不打结

十、手术难点

- 有时小的静脉可能跨越动脉，造成游离颞浅动脉的分支很困难。在开颅过程中，可能损伤脑膜中动脉，进而破坏了间接的经硬脑膜的侧支循环。

- 如果供体血管不够长，吻合口就存在张力，这样易导致搭桥手术失败。

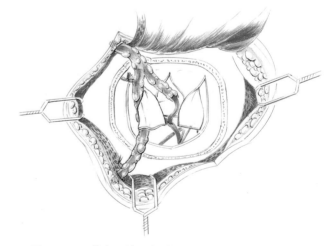

▲ 图 16-21　联合直接和间接搭桥术的最终结果，包括颞浅动脉顶支贴敷搭桥、颞浅动脉额支直接搭桥及伴随硬脑膜翻转的脑 - 硬脑膜 - 动脉 - 血管融通术

- 若供体血管发生血管痉挛，常规使用含罂粟碱的明胶海绵和棉片湿敷，可缓解血管痉挛。

- 在行 EDAS 过程中打开蛛网膜时可能损伤此处烟雾样血管，引起少量皮层出血，最终可

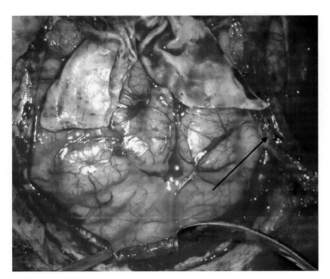

▲ 图 16-22　联合直接和间接搭桥术完成后的术中图片，包括颞浅动脉顶支贴敷间接搭桥（箭）、颞浅动脉额支直接搭桥及伴随硬脑膜翻转的脑 - 硬脑膜 - 动脉 - 血管融通术

能形成微小梗死灶。

- 无论怎样，若骨瓣还纳不合适，搭桥的血管在颅骨下进出均可能造成动脉的受压和闭塞。
- 在缝合皮肤时，可能造成搭桥血管扭曲或穿孔，从而导致搭桥血管失效。

十一、补救措施

　　若颞浅动脉额支在游离时严重受损，可以考虑使用顶支行直接搭桥术。术前需明确吻合口的流量和通畅性。无论何时，当搭桥血管不通畅时，一定要重新打开，检查有无误缝或搭桥血管内有无血栓形成。为了防止在缝合皮肤时损伤直接搭桥血管，当缝合皮肤时，可以使用一个小的外科脑压板放在移植血管上面进行保护。

十二、经验和教训

- 在实验室加强显微外科吻合技术的培训，以获得相关的经验。
- 除了掌握手术技术外，熟悉这种少见疾病的各方面的临床知识也至关重要，这也有利于患者获得最佳的诊治结果。
- 手术指征的正确把握和患者的筛选与手术成功与否有着很大的关系，甚至超过了手术技巧本身；也就是常说的"给患者伤害更多的是手术指征把握不恰当，而不是欠缺的手术技术本身。"

参考文献

[1] Esposito G, Amin-Hanjani S, Regli L. Role of and indications for bypass surgery after carotid occlusion surgery study (COSS)? Stroke. 2016; 47(1):282–290

[2] Kuroda S, Houkin K. Moyamoya disease: current concepts and future perspectives. Lancet Neurol. 2008; 7(11):1056–1066

[3] Uchino H, Kim J-H, Fujima N, et al. Synergistic interactions between direct and indirect bypasses in combined procedures: the significance of indirect bypasses in moyamoya disease. Neurosurgery. 2017; 80(2):201–209

[4] Amin-Hanjani S, Singh A, Rifai H, et al. Combined direct and indirect bypass for moyamoya: quantitative assessment of direct bypass flow over time. Neurosurgery. 2013; 73(6):962–967, discussion 967–968

[5] Marano SR, Fischer DW, Gaines C, Sonntag VK. Anatomical study of the superficial temporal artery. Neurosurgery. 1985; 16(6):786–790

[6] Pinar YA, Govsa F. Anatomy of the superficial temporal artery and its branches: its importance for surgery. Surg Radiol Anat. 2006; 28(3):248–253

[7] Kim BS, Jung YJ, Chang CH, Choi BY. The anatomy of the superficial temporal artery in adult Koreans using three-dimensional computed tomographic angiogram: clinical research. J Cerebrovasc Endovasc Neurosurg. 2013; 15(3):145–151

[8] Jiang H, Ni W, Xu B, et al. Outcome in adult patients with hemorrhagic moyamoya disease after combined extracranial-intracranial bypass. J Neurosurg. 2014; 121(5):1048–1055

[9] Kazumata K, Ito M, Tokairin K, et al. The frequency of postoperative stroke in moyamoya disease following combined revascularization: a single-university series and systematic review. J Neurosurg. 2014; 121(2):432–440

[10] Kronenburg A, van den Berg E, van Schooneveld M, et al. Cognitive functions in children and adults with moyamoya vasculopathy: a systematic review and meta-analysis. J Stroke. 2018; 20(3): 332–341

[11] Karzmark P, Zeifert PD, Bell-Stephens TE, Steinberg GK, Dorfman LJ. Neurocognitive impairment in adults with moyamoya disease without stroke. Neurosurgery. 2012; 70(3):634–638

[12] Sun H, Wilson C, Ozpinar A, et al. perioperative complications and long-term outcomes after bypasses in adults with moyamoya disease: a systematic review and meta-analysis. World Neurosurg. 2016; 92: 179–188

[13] White TG, O'Donnell D, Rosenthal J, et al. Trends in cerebral revascularization in the era of pipeline and carotid occlusion surgery study. World Neurosurg. 2016; 91:285–296

[14] Kronenburg A, Braun KPJ, van der Zwan A, Klijn CJM. Recent advances in moyamoya disease: pathophysiology and treatment. Curr Neurol Neurosci Rep. 2014; 14(1):423

[15] Guzman R, Lee M, Achrol A, et al. Clinical outcome after 450 revascularization procedures for moyamoya disease. Clinical article. J Neurosurg. 2009; 111(5):927–935

[16] Schirmer CM, David CA. Superficial temporal artery dissection: a technical note. Neurosurgery. 2013; 72(1) Suppl Operative:6–8, discussion 8

第 17 章 颞浅动脉 – 大脑中动脉搭桥联合脑 – 硬脑膜 – 颞肌 – 动脉 – 骨膜 – 血管融通术
STA-MCA Anastomosis and EDMAPS

Satoshi Kuroda 著

摘 要

颞浅动脉 – 大脑中动脉（superficial temporal artery-middle cerebral artery，STA-MCA）搭桥联合脑 – 硬脑膜 – 肌肉 – 动脉 – 骨膜 – 血管融通术（encephalo-duromyo-arteriopericranial synangiosis，EDMAPS）是治疗烟雾血管病的联合血运重建术的一种。EDMAPS 这种创新的间接搭桥可以利用带血管的额部骨膜，广泛地覆盖额叶。这种技术为几乎整个颈内动脉供血的区域提供侧支循环，包括大脑前动脉供血区域。因此，STA-MCA 搭桥联合 EDMAPS 可被称作烟雾血管病治疗的"终极"搭桥。在本章，笔者介绍了 STA-MCA 搭桥联合 EDMAPS 治疗烟雾血管病的概念、手术技巧和缺陷。

关键词

烟雾血管病，STA-MCA 搭桥术，脑 – 硬脑膜 – 肌肉 – 动脉 – 骨膜 – 血管融通术，终极搭桥术

一、发展历程

（一）STA-MCA 搭桥联合 EDMAPS："终极"搭桥

图 17-1 展示了北海道大学医院，实施血运重建手术治疗烟雾血管病的发展史。在 20 世纪 80 年代早期，Nakagawa 等开始实施脑 – 颞肌 – 动脉 – 血管融通术（encephalomyo-arterio-synangiosis，EMAS），颞肌和颞浅动脉均被用作间接搭桥的供体[1]。然而，围术期缺血性并发症的发生率并未减少[2]。随后的研究也表明，即使在术后数年，额叶皮层的脑血流动力学依然处于不足状态[3]。因此，后来把 STA-MCA 单支或双支搭桥作为常规手术方式。在 20 世纪 80 年代晚期，开颅骨瓣逐步扩大到额部，以进一步增加额叶的侧支代偿的形成。颞肌、颞浅动脉、硬脑膜均被用于间接搭桥

的供体，称作脑 – 硬脑膜 – 动脉 – 肌肉 – 血管融通术（EDAMS）。此后，围术期缺血性并发症发生率显著下降，很有可能是因为直接搭桥后脑血流量即刻增加所致[2, 4]。术后血流量的研究显示，STA-MCA 搭桥联合 EDAMS 术后，额叶的脑血流动力学得到了显著的改善，烟雾血管病患儿术后智力显著改善[5]。然而，术后仍有约 10% 的患儿出现了一过性偏瘫的短暂性脑缺血发作（transient ischemic attack，TIA），其原因很可能是，作为间接搭桥主要供体的颞肌，只覆盖了大脑中动脉的供血区域。即使在 STA-MCA 搭桥联合 EDAMS 后，仍有约 20% 的成年患者会再次发生出血性脑卒中[6]。

基于这些既往的观察，在 20 世纪 90 年代后期，Kuroda 等进行 STA-MCA 单支或双支搭桥时，开颅时将骨瓣扩大到额叶中部区域，进一步增加大脑前动脉供血区域的脑血流。额部的骨膜瓣

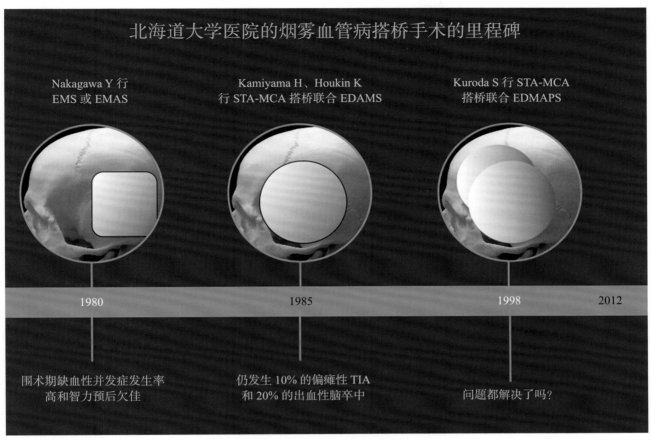

▲ 图 17-1　北海道大学医院的烟雾血管病搭桥手术的里程碑

EMS. 脑 – 肌肉 – 血管融通术；EMAS. 脑 – 肌肉 – 动脉 – 血管融通术；STA-MCA. 颞浅动脉 – 大脑中动脉；EDAMS. 脑 – 硬脑膜 – 动脉 – 肌肉 – 血管融通术；EDMAPS. 脑 – 硬脑膜 – 肌肉 – 动脉 – 骨膜 – 血管融通术；TIA. 短暂性脑缺血发作

结合颞肌、颞浅动脉、硬脑膜被广泛地用来覆盖额叶中部。骨膜瓣由于其易得性、可靠性及手术并发症少，被广泛用于前颅底重建手术中。正如 Yoshioka 和 Rhoton 所报道的，额部骨膜的血供主要来自起源于眼动脉的眶上动脉和滑车上动脉[7]。这一间接血运重建过程被称为脑 – 硬脑膜 – 肌肉 – 动脉 – 骨膜 – 血管融通术（EDMAPS）。接受这一手术后，患儿术后均无偏瘫性 TIA 的发生。临床随访也强有力地表明，出血性脑卒中的再发生率较前明显降低[8]。现在，我们中心常规对烟雾血管病患者实施 STA-MCA 搭桥联合 EDMAPS。最近，我们对 93 例接受过 STA-MCA 搭桥联合 EDMAPS 手术的患者，进行超过 5 年以上的随访（平均 10.5 年 ±4.4 年），并计算患者的累计迟发性致残 / 致死的发生率。根据结果，92 例患者均无脑卒中

发作或死亡，但有 1 例患者在随访期间，出血性脑卒中再次发生（发生率为每人年 0.10%）。因此，我们相信 STA-MCA 搭桥联合 EDMAPS 是预防远期甚至十年以上的脑血管事件发生的最佳手术方案，因为该术式同时向大脑中动脉和大脑前动脉供血区域提供了广泛的手术性侧支代偿。因此，在本章，笔者将介绍 STA-MCA 搭桥联合 EDMAPS 的概念、手术过程、缺陷、风险及围术期的管理。

二、手术适应证和禁忌证

直接搭桥术可在术后迅速改善脑血流动力学，因此能够显著降低围术期缺血性事件的发生率，包括 TIA 和缺血性脑卒中[1]。此外，在直接搭桥术后随访期，TIA 和（或）头痛发生频率迅速减少甚至消失。术后即刻的血流量增加，支持了直

接搭桥术的临床效果[2, 3]。术式根据患者的具体状况而定。例如，实际缺血发生在大脑前动脉或大脑后动脉的供血区域，则可灵活地改良为颞浅动脉 – 大脑前动脉（STA-ACA）搭桥术或颞浅动脉 – 大脑后动脉（STA-PCA）搭桥术[4]。然而，直接搭桥的手术操作要求熟练的吻合技术和一定的显微外科训练，因为绝大部分烟雾血管病患者的受体血管的直径很小（直径为 0.5～1.0mm），更重要的是，受体血管的血管壁非常薄。此外，需要牢记的是，直接搭桥术有术后过度灌注的风险，若不采取合适的管理，术后高灌注有时会造成严重的神经功能缺失，甚至是死亡（表 17-1）[5]。而另一方面，间接搭桥，在技术上更为简单安全，因为这些带血管蒂的供体组织，仅仅是被放置在大脑表面。神奇的是，对于烟雾血管病患者，供体组织和脑皮层之间会不断形成新生血管，并向缺血的脑组织提供侧支血流。然而，间接搭桥可能会增加围术期 TIA 和（或）缺血性脑卒中的发生，尤其是对于那些术前就有广泛性脑缺血的患者而言。因为这些新生血管需要 3～4 个月的时间才能建立侧支代偿[2, 6]。众所周知，以前的报道表明，通过间接搭桥，只有 50%～70% 的成年烟雾血管病患者能够形成有效的侧支循环，但这一比例在儿童患者中几乎为 100%[7]。此外，对于间接血运重建术，开颅的范围很大程度上决定了侧支循环能够成功建立的范围。正如前面所提到的，大脑缺血常常集中在额叶，因此，间接搭桥的开颅范围应该尽可能向额部延伸。

联合直接和间接搭桥可能是治疗烟雾血管病的最好方案，因为即刻增加的侧支血流供应能弥补间接搭桥的缺点。对于接受了联合搭桥的绝大部分儿童患者和一部分成年患者而言，间接搭桥是这类患者的侧支循环建立的主要来源。因此，在间接搭桥建立和发展的过程中，由术后急性期过渡到慢性期时，有约 30% 的来自颞浅动脉的供血区会发生减弱[7]。

（一）无症状型烟雾血管病

最近的研究表明，无症状型烟雾血管病的发生率远高于预期。根据在日本北海道岛上的详尽调查显示，约 20% 的新近诊断的烟雾血管病患者为无症状型[9]。尽管无症状型烟雾血管病的自然病程并不清楚，但是既往日本全国范围内的观察性研究发现，各种脑血管事件和脑卒中的年风险率分别达到了 5.7% 和 3.2%。初次诊断时脑血流动力学紊乱与缺血性事件的发生呈显著相关性。在随访过程中，疾病的进展是造成缺血性脑血管事件发生的主要因素。然而，这项队列研究的样本量较小，只有 34 例[10]。因此，为了进一步研究无症状型烟雾血管病的流行病学、病理生理学和预后，日本烟雾血管病研究协会在 2012 年 1 月发起了一项全国性多中心的前瞻性观察研究，命名为无症状型烟雾血管病注册研究（Asymptomatic Moyamoya Registry，AMORE）。结果在 4 年内共纳入了 109 例患者，并将密切随访 5 年。因此，笔者相信，在 2020 年 AMORE 研究得出结论以前，不应该常

表 17-1　间接搭桥与直接搭桥的对比		
分　类	优　点	缺　点
间接搭桥	• 简单容易	• 在术后 2～3 个月才能建立侧支循环 • 围术期缺血性并发症发生率更高 • 只在 50% 的成人患者中有效
直接搭桥	• 脑血流量在术后即刻提高 • 围术期缺血性并发症发生率更低 • TIA 更快消失	• 需要手术训练 • 可能发生高灌注

规对无症状型烟雾血管病患者实施搭桥手术[11]。

（二）缺血型烟雾血管病

尚无有效的药物治疗能够减少或阻止烟雾血管病患者 TIA 或缺血性脑卒中的发生。更重要的是，医师需要明白头痛发作也与大脑缺血密切相关，头痛发作应作为儿童烟雾血管病患者 TIA 的症状之一进行诊断。由于脑灌注压减少，有症状侧的大脑半球的颈内动脉供血区域存在血流动力学紊乱，其特点是额叶出现严重的缺血。此外，若大脑后动脉受累，会损害枕叶的脑血流动力学。

当确定烟雾血管病搭桥手术的适应证时，使用静脉注射乙酰唑胺的单光子发射计算机体层摄影（single photon emission computed tomography，SPECT）、正电子发射体层成像 – 计算机断层扫描（positron emission tomography-computer tomography，PET-CT）或氙气 CT 来测量脑血流量，进而评估脑灌注压是很有价值的。对乙酰唑胺反应性是否降低，是鉴别受累半球的脑灌注压是否减少的关键点。因此，对于经历过 TIA 和（或）缺血性脑卒中的儿童和成年患者，颞浅动脉 – 大脑中动脉搭桥联合 EDMAPS 应常规应用在"症状侧"大脑半球[8]。

（三）出血型烟雾血管病

在很长一段时间内，对于成人出血型烟雾血管病患者，血运重建术是否能降低出血性脑卒中发生的风险，是有待商榷的。然而最近日本成人烟雾血管病临床试验的研究已经证明，直接或联合搭桥能够显著降低因双侧型烟雾血管病导致的出血性脑卒中患者发病后 6 个月内再出血的风险[12]。

三、要点

STA-MCA 搭桥联合 EDMAPS，能够通过直接搭桥快速改善大脑血流动力学状态，也能够通过间接搭桥广泛而持续地改善脑血流动力学状态。间接搭桥是使用带血管蒂的供体组织，包括动脉、硬脑膜、颞肌和骨膜，完全覆盖受累侧大脑半球。我们中心长达 20 年的经验已证实，这种术式能够长期显著地降低术后各种远期脑卒中的发生。

四、优点、缺点、应用前景及存在的风险（SWOT）分析

- 优点：STA-MCA 搭桥联合 EDMAPS 能够通过直接搭桥快速改善大脑血流动力学，也能够通过间接搭桥广泛地改善大脑血流动力学状态，间接搭桥通过使用带血管蒂的供体组织，包括动脉、硬脑膜、肌肉和骨膜，完全覆盖受累侧大脑半球。此外，长达 20 年的随访显示，该术式可显著地降低术后各种远期脑卒中的发生。

- 缺点：为了将术中和（或）围术期的并发症降到最低，只有经过良好训练和经验丰富的外科医师才可以实施这项操作。

- 应用前景和存在的风险：请参考"手术适应证和禁忌证"部分的详细描述。

五、特殊注意事项

正如第 3 章所述，脑血流量的测量对于手术设计至关重要，包括开颅的范围和受体血管的选择。尤其是设计开颅和打开硬脑膜的范围时，应尽可能广泛地覆盖额叶，因为在烟雾血管病患者，额叶的缺血状况往往最为严重。而且在接受没有覆盖额叶的小骨窗开颅手术血运重建的儿童患者中，智力改善较差。

抗血小板或抗凝治疗是否能减少围术期并发症的发生率尚无定论。围术期常见并发症包括缺血性脑卒中和搭桥血管闭塞。然而，本文笔者认为，TIA 和缺血性脑卒中发生的原因是血流动力学受损，而不是动脉栓塞，因此笔者在围术期从不使用任何一种抗血小板或抗凝药。何况对于成年患者而言，脑血运重建术前和术后发生自然出血性脑卒中的风险均很高。

六、易犯的错误、风险评估和并发症

有文献报道显示，实施 STA-MCA 搭桥联合 EDMAPS，3 个月围术期的致残率在 4.3%，但在

笔者所在的医疗机构没有发生过死亡的病例。因此，我们通常告知患者和家属实施 STA-MCA 搭桥联合 EDMAPS 的风险在 5% 左右，在频繁缺血发作和（或）广泛缺血的患者中，这一比例可能更高。

七、特别说明和麻醉

所有患者在术前一晚接受 500～1000ml 的静脉补液，以避免术中或术后缺血性并发症的发生。全麻后，需将二氧化碳分压严格地维持在 40mmHg 左右[8]。

八、体位、皮肤切口及关键手术步骤

（一）皮肤切开和供体血管制备

参考图 17-2 所设计的皮肤切口。患者取仰卧位，使用三钉头架固定头部，并用多普勒超声探头明确颞浅动脉的走行，沿着颞浅动脉顶支的走行设计皮肤切口（图 17-3 和图 17-4）。将颞浅动脉顶支从周围组织中游离出来，注意在颞浅动脉 - 大脑中动脉搭桥术之前保持跨皮肤切口的颞浅动脉通畅。翻转皮瓣，在显微镜下游离颞浅动脉额支（图 17-5）。将位于疏松层的颅骨骨膜的一部分制作成带血管蒂的额部骨膜瓣，以供脑 - 骨膜 -

血管融通术所用（图 17-6）。将颞肌尽可能广泛地游离，并制作成带血管蒂的肌肉瓣，以供脑 - 颞肌贴敷术（encephalo-myo-synangiosis, EMS）所用。术中需小心游离，以便保存肌肉瓣和骨膜瓣的动脉和静脉蒂（图 17-6）。

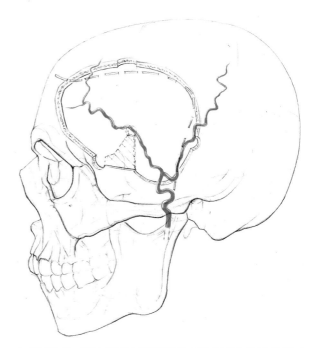

▲ 图 17-2　STA-MCA 搭桥联合 EDMAPS 的手术切口设计（蓝色虚线）和开颅范围

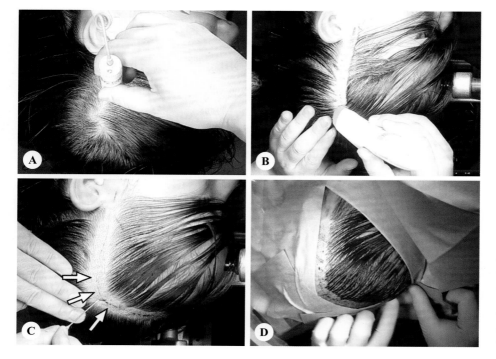

◀ 图 17-3　烟雾血管病 STA-MCA 搭桥联合 EDMAPS 的第一步

A. 使用多普勒超声探头描记颞浅动脉顶支的走行；B. 沿着颞浅动脉顶支走行，进行部分剃发；C. 皮肤切口的弧度应设计为钝角，以避免伤口的延迟愈合（箭）；D. 铺巾

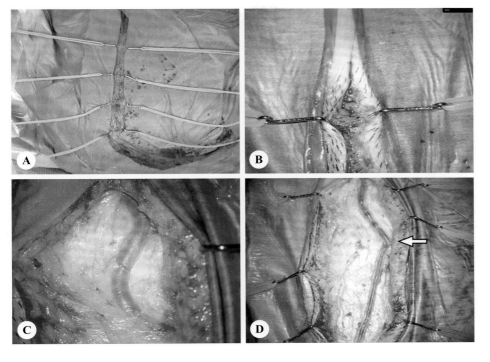

◀ 图 17-4　烟雾血管病 STA-MCA 搭桥联合 EDMAPS 的第二步

A. 显露剃过头发的头皮；B. 在手术显微镜下切开皮肤；C. 从周围筋膜组织中显露并解剖游离出颞浅动脉顶支；D. 颞浅动脉主干和顶支被完全解剖游离。箭指示的是颞浅动脉发出额支处

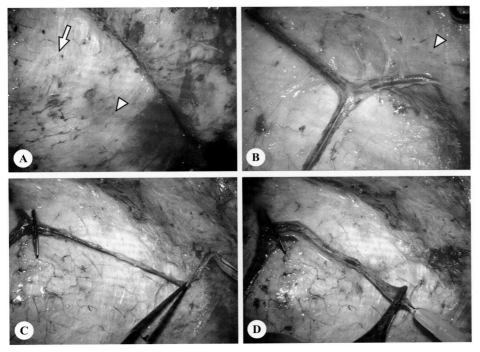

◀ 图 17-5　烟雾血管病 STA-MCA 搭桥联合 EDMAPS 的第三步

A. 皮肤切口向前额延伸，形成皮瓣，辨别颞肌（箭）和额部的骨膜（箭头）；B. 从周围筋膜组织中游离出颞浅动脉额支。注意游离颞浅动脉额支后的脂肪组织"缺口"（箭头）；C. 夹起颞浅动脉额支并切断；D. 将肝素盐水注入颞浅动脉额支，防止血栓形成

（二）开颅和打开硬脑膜

做一个延伸到额部额颞骨瓣，注意保护好脑膜中动脉。开颅范围的大小应尽可能向额部延伸（图 17-7）。剪开硬脑膜并翻转，注意保护好脑膜中动脉的主要分支。彻底止血，这对直接 STA-MCA 搭桥术至关重要（图 17-7）。

（三）直接 STA-MCA 血管吻合

用 10-0 或 11-0 的尼龙线行 STA-MCA 的单支或双支的端侧吻合。对于＜10 岁的儿童患者，笔者倾向于使用 11-0 的线；对于青少年和成年患者，则倾向于使用 10-0 的线。应将大脑中动脉的额部分支作为吻合时的首选受体血管，因为在烟

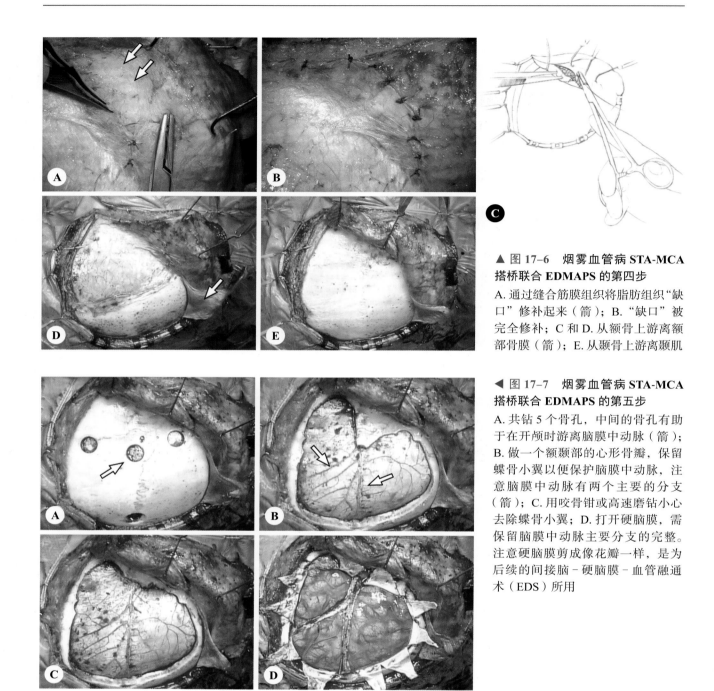

▲ 图 17-6 烟雾血管病 STA-MCA 搭桥联合 EDMAPS 的第四步

A. 通过缝合筋膜组织将脂肪组织"缺口"修补起来（箭）；B. "缺口"被完全修补；C 和 D. 从额骨上游离额部骨膜（箭）；E. 从颞骨上游离颞肌

◀ 图 17-7 烟雾血管病 STA-MCA 搭桥联合 EDMAPS 的第五步

A. 共钻 5 个骨孔，中间的骨孔有助于在开颅时游离脑膜中动脉（箭）；B. 做一个额颞部的心形骨瓣，保留蝶骨小翼以便保护脑膜中动脉，注意脑膜中动脉有两个主要的分支（箭）；C. 用咬骨钳或高速磨钻小心去除蝶骨小翼；D. 打开硬脑膜，需保留脑膜中动脉主要分支的完整。注意硬脑膜剪成像花瓣一样，是为后续的间接脑-硬脑膜-血管融通术（EDS）所用

雾血管病中，额叶的脑血流动力学损害往往最严重。次要受体血管可选择供应颞叶的大脑中动脉的皮层支。受体血管的直径通常在 0.5～1.0mm，且血管壁薄。将蓝色染料涂于供体和受体血管的切口端表面，这样血管能够看得更清楚。将绿色的硅胶片置入受体血管下方也是出于同样的考虑。完成整个 STA-MCA 吻合通常需要 12～14 针。受体血管的临时阻断时间为 20～30min（图 17-8）。

吲哚菁绿血管造影有助于明确 STA-MCA 吻合和脑膜中动脉的通畅性（图 17-9）。

（四）间接搭桥和关颅

硬脑膜瓣翻转至蛛网膜外间隙，用于在硬脑膜的外表面和脑皮层之间建立新的侧支循环，即脑-硬脑膜-血管融通术（EDS）。被剪开的硬脑膜用颞肌和额部骨膜瓣覆盖（图 17-9）。常规关颅。

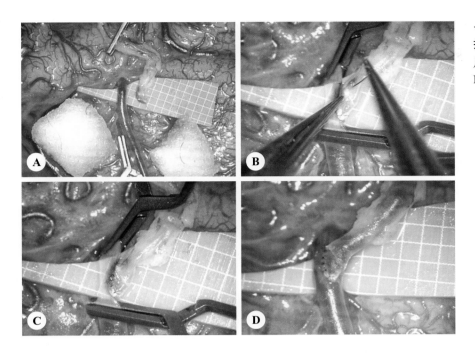

◀ 图 17-8 烟雾血管病 STA-MCA 搭桥联合 EDMAPS 的第六步

用 10-0 或 11-0 的尼龙针进行 STA-MCA 的端侧吻合（A 至 D）

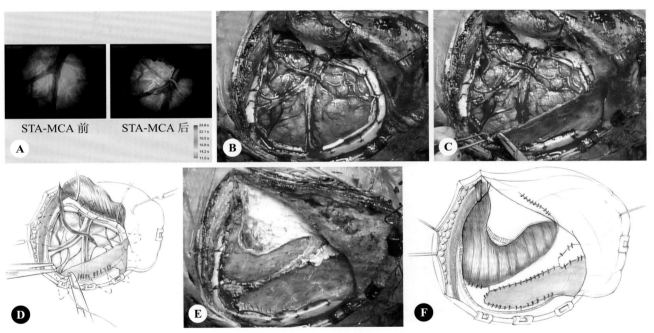

▲ 图 17-9 烟雾血管病 STA-MCA 搭桥联合 EDMAPS 的最后一步

A. 吲哚菁绿荧光造影可检验 STA-MCA 吻合和脑膜中动脉的通畅性；B. 硬脑膜被翻转至蛛网膜外，这样硬脑膜上血管的外膜可以与脑表面形成接触；C 和 D. 额叶表面被缝合在硬脑膜上的额部骨膜瓣所覆盖；E 和 F. 最后，硬脑膜打开处用颞肌覆盖

常规使用钛连接片，但笔者倾向于对<10 岁的儿童患者，为了不妨碍其颅骨生长，使用可吸收材料。逐层缝合伤口，手术时长在 5～6h，通常无须输血。

九、手术难点

（一）皮瓣血供的保护

对烟雾血管病患者实施脑血运重建术后，如何避免伤口延迟愈合是非常重要的。伤口延迟愈合会延长住院时间，甚至需要再次行手术进行修复。在这 20 年间，笔者通过不断改良术式来避免这一问题。首先，皮肤切口的拐角应设计成钝角，这样可保持在拐角顶端的足够血流量（图 17-3D）。其次，应在显微镜下仔细地从血管周围帽状腱膜组织中游离颞浅动脉分支；被游离的颞浅动脉应当尽量成"裸露"，即减少附带周围筋膜组织，因为这对伤口的愈合十分重要，所以应该将颞浅动脉的远端保留在头皮上（图 17-4C 和 D）。最后，在游离颞浅动脉额支后，应及时缝合修补伤口处筋膜，以便头皮血供早日恢复（图 17-6A 和 B）。这些简单快捷的操作均有利于保护头皮血供，从而促进伤口的愈合[13]。

（二）开颅中脑膜中动脉的保护

众所周知，脑膜中动脉（middle meningeal artery，MMA）是大脑前动脉供血区域重要的侧支代偿，常走行于蝶骨小翼内，因此，常规开颅术容易损伤脑膜中动脉。为此，笔者通过研究蝶骨小翼的解剖，设计研发了一个在开颅时保护脑膜中动脉的新技术。简单来说，脑膜中动脉前支和

蝶骨小翼之间的解剖关系可分为三种类型：桥梁型、单轨型和隧道型。在桥梁型中（18.5%），脑膜中动脉前支走行于蝶骨内侧面的浅沟内，看起来就像一座桥梁跨过河流。在单轨型中（37.0%），脑膜中动脉前支走行于蝶骨内侧面的深沟内，看起来就像一个单轨机车在铁轨上。在隧道型中（44.5%），脑膜中动脉前支完全埋藏于蝶骨小翼的骨性管道里，看起来就像隧道。患者的年龄与脑膜中动脉前支和蝶骨小翼之间的解剖关系密切相关。桥梁型脑膜中动脉在年轻患者中更为常见。

在做额颞大骨瓣开颅时，常需要钻 5 个骨孔。骨瓣中间的骨孔远离翼点，旨在保护脑膜中动脉的前支。众所周知，脑膜中动脉穿过脑膜中动脉沟的骨性通道位于蝶顶、蝶鳞和鳞状缝的结合处的下方（图 17-7A）。做一个心形的骨瓣，并保护好蝶骨小翼。用咬骨钳或高速磨钻小心地切除蝶骨小翼，保护好脑膜中动脉前支。使用咬骨钳咬除蝶骨小翼可保护好桥梁型和单轨型的脑膜中动脉（保护率分别达到 100% 和 71.4%）。而对于隧道型的脑膜中动脉，需在显微镜下用磨钻小心磨除蝶骨小翼（图 17-10）。

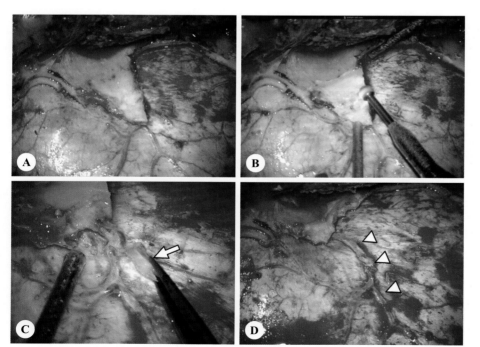

◀ 图 17-10 开颅时脑膜中动脉的保护
A. 开颅时保留蝶骨小翼的完整以免损伤脑膜中动脉；B. 当脑膜中动脉走行于骨性管道时，高速磨钻是相当有用的；C. 仔细地钻孔和分离能够切除脑膜中动脉周围的蝶骨（箭）；D. 最终，可以完整保留脑膜中动脉（箭头）

术前，可以通过磁共振血管成像（magnetic resonance angiography，MRA）的 3D-TOF 的原始图像精确地分析，判定脑膜中动脉前支和蝶骨小翼间的解剖关系。对所有的患者而言，头颅 CT 平扫也能看出翼点周围骨沟或隧道的情况[14]。

（三）开颅前 ICG 荧光造影

利用吲哚菁绿（indocyanine green，ICG）荧光造影，能够在开颅之前看清脑膜中动脉的走行，进而保护脑膜中动脉。精确分析表明约 37%（10/27）的 ICG 荧光造影能够看清楚脑膜中动脉前支的走行。脑膜中动脉能够成像的患者明显比不能成像的患者年轻。当脑膜中动脉直径超过 1.3mm，且脑膜中动脉上的蝶骨厚度不超过 3.0mm 时，ICG 荧光造影下，可透过颅骨看到脑膜中动脉。在所有脑膜中动脉可成像的患者中，在开颅时都可以完整保留脑膜中动脉，但是在血管不可成像的患者中，有 23.5%（4/17）是无法完整保留脑膜中动脉的。因此开颅前的 ICG 荧光造影可以显示约 1/3 的脑膜中动脉前支，通常是在脑

膜中动脉直径＞1.3mm 和蝶骨厚度＜3.0mm 的情况下。对于烟雾血管病开颅过程中脑膜中动脉的保护，ICG 荧光造影是一项安全又有价值的技术（图 17-11）[15]。

（四）STA-MCA 血管吻合

众所周知，烟雾血管病的受体血管直径非常小、管壁非常薄。因此，精确的吻合对保证良好的通畅性至关重要。"打铆钉 marking pin technique"技术有助于达此目的，因此，每一针都把吻合口的位置固定住，然后缝合下一针，就像缝纫时打铆钉一样（图 17-12）。

十、补救措施

当所有的受体血管都太细时（直径＜0.5mm），术者应停止直接 STA-MCA 吻合。术者应仔细地观察 STA-MCA 吻合的通畅性，因为烟雾血管病患者实施 STA-MCA 吻合时的栓塞发生率要高于接受同样术式的动脉粥样硬化性颈动脉闭塞的患者。如发生栓塞，术者应该拆除几针来打开吻合口，去除血栓后重新吻合。

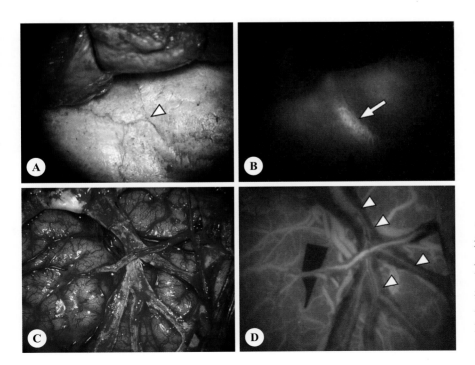

◀ 图 17-11　开颅时使用 ICG 荧光造影来保护脑膜中动脉
A. 翼点（箭头）；B. ICG 荧光造影可以透过颅骨看到脑膜中动脉；C. 保护好的脑膜中动脉和 STA-MCA 吻合；D. ICG 荧光造影可以看到 STA-MCA 吻合口及脑膜中动脉主要分支的通畅性（箭头）

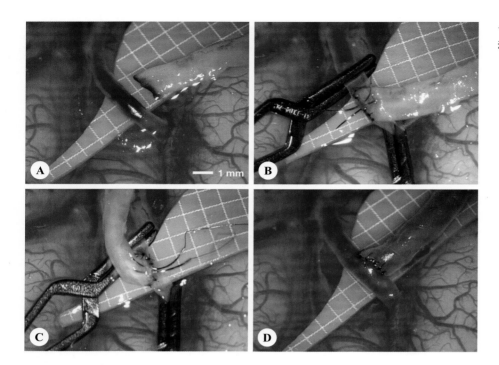

◀ 图 17-12　颞浅动脉 - 大脑中动脉吻合的"打铆钉"技术

参 考 文 献

[1] Nakagawa Y, Abe H, Sawamura Y, Kamiyama H, Gotoh S, Kashiwaba T. Revascularization surgery for moyamoya disease. Neurol Res. 1988; 10(1):32–39

[2] Ishikawa T, Houkin K, Kamiyama H, Abe H. Effects of surgical revascularization on outcome of patients with pediatric moyamoya disease. Stroke. 1997; 28(6):1170–1173

[3] Kuroda S, Houkin K, Ishikawa T, et al. Determinants of intellectual outcome after surgical revascularization in pediatric moyamoya disease: a multivariate analysis. Childs Nerv Syst. 2004; 20(5):302–308

[4] Houkin K, Ishikawa T, Yoshimoto T, Abe H. Direct and indirect revascularization for moyamoya disease surgical techniques and perioperative complications. Clin Neurol Neurosurg. 1997; 99 Suppl 2:S142–S145

[5] Kuroda S, Kamiyama H, Abe H, et al. Cerebral blood flow in children with spontaneous occlusion of the circle of Willis (moyamoya disease): comparison with healthy children and evaluation of annual changes. Neurol Med Chir (Tokyo). 1993; 33(7):434–438

[6] Houkin K, Kamiyama H, Abe H, Takahashi A, Kuroda S. Surgical therapy for adult moyamoya disease. Can surgical revascularization prevent the recurrence of intracerebral hemorrhage? Stroke. 1996; 27(8):1342–1346

[7] Yoshioka N, Rhoton AL, Jr. Vascular anatomy of the anteriorly based pericranial flap. Neurosurgery. 2005; 57(1) Suppl:11–16, discussion 11–16

[8] Kuroda S, Houkin K, Ishikawa T, Nakayama N, Iwasaki Y. Novel bypass surgery for moyamoya disease using pericranial flap: its impacts on cerebral hemodynamics and long-term outcome. Neurosurgery. 2010; 66(6):1093–1101, discussion 1101

[9] Baba T, Houkin K, Kuroda S. Novel epidemiological features of moyamoya disease. J Neurol Neurosurg Psychiatry. 2008; 79(8): 900–904

[10] Kuroda S, Hashimoto N, Yoshimoto T, Iwasaki Y, Research Committee on Moyamoya Disease in Japan. Radiological findings, clinical course, and outcome in asymptomatic moyamoya disease: results of multicenter survey in Japan. Stroke. 2007; 38(5):1430–1435

[11] Kuroda S, Group AS, AMORE Study Group. Asymptomatic moyamoya disease: literature review and ongoing AMORE study. Neurol Med Chir (Tokyo). 2015; 55(3):194–198

[12] Miyamoto S, Yoshimoto T, Hashimoto N, et al. JAM Trial Investigators. Effects of extracranial-intracranial bypass for patients with hemorrhagic moyamoya disease: results of the Japan Adult Moyamoya Trial. Stroke. 2014; 45(5):1415–1421

[13] Kuroda S, Houkin K. Bypass surgery for moyamoya disease: concept and essence of surgical techniques. Neurol Med Chir (Tokyo). 2012; 52(5):287–294

[14] Hori S, Kashiwazaki D, Akioka N, et al. Surgical anatomy and preservation of the middle meningeal artery during bypass surgery for moyamoya disease. Acta Neurochir (Wien). 2015; 157(1):29–36

[15] Tanabe N, Yamamoto S, Kashiwazaki D, et al. Indocyanine green visualization of middle meningeal artery before craniotomy during surgical revascularization for moyamoya disease. Acta Neurochir (Wien). 2017; 159(3):567–575

第18章 颞浅动脉－大脑中动脉搭桥联合脑－硬脑膜－动脉－血管融通术
STA-MCA Bypass and Encephalo-duro-arteriosynangiosis

Sepideh Amin-Hanjani 著

摘要

尽管目前烟雾血管病有多种血运重建的手术方式，但直接颞浅动脉－大脑中动脉（superficial temporal artery-middle cerebral artery，STA-MCA）搭桥联合间接脑－硬脑膜－动脉－血管融通术（encephalo-duro-arterio-synangiosis，EDAS）的联合血运重建术仍是其中一种主要的手术方式。在这种联合血运重建术中，利用直接搭桥完成即刻的血运重建及通过间接 EDAS 达到持久的侧支代偿形成，两者优势互补。该手术适用于有症状且有合适供受体血管利用的烟雾血管病患者。本章概述了该手术的要点和步骤，包括获取和制备作为供体血管的 STA 额支和顶支，开颅手术中为保留脑膜中动脉主要分支而十字剪开硬脑膜，选择和制备作为受体血管的皮层 MCA 分支及 STA-MCA 直接搭桥和 EDAS 手术的技术要点。本章还描述了术中血流测量在直接搭桥术中的应用，如通过测量血管吻合前 STA 截面流量和吻合后桥血管截面流量来确定截面流量指数（如桥血管流量 /STA 截面流量），这是反应搭桥功能的一个重要指标。此外本章对患者围术期管理的要点包括术前补液、术中避免低血压和低碳酸血症及术后血压管理等也做了相关回顾。

关键词

血流，搭桥术，大脑中动脉，烟雾血管病，颞浅动脉，手术

一、发展历程

联合直接和间接血运重建术是从 20 世纪 80 年代起手术医师对烟雾血管病患者疗效观察的基础上发展起来的，研究发现间接血运重建术，尤其是单独实施脑－硬脑膜－动脉－血管融通术（encephalo-duro-arterio-synangiosis，EDAS），不能建立足够的侧支循环[1-3]。随后几年涌现了直接 STA-MCA 搭桥联合各种间接搭桥方式包括 EDAS、脑－颞肌贴敷术（encephalo-myo-synangiosis，EMS）和脑－硬脑膜－动脉－肌肉－血管融通术

（encephalo-duro-arterio-myo-synangiosis，EDAMS）的手术方式，这些手术在烟雾血管病都取得了极为显著的血运重建效果[4, 5]。其中 STA-MCA 搭桥联合 EDAS 手术是一种简单且效果显著的联合血运重建术。

二、适应证

STA-MCA 搭桥联合 EDAS 手术可作为成人烟雾血管病治疗的标准术式。符合以下条件的患者有明确的手术指征。

1. 有症状的患者，即表现为脑卒中（出血性或缺血性）、短暂性脑缺血发作或进行性认知功能减退。

2. 有证据反映脑血流动力学损害且脑血流储备能力差的（可以通过多种影像方式进行评估）。我们医院采用多模态磁共振成像（MRI）检查对患者进行综合评估，包括定量磁共振血管成像（MRA）（进行或不进行乙酰唑胺激发试验）、高碳酸血症激发试验的血氧水平依赖（BOLD）和 BOLD-fMRI 成像等。根据这些检查的结果，我们可以确定患者的脑血流储备能力是否存在减少或缺失。

3. 有适合进行 STA-MCA 直接吻合的供受体血管；对于非常年幼的儿童患者，术中可能难以找到合适的供体和（或）受体血管，在这种情况下也可以只做间接搭桥手术。

如果施行直接搭桥术可行，仍应将 STA-MCA 搭桥术联合 EDAS 手术作为小儿患者的首选方案。非常年幼的儿童患者（＜5 岁）能否进行直接手术取决于患者供体和受体血管的直径大小，在确实没有合适的供受体血管下单独行间接搭桥术对患儿也是有帮助的。由于儿童患者极易出现烟雾血管病快速进展而导致出现临床症状和发生脑卒中，因此即便无症状侧的大脑半球只要影像学上存在血流动力学损害，也应考虑手术治疗。

相对于联合其他间接搭桥手术（如 EMS 或 EDAMS），STA-MCA 搭桥联合 EDAS 没有将颞肌贴敷于大脑表面所带来的一些麻烦。尽管颞肌是较为有效的侧支血管来源，但脑 – 颞肌贴敷术通常需要大骨窗开颅来显露较大范围的脑表面以利于肌肉贴敷；而将肌肉置于骨瓣下方也可能会影响患者的美观。另外覆盖脑表面的肌肉渗血也会增加术后出血的风险，尤其是对于那些为了保证直接搭桥通畅性而一直在服用阿司匹林的患者。相对于其他间接搭桥手术，EDAS 手术更为简单，在无须对已施行的直接搭桥手术过程进行额外的操作的情况下，STA-MCA 直接搭桥能与 EDAS 手术完美结合。该手术不仅能够为患者提供有效的侧支代偿，而且还没有使用肌肉瓣带来的潜在问题。

三、要点

STA-MCA 搭桥联合 EDAS 不仅能通过直接搭桥完成即刻的血运重建，还能通过间接 EDAS 达到持久的侧支代偿形成。实际上，直接搭桥中 STA 的血流和间接搭桥中 EDAS 形成的侧支血流之间通常是一种互补关系，两者共同为患者提供短期和长期的血运重建[6]。手术过程中以下观念至关重要。

- 需明确最需增加血流的缺血区域、皮肤切口及开颅设计、供体血管的选择和处理以优化直接和间接搭桥的效果。
- 开颅手术和打开硬脑膜时，应注意保护好脑膜中动脉（middle meningeal artery，MMA），特别是在其已经形成了颅外 – 颅内（extracranial to intracranial，EC-IC）的侧支循环的时候［经术前数字减影血管造影（digital subtraction angiography，DSA）证实］。
- 使用血流量辅助技术[7, 8]（后面会详细介绍）来测量血管的截面流量和截面流量指数，继而进一步评估直接 STA-MCA 搭桥的手术质量。

四、优点、缺点、应用前景及存在的风险（SWOT）分析

（一）优点

- 直接搭桥术可即刻增加血流和促进血运重建。
- 间接搭桥简单 / 快速，且可以与直接搭桥术联合互补。
- 联合手术可同时提供短期和长期的血运重建，两者作用互补。

（二）缺点

- 同时获取 STA 的两根分支可能会出现伤口的愈合问题。
- 比单独行 EDAS 的手术时间更长。
- 直接 STA-MCA 搭桥有发生过度灌注的潜在风险。
- 术中需临时阻断血管。

（三）应用前景

- 将联合血运重建理念扩展到大脑前、后动脉的供血区域。

（四）存在的风险

- 缺乏Ⅰ类证据证明联合搭桥的有效性优于单独的间接或直接搭桥。

五、禁忌证

主要禁忌证是患者近 7～14 天内发生了脑卒中，这主要是由于联合手术中的直接 STA-MCA 搭桥引起的再灌注出血的风险较高。另外，近期的缺血性事件通常也会增加麻醉和手术的风险。联合手术中直接搭桥的其他禁忌证还包括，STA 供体血管的质量或直径不合格，或者供体 STA 已存在自发性侧支循环。遇到这种情况，在保证不损伤侧支循环的前提下原位分离获取完整的供体 STA，并将其贴敷于脑表面进行间接血运重建仍然是可行的。

六、特殊注意事项

对于 STA-MCA 搭桥联合 EDAS 手术而言，术前影像检查对于手术计划至关重要。DSA 可很好地评估供体 STA 的血管走向和直径，并可以评估有无来自脑膜中动脉或其他来源的自发 EC-IC 侧支循环，在手术过程中必须保护好这些侧支代偿。血管造影检查时，应分别行颈内、颈外动脉的造影进行评估。DSA 与脑血流灌注成像相结合，对于确定受损最严重、最需要增加流量的供血区域也很重要。

由于术前需要禁食禁水，应安排患者在手术前一天入院，并在夜间进行静脉补液，这是一项重要的安全措施，以减少麻醉诱导期间患者出现血容量不足和低血压的风险。如果患者尚未常规服药，建议术前开始服用阿司匹林以增加直接 STA-MCA 吻合的通畅性，且建议在术前行阿司匹林的敏感性测试，以确保该药物的有效性。对于有其他并发症的患者，手术前的对症处理至关重要。例如，对于镰状细胞贫血患者，术前需进行交换输血以降低血红蛋白 S 的水平；对于糖尿病患者，术前需严格控制好血糖和糖化血红蛋白的水平。否则这些情况会影响血运重建的成功或手术切口的愈合。

七、易犯的错误、风险评估和并发症

在烟雾血管病患者中，STA-MCA 搭桥联合 EDAS 手术的主要风险与其他所有的血运重建手术的风险相似，即存在围术期发生缺血性脑卒中的风险。鉴于 MCA 皮层支能良好耐受直接吻合术中所需的临时阻断过程，额外实施的直接 STA-MCA 搭桥术应该不会增加 EDAS 手术发生缺血性脑卒中的风险。但是，额外实施的直接 STA-MCA 搭桥确实增加了患者的手术时长，而随之导致的麻醉时间延长可能是增加患者术中发生脑卒中风险的一个原因。与单独的间接 EDAS 手术相比，直接搭桥还有引起术后过度灌注或增加再灌注出血的风险，这就需要术后保持警惕和对患者进行严格的血压管理，以避免此类风险的发生。其他一般风险还包括术后癫痫发作，因此术后短期内需预防性使用抗癫痫药。

EDAS 联合 STA-MCA 搭桥手术的一个特点是需要获取 STA 的两根分支，一根用于直接搭桥，另一根用于 EDAS。然而同时获取 STA 两根分支可能会影响患者头皮的血供而导致切口愈合困难，出现伤口裂开或感染。

八、特别说明、手术布局和麻醉

如上所述，术前患者需口服阿司匹林，通常成人的最大剂量为 325mg，儿童的最大剂量为 81mg。术前需进行血小板功能测定，以确认患者对阿司匹林的敏感性。在直接血管吻合过程中，使用低剂量的肝素盐水（10U/ml）冲洗供体 STA 和受体 MCA，而不使用全身性的抗凝治疗。

手术一般采用气管插管全身麻醉。在整个手术过程中，尤其是在极易发生血压不稳和低血压的麻醉诱导期间，需保持患者血压不低于其基础血压。为此，需行动脉置管以便于连续监测手术期间的血压并获取动脉血气样本。需监测呼气末二氧化碳分压，并结合动脉压水平进行分析，避免因过度换气而导致脑血流量降低。在血管吻合的临时阻断期间，应选用滴定法给予麻醉药物，以实现爆发抑制。在摆放体位之前将脑电图（electroencephalography，EEG）和躯体感觉诱发电位（somatosensory-evoked potential，SSEP）导联放置好。利用 EEG 监测手术过程有无麻醉爆发抑制，与 SSEP 结合可反映脑皮层活动的完整性，从而提示术中有无脑低灌注和脑缺血的发生。在这些监测方法中基线的评估非常重要，因为先前发生过的脑卒中可能会影响其对称性、振幅和延迟，术中应注意这些监测上与基线相比出现的变化。由于 EEG 和 SSEP 监测使用的是头皮电极，因此建议对 STA 的描记应在放置这些针形或螺旋形电极之前进行，以免对 STA 造成意外损伤。

在手术过程中，麻醉医师还必须维持患者的血容量；应避免使用脱水药物（如甘露醇和呋塞米），这是因为手术过程中是在那些本来就脆弱和缺血的脑区域进行；甚至病变已经累及了双侧大脑，对侧大脑半球在脱水以后都也存在血容量不足、低血压和随后发生脑低灌注的风险。

手术过程中手术医师位于患者的头侧，麻醉医师位于患者的左侧，手术护士位于患者的右侧，这样器械护士可以轻松地将器械递交给外科医师的右手。患者的头部向右或向左偏转取决于何侧要手术。

九、体位、皮肤切口和关键手术步骤

（一）体位

患者取仰卧位，用头钉将头部固定并偏向一侧。根据患者颈部的活动度和长度，可在同侧肩膀下放置垫肩以避免颈部过度旋转和颈静脉回流障碍。Sugita 头架特别适合烟雾血管病手术，因为它装有带拉钩的环形牵开器，利用这种牵开器可以实现术中对皮肤边缘的前后牵拉。尽管此头架需要使用四个头钉以保持头部稳定，但对于可能需要行双侧手术的烟雾血管病患者，尽量使用三个头钉进行固定，因为第四颗头钉固定于对侧头皮时可能会伤及对侧的 STA（图 18-1A）。

（二）皮肤切开和 STA 的制备

在头皮上用多普勒超声探头定位 STA 前（额）和后（顶）支，并进行描记。消毒铺巾后，使用低功率针形电刀在顶支上方的皮肤做一直切口，然后用蚊式钳钝性分离 STA 的分支。随后游离一段长 8～10cm 保留少量血管周围组织的 STA。术中也应识别和追踪 STA 的分叉和前支。儿童患者由于皮肤弹性好，因此在完成 STA 顶支上方直切口后，可将其前部皮肤边缘提起来分离额支。而在成人患者中这通常是很难做到，此时可将直切口弯曲向前形成皮瓣，然后在皮瓣内分离额支（图 18-1B）。一般情况下，STA 额支用于直接吻合，顶支则于原位进行间接搭桥血管贴敷。因此术中在远端切断 STA 额支，并用一个临时夹在其近端进行阻断，而 STA 顶支则保持其连续性。离断的 STA 额支用肝素盐水冲洗管腔（浓度为 10U/ml，确保短暂地释放夹子冲洗它的近端，以减少血液停滞形成血栓的风险）。然后 STA 额支和顶支都用浸泡过罂粟碱的脑棉包裹起来，使它们保持湿润，从而避免在分离修整血管过程中产生任何的血管痉挛。

（三）开颅

在 STA 顶支的下方将颞肌及其筋膜呈 T 形切开（图 18-2），将肌肉边缘分别向前和向后牵开，以显露下方的颅骨。在保护好 STA 分支的情况下，分别在 STA 顶支近端和远端的颅骨上钻孔，然后用带脚踏的电动力系统进行开颅。骨瓣打开的位置横跨 STA 顶支的前后两侧，这样可以使 STA 顶支能够很好地显露于其下方脑组织以利于间接搭桥。前部开颅要小心剥离硬脑膜，以避免对脑膜中动脉（MMA）造成损伤；如有必要，这部分骨瓣可在直视下利用咬骨钳将其咬除，而不与其余的骨瓣一同取下。用将硬脑膜悬吊于骨缘以进行

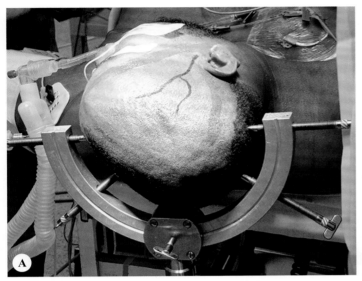

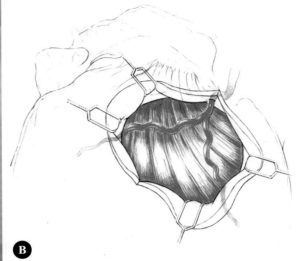

▲ 图 18-1　体位和皮肤切口

A. 患者的头转向一侧，并固定在 Sugita 头架上。STA 的额支和顶支已经被标记。尽量使用三个而不是四个头钉来固定头部，以避免损伤烟雾血管病患者对侧颞浅动脉；B. 显露和获取 STA 分支的皮瓣：皮肤切口位于顶支上方，并弯曲向前，然后从皮瓣内分离 STA 额支（图 A 引自 Macdonald R.L. Neurosurgical Operative Atlas：Vascular Surgery，3rd edition. © 2018. Thieme 版权所有）

硬脑膜外止血，同时要注意避开脑膜中动脉的分支。随后避开 MMA 和其主要硬脑膜分支，十字形剪开硬脑膜，这样存在于硬脑膜的侧支代偿被保留下来（图 18-2）。

（四）受体血管制备

从制备受体血管开始应在显微镜下操作。在准备 STA-MCA 搭桥和 EDAS 时，用蛛网膜刀打开皮层血管上方的蛛网膜。直接搭桥受体血管的选择要根据血管的大小、血管供血区域（如 MCA 的上、下干）和血管在术野中的方位 / 位置进行评估。对右利手的外科医师而言，受体血管的理想方位是位于术野 10:30 至 4:30 的方向上，理想的位置是在骨瓣的中央，而不是靠近骨缘或硬脑膜的边缘。广泛游离选定的受体血管，有时为了防止血管吻合背面的出血，可以牺牲掉一些很小的穿支。在受体血管下方放置一个小的橡皮片将受体血管与周围的脑组织分开，并在橡皮片下方放置吸收性明胶海绵以便将受体血管从脑沟中抬高。根据需要可将罂粟碱脑棉短暂置于受体血管上以缓解其分离时造成的血管痉挛。

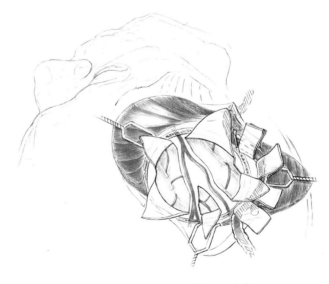

▲ 图 18-2　开颅和剪开硬脑膜

肌肉切开、开颅和剪开硬脑膜的方式和过程

（五）供体血管的制备

首先对准备用作直接搭桥的额支远端进行修整，用显微剪剔除其周围结缔组织。遇到的任何小血管分支均应小心电凝，以防止其在血流恢复后发生出血。充分制备好血管后，开始测量其截面流量[9, 10]；打开供体血管近端的临时夹，使用超声瞬时流量探头测量动脉内无阻力自由流动的最大血流量（Charbel 超声微流量探头），以 ml/min 为单位（图 18-3）。测量后，在其近端重新放置阻断夹，并再次用肝素盐水冲洗管腔。然后将供体血管的末端修剪成斜角、鱼嘴状以准备吻合。修剪前，可使用染色剂对血管末端进行染色，以便在吻合过程中能更好地看清血管边缘。

（六）STA-MCA 搭桥

利用记号笔对皮层受体血管上将要进行吻合的部位进行标记，以便在吻合过程中能更好地看清血管边缘（图 18-4A）。在确认患者处于爆发抑制状态后，将临时阻断受体血管用一精细的显微刀片将动脉切开，然后用显微剪将切口延伸，直至其长度与供体血管的斜角、鱼嘴状的开口相匹配。用肝素盐水冲洗受体血管内腔，必要时可以在受体血管的腔内放置一个小的硅橡胶支架以保持血管壁分开。

用一根 10-0 尼龙线缝合供体血管末端的足跟部和受体动脉切开的一端（图 18-4B），然后打结完成第一针的吻合。接下来缝合供体血管末端的足趾部和受体动脉切开的另一端。两端点缝合完成后，用剩余的缝合线以连续或间断缝合的方式，缝合两侧吻合口。如果采用连续缝合的方式，缝合线环应保持松弛，直到所有针脚都穿好，然后按顺序拉紧，同时保持已拉紧的缝合线紧绷，以至于能在整个缝合线上产生均匀的张力（图 18-4C）；如果采用间断缝合方式，则可以从两端向中心方向缝合，并在前一针打结之前进针缝合好后面一针（图 18-4E）；这两种手术方法都可以使术者在缝合过程中更好地看清供体和受体血管的边缘。在一侧吻合口缝合完成后，应从另一侧吻合口检查管腔，以确保没有缝线误缝"后"壁（图 18-4D）。在确认没有误缝后将剩余的一侧吻合口进行缝合（图 18-4F）。如果使用了硅胶支架，在缝合最后一针前将其移除。在吻合完成后，移除受体血管远端和近端的临时夹，观察吻合口并进行止血，然后再移除供体 STA 近端的临时夹。

STA-MCA 搭桥的最后一步是使用超声流量探头测量搭桥血流量。然后确定截面流量指数（cut flow index，CFI），即搭桥血流量 / 供体最大血流量，CFI>0.5 表示搭桥功能良好。测量血流量应在相似的麻醉条件下进行，包括血压、爆发抑制和呼气末二氧化碳分压，因为这些因素中任何一种都可以影响血流。若搭桥血流量较高，如每分钟>80ml，应及时有效地控制血压，以避免过度灌注。

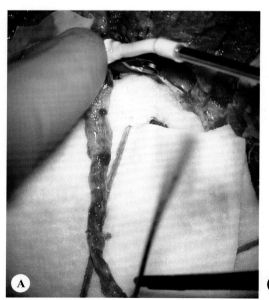

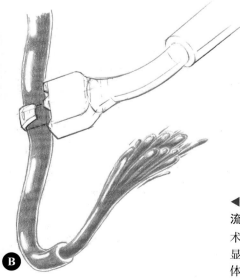

◀ 图 18-3　测量 STA 截面流量
术中照片（A）和示意图（B）显示在测量颞浅动脉额支供体血管截面流量

（七）脑－动脉血管融通术

将保护完好的 STA 顶支放置于脑表面以实施动脉－血管融通术（图 18-5），同时要确保打开蛛网膜，尤其是 STA 顶支覆盖区域的蛛网膜。然后使用 10-0 尼龙缝线沿着 STA 顶支周围袖套般包裹的组织缝合到蛛网膜上以保持动脉和脑表面之间的紧密接触。沿着 STA 顶支的长轴我们会缝合3～4 针这样的缝合线将其固定在脑表面。应注意避免在骨窗边缘附近进行缝合，以免血管在进出手术区域处发生扭转。

（八）脑－硬脑膜－血管融通术

血运重建过程的最后一步是硬脑膜－血管融通术。这一步只需将剪开的硬脑膜小叶简单地翻转至脑表面，让有着较多血管的硬脑膜外表面直接与脑表面接触即可。或者也可以用镊子将硬脑膜分为两层，显露硬脑膜内的脉管系统，然后将硬脑膜内层插入软膜层，同时将外层放置到软脑膜表面（图 18-5）。这样做的优点是可以让硬脑膜和脑组织之间有更大的接触面积。

（九）关颅

缺损的硬脑膜和显露的脑表面可以用人工硬脑膜或止血材料覆盖，如泡沫明胶。将骨瓣打薄并修剪，以避免 STA 分支受压或扭转。还纳骨瓣时让用于间接搭桥的 STA 顶支通过颅骨顶部和颞

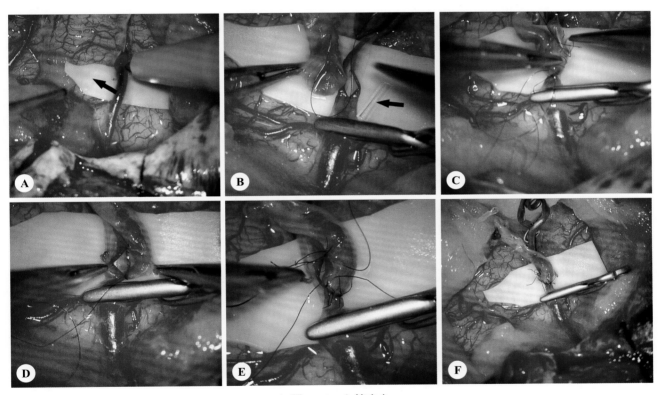

▲ 图 18-4　血管吻合

A. 打开受体血管上方的蛛网膜，并用橡胶片将其从脑沟中抬起；用记号笔标出计划进行动脉切开的部位。受体动脉上一个小的穿支血管（箭）已经被电凝和切断，以便于将该段已标记的血管节段完全游离出来；B. 血管吻合第一针是将作为供体血管的颞浅动脉（STA）末端的足跟部与受体血管上动脉切口的一端进行吻合。请注意供体 STA 末端的外模已被去除、染色、并被修剪呈斜面、鱼嘴状。一小橡皮支架（箭）准备置入到受体血管腔内供支撑血管壁便于缝合用。C. 在吻合口两端点固定好后，缝合从吻合口的一侧开始。连续缝合，图中显示的是缝线环保持松弛，随后被依次收紧，从而完成这一侧的吻合。D. 在第二侧缝合开始之前，检查第一侧吻合情况及吻合口管腔通畅性；E. 第二侧吻合口采用间断缝合，为了有更好的视野，从两端向中心缝合，并且每个结留下一根长缝线，如果渗血则可以将相邻缝线打结。请注意在打结先前缝线之前穿置好下一针的缝线，这也是为了在缝合时有更好的视野显露。透过受体血管薄的半透明血管壁可以看到小橡胶支架。F. 在取出支架之后和松开临时夹之前进行最后一针吻合

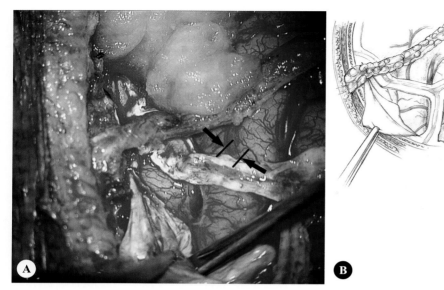
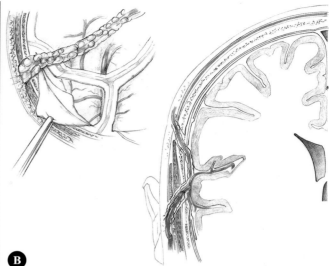

▲ 图 18-5 硬脑膜 – 血管融通术和动脉 – 血管融通术

术中照片（A）和示意图（B）显示通过几根 10-0 尼龙线将颞浅动脉（STA）顶支周围袖套般包裹的组织缝合至蛛网膜而将其固定于大脑表面。术野中硬脑膜桥清晰可见，其形成是为了避免脑膜中动脉（MMA）损伤（A，箭）。硬脑膜小叶被劈开，用 Penfield 器械将内层翻转倒置在略超出骨窗边缘的脑表面。示意图（B）显示了硬脑膜翻转的横断面视图（经许可转载，图 B 改编自 Mr. Peter Roth；Department of Neurosurgery；University Hospital Zurich；Zurich, Switzerland.）

部钻孔处出入。

缝合颞肌和其筋膜，但不缝合其近端，以避免 STA 分支受压或扭转。在还纳骨瓣和缝合肌肉后，重新测量搭桥血流量以确保搭桥通畅。为预防将来需要重新打开切口，在 STA 末端上我们使用非黏附性的 Gelfilm 来防止在该处形成粘连和瘢痕。留置皮下引流管，用尼龙线缝合帽状腱膜和皮肤；对于儿童患者，用可吸收缝线代替尼龙线避免日后拆线。对于成人患者，其切口愈合通常较为缓慢，这不仅是因为分离 STA 的两根分支会影响头皮血供，还因为成人患者手术切口更长；因此应该为成人患者选择非可吸收缝线材料来缝合皮肤，这样医师可根据患者伤口愈合情况来决定何时拆线，而不是选择不可控的可吸收缝线。

十、手术难点

如果在手术中发现常规用于 STA-MCA 搭桥供体血管的 STA 额支太细或截面流量不足，则可以用 STA 顶支进行替代。在这种情况下，STA 顶支既可用于直接搭桥，其吻合口的近端血管也可

贴敷于脑表面用于动脉 – 血管融通术。

应保持警惕，避免以下错误。

（一）供体血管

- 在分离获取或开颅过程中损伤 STA。
- 没有电凝侧支导致搭桥后出血。
- 没有冲洗和灌洗血管导致其干燥。
- 在分离获取或冲洗血管过程中导致血管壁夹层。

（二）开颅和打开硬脑膜

- 开颅大小和位置不当。
- 开颅或硬脑膜切开时牺牲了 MMA。
- 开始搭桥前没有进行彻底止血，持续的渗血会影响搭桥视野。

（三）受体血管

- 损伤和电凝了脆弱的受体血管。
- 未能电凝穿支血管，引起吻合口背面渗血。

（四）血管吻合

- 在血管吻合过程中误缝了吻合口的后壁。

- 缝合针数不足导致吻合口漏血。
- 未能顺利移除支架。
- 错误地在非缺血区域进行血运重建（MCA 上干或下干）。

（五）关颅

- 还纳骨瓣或缝合肌肉过程中压闭了 STA。
- 缝皮时误缝了 STA。

对于 STA-MCA 搭桥，如果遇到桥血管流量不够或截面流量指数低（如<0.5），可能由以下几个因素引起。

- 患者选择错误（没有血流动力学受损）：避免此问题最好的方法是术前进行仔细的血流动力学评估和谨慎选择患者。
- 供体血管问题：避免该问题的方法是在分离获取供体血管过程中应避免损伤或电凝血管，保持血管湿润并包裹在罂粟碱脑棉中，用肝素盐水冲洗血管腔，彻底修剪外膜，并确保在血管吻合之前血管壁没有出现夹层。
- 吻合问题：避免该问题的方法是在吻合过程中检查有无误缝吻合口后壁（或使用硅橡胶支架来避免），在缝合完成前用肝素盐水冲洗吻合口，并确保没有缝线突入血管内腔。
- 受体血管或远端血管床的问题：避免该问题的方法是选择适当大小的受体血管，用肝素盐水冲洗；并认识到如果受体血管供血区域因近端闭塞性疾病而孤立，使搭桥血流不能进入该区域血管床，可能需要施行双 STA 双搭桥。

十一、补救措施

最好通过仔细注意细节来规避潜在的风险，而不是在出现问题后再进行处理；当然在某些情况下，补救措施也是必要的。

例如，在开颅过程中供体 STA 的顶支被颅骨钻损伤，在剪除受损血管的情况下，该支血管仍然可以被保留并用作直接搭桥的供体血管。

如果直接 STA-MCA 吻合出现血栓，则应检查吻合口，同时轻轻地挤压血管和吻合部位，这样小的血块可能会脱落并恢复吻合口通畅。如果怀疑是缝合质量问题，则可能需要重新打开并检查吻合口，使用肝素和少量的组织型纤溶酶原激活物（tissue-type plasminogen activator，t-PA）完全溶解掉所有血栓后再行缝合。不幸的是，因为各种原因在吻合口形成的血栓通常是富含血小板的白色血栓，它对肝素和 t-PA 的反应较差，并且易于重新积聚。即便经过各种努力仍无法恢复吻合口通畅，也可将搭桥血管放置在原位，因为随着时间的推移，搭桥有时会再通。

如果释放临时夹后出现吻合口漏血，首先的处理方式应该是用棉球轻轻压迫，通常情况下这一操作能解决吻合口漏血问题。如果仍存在吻合口漏血，尽管与初次吻合相比视野受限可能导致吻合不佳，但也仍然需要进行补缝。另一种策略是在间断缝合过程中每个针打结后都留一个很长的缝线末端；如果在移除临时夹后缝线间有明显漏血，则可以将这些缝线互相打结以控制漏血，而避免需要再次缝合。

十二、经验和教训

建议和关键点可以归类为操作的不同阶段，如下所述。

（一）术前管理

- 术前恰当筛选适合的手术患者。
- 仔细分析患者的血管造影并做好手术计划（评估最佳的供体 / 受体血管区域，评估自发生成的 MMA 侧支吻合）。

（二）术中麻醉

- 术中避免使用甘露醇和呋塞米、避免过度换气。
- 临时阻断血管期间，患者应处于爆发抑制状态。
- 预防癫痫。
- 监测 SSEP/EEG，发现并避免术中发生脑缺血。
- 麻醉诱导和麻醉期间严格控制血压。

（三）术中技术

- 从皮肤切开到关颅全程关注细节。
- 在冲洗血管时，避免使用任何可以导致血栓形成的冲洗液；吻合部位彻底止血；避免使用 Floseal 新型纤维蛋白胶。
- 直至使用 STA 前，始终保持其湿润，并用罂粟碱脑棉片包裹。
- 如果吻合口处有漏血，进行大量冲洗并轻轻地进行压迫即可止血（极少需要额外的缝合）；对于间断缝合，可将相邻缝线的长末端进行打结。

此外，密切的术后监测和管理至关重要。应将患者血压控制在其基础血压范围内，在术后 24～48h，患者应放在重症监护室进行观察。术后头部 CT 检查可用于排除颅内出血，以住院期间的血管造影为基准，通过定量磁共振血管成像（quantitative magnetic resonance angiography，QMRA）（图 18-6）来评估搭桥血管的功能和通畅性。我们标准的随访方案是患者术后 6 周、6 个月和 12 个月均进行影像学检查来评估其血流动力学状态。此后每年对患者进行一次神经心理学测试。如果患者需要进行双侧手术，为了让其身体得到暂时性的恢复，两次手术之间通常需要间隔 4～6 周。

声明：笔者感谢 Christa Wellman 和 Ziad Hage 博士为准备图片所提供的帮助，感谢 Fady T. Charbel 博士开发了基于血流量的 STA-MCA 搭桥方法。

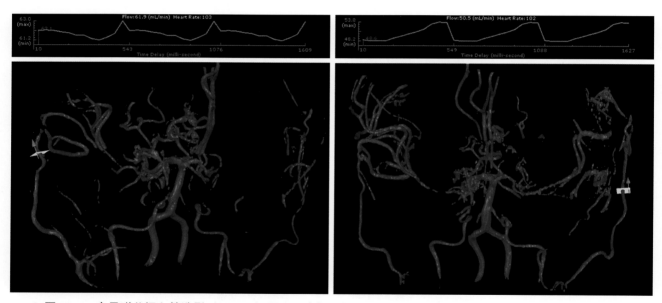

▲ 图 18-6　定量磁共振血管造影（QMRA）显示一个行双侧 STA-MCA 搭桥联合脑－硬脑膜－动脉－血管融通术（EDAS）的烟雾血管病患者，其右侧和左侧颞浅动脉（STA）内的血流量分别为每分钟 62ml 和 50ml

参考文献

[1] Cahan LD. Failure of encephalo-duro-arterio-synangiosis procedure in moyamoya disease. Pediatr Neurosci. 1985–1986; 12(1):58–62

[2] Miyamoto S, Kikuchi H, Karasawa J, Nagata I, Yamazoe N, Akiyama Y. Pitfalls in the surgical treatment of moyamoya disease. Operative techniques for refractory cases. J Neurosurg. 1988; 68(4):537–543

[3] Matsushima T, Fujiwara S, Nagata S, Fujii K, Fukui M, Hasuo K. Reoperation for moyamoya disease refractory to encephalo-duro-arteriosynangiosis. Acta Neurochir (Wien). 1990; 107(3–4):129–132

[4] Houkin K, Kamiyama H, Takahashi A, Kuroda S, Abe H. Combined revascularization surgery for childhood moyamoya disease: STA- MCA and encephalo-duro-arterio-myo-synangiosis. Childs Nerv Syst. 1997; 13(1):24–29

[5] Matsushima T, Inoue T, Suzuki SO, Fujii K, Fukui M, Hasuo K. Surgical treatment of moyamoya disease in pediatric patients—comparison between the results of indirect and direct revascularization procedures. Neurosurgery. 1992; 31(3):401–405

[6] Amin-Hanjani S, Singh A, Rifai H, et al. Combined direct and indirect bypass for moyamoya: quantitative assessment of direct bypass flow over time. Neurosurgery. 2013; 73(6):962–967, discussion 967–968

[7] Amin-Hanjani S. Cerebral revascularization: extracranial-intracranial bypass. J Neurosurg Sci. 2011; 55(2):107–116

[8] Amin-Hanjani S, Charbel FT. Flow-assisted surgical technique in cerebrovascular surgery. Surg Neurol. 2007; 68 Suppl 1:S4–S11

[9] Amin-Hanjani S, Du X, Mlinarevich N, Meglio G, Zhao M, Charbel FT. The cut flow index: an intraoperative predictor of the success of extracranial-intracranial bypass for occlusive cerebrovascular disease. Neurosurgery. 2005; 56(1) Suppl:75–85, discussion 75–85

[10] Charbel FT, Meglio G, Amin-Hanjani S. Superficial temporal arterytomiddle cerebral artery bypass. Neurosurgery. 2005; 56(1) Suppl: 186–190, discussion 186–190

第 19 章 晚期烟雾血管病的个体化颅内外血运重建
Individualized Extracranial-Intracranial Revascularization in the Treatment of Late-Stage Moyamoya Disease

Bin Xu 著

摘 要

晚期烟雾血管病被定义为处于 Suzuki 分期 V～Ⅵ期的烟雾血管病。尽管有来自于颈外动脉分支自发形成的侧支代偿，但这类患者大多数仍然需要进行脑血运重建。保护这些已形成的侧支循环血管是血运重建过程中的基本原则，但由于晚期烟雾血管病患者侧支通路的多样性和复杂性，标准化的血运重建术中保护这些侧支非常困难。个体化的血运重建手术似乎是一种有效的解决方案。在这一章我们将介绍一系列详细策略，包括个体化的皮瓣、颞肌瓣、骨瓣，硬脑膜瓣设计及靶向血运重建。这一系列处理策略在我们的单中心病例中被证明是安全和有效的。

关键词

烟雾血管病，Suzuki 分期，颅内外血运重建，自发形成的侧支，个体化血运重建

一、发展历程

晚期烟雾血管病被定义为疾病处于 Suzuki 分期第 V～Ⅵ期，其特征为有来自颈外动脉分支广泛的自发性颅内侧支代偿。2005—2015 年，华山医院神经外科收治的 336 例晚期烟雾血管病患者中仅有 3 例患者（占整体的 1%）因存在发育完善的自发侧支代偿且没有任何症状或无脑血流动力学损害而不需要手术治疗（图 19-1）。另外的 333 例伴有脑血流动力学受损的晚期烟雾血管病患者则因为脑缺血、颅内出血或两者兼有接受了手术治疗。华山医院常规的脑血流动力学损害评估手段为计算机断层扫描灌注成像（computed tomography perfusion imaging，CTP）或单光子发射计算机体层摄影（single photon emission computed tomography，SPECT）。

二、适应证

应仔细分析晚期烟雾血管病患者是否具有进行个体化颅外 – 颅内（extracranial-intracranial，EC-IC）血运重建的适应证。在患者的手术计划中，应特别关注患者已自发形成的侧支代偿、脑缺血症状和颅内出血史。

三、要点

手术的关键原则是如何利用向头皮供血的三根颈外动脉（external carotid artery，ECA）分支：颞浅动脉（superficial temporal artery，STA）、耳后动脉（posterior auricular artery，PAA）和枕动脉（occipital artery，OA）及向颞肌供血的颞深动脉（deep temporal artery，DTA）和向硬脑膜供血的脑膜中动脉（middle meningeal artery，MMA）来进行个体化的血运重建，与此同时保护好已自发形

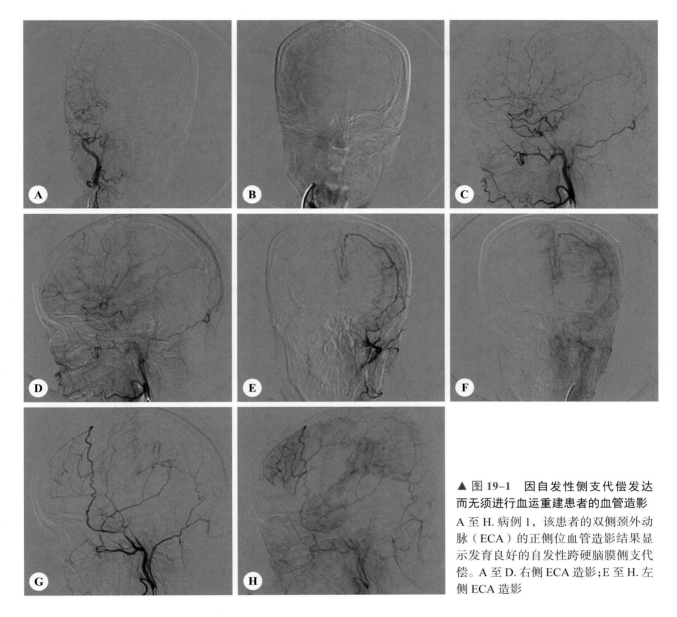

▲ 图 19-1　因自发性侧支代偿发达而无须进行血运重建患者的血管造影

A 至 H. 病例 1，该患者的双侧颈外动脉（ECA）的正侧位血管造影结果显示发育良好的自发性跨硬脑膜侧支代偿。A 至 D. 右侧 ECA 造影；E 至 H. 左侧 ECA 造影

成的侧支代偿。

四、优点、缺点、应用前景及存在的风险（SWOT）分析

（一）优点

- 直接和间接联合搭桥术充分利用了 ECA 的所有分支，同时保留已自发形成的侧支代偿。

（二）缺点

- 由于晚期烟雾血管病的 MCA 血管网较差，受体血管对血流的分配可能没有早期烟雾血管病比较健康的血管网的效果好。

- 与低分期烟雾血管病患者相比，搭桥血管内的平均血流量较低。

- 搭桥血流和原有 MCA 血管网内的血流之间可能存在竞争，这种血流对冲会导致血流瘀滞和皮层水肿，因而术后发生短暂神经功能缺失的概率更高。

（三）应用前景

- 全面了解患者的临床症状、自发性侧支代偿、血流动力学特征和受体动脉血管网，并在此基础上为患者精心设计个体化血运重建方案，即能精准地优先为大脑皮层缺血最严重的区

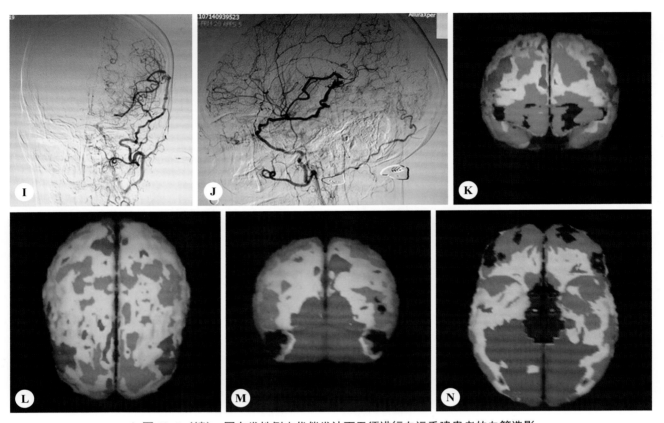

▲ 图 19-1（续） 因自发性侧支代偿发达而无须进行血运重建患者的血管造影

I 至 N. 病例 2，左侧 ECA 造影显示自发性侧支代偿血管为大脑中动脉供血区提供血流，SPECT 显示左侧大脑半球存在轻度的血流动力学损害。K. 正前位；L. 俯视位；M. 正后位；N. 仰视位

域补充血流。

- 晚期烟雾血管病已经有一些来自 ECA 分支的自发性侧支代偿形成，这也说明患者更有可能通过脑 - 硬脑膜 - 肌肉 - 血管融通术（encephalo-duro-myo-synangiosis，EDMS）形成新的自发性侧支代偿。

（四）存在的风险

- 术后虽然丘脑、基底节等脑深部结构的缺血情况可以得到改善，但是由于脑室系统间隔，多数情况下它们仍然需要通过烟雾样血管来进行供血。
- 术后不能完全消除再出血的风险。

五、禁忌证

这项技术的禁忌证是 ECA 已经提供了充分的侧支血流。

六、特殊注意事项

神经外科医师应通过术前数字减影血管造影（digital subtraction angiography，DSA）仔细分析已自发形成的侧支代偿（图 19-2）。在表 19-1 中列出了上面那 336 例患者的主要侧支代偿类型。

MMA 是自发性侧支最常见的来源。它通过棘孔进入中颅窝底，向外侧进入颞骨，在蝶骨大翼上向前走行，此后它分为前支和后支。通过硬脑膜 MMA 能为大脑提供重要的侧支血流。正常情况下，MMA 前（额）支通过大脑镰为大脑前动脉（anterior cerebral artery，ACA）血管区域提供侧支血流。在某些解剖变异的病例中，MMA 可能起源于眼动脉。在常规翼点开颅过程中 MMA 很容易被损伤。烟雾血管病患者中增粗的 MMA 可能会位于颅骨深沟内，这更增加了开颅过程中 MMA 损伤的风险，进而导致术后发生缺血性脑卒中。

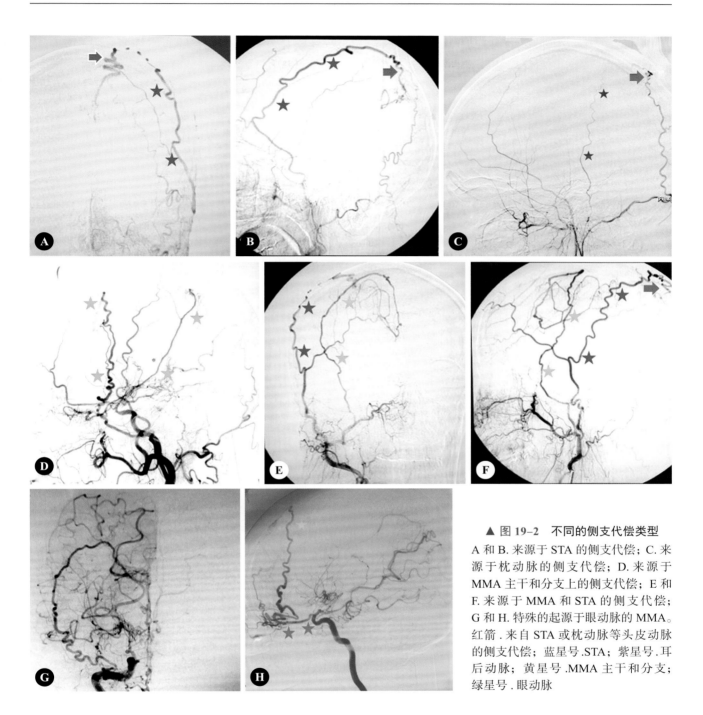

▲ 图 19-2　不同的侧支代偿类型

A 和 B. 来源于 STA 的侧支代偿；C. 来源于枕动脉的侧支代偿；D. 来源于 MMA 主干和分支上的侧支代偿；E 和 F. 来源于 MMA 和 STA 的侧支代偿；G 和 H. 特殊的起源于眼动脉的 MMA。红箭 . 来自 STA 或枕动脉等头皮动脉的侧支代偿；蓝星号 .STA；紫星号 . 耳后动脉；黄星号 .MMA 主干和分支；绿星号 . 眼动脉

并行路径	MMA	STA	OA	EVD[a]	其他[b]
表 19-1　笔者的病例中主要的侧支代偿类型					
n	297	17	10	14	7

EVD. 脑室外引流；MMA. 脑膜中动脉；OA. 枕动脉；STA. 颞浅动脉
a. 经由脑室外引流钻孔部位自发形成的侧支代偿
b. 其他特殊类型的自发性侧支代偿，如眼动脉到脑膜前动脉的代偿

在某些罕见的病例中头皮动脉如 STA、OA、偶尔是 PAA 也可以是自发侧支代偿的血流来源。但如果患者有过各种类型的开颅手术史（如颅内血肿清除或脑室外引流），这种侧支代偿来源因之而更加增多。在这种情况下，进行个性化的手术皮瓣设计非常重要。

推荐仅在吻合过程中局部使用肝素盐水冲洗，我们不推荐全身肝素化。

七、易犯的错误、风险评估和并发症

- 在某些病例中，可能会因为受体血管太细而无法进行直接搭桥。
- 当供体 – 受体动脉直径比＞2.5 倍时，术后出血的可能性很高，这种情况下手术者可放弃直接搭桥的计划。
- 在某些病例中，DSA 和磁共振血管成像（magnetic resonance angiography，MRA）上可观察到其受体 MCA 血管网非常贫乏。某些 MCA 的分支在显微镜下看起来苍白且充盈不佳，提示这些血管中的血流不足。这种情况下也不宜行直接搭桥手术。
- EC-IC 血运重建术有术后短暂性神经功能缺失、癫痫和术后出血的潜在风险。

八、特别说明、体位和麻醉

STA-MCA 或 PAA-MCA 搭桥常规采用仰卧位。OA-PCA 搭桥采用公园长椅位。应避免使用头钉以保护对侧 STA。整个手术过程中，应保持患者血压在其基线范围内。避免过度通气，以防止血管收缩。在围术期，补充晶体液以增加血容量，维持患者血容量在其正常血容量的 1.25～1.4 倍并持续到术后第二天。

九、体位、皮肤切口及关键手术步骤

（一）皮肤切口

皮肤切口个体化设计的主要难点是如何在骨瓣覆盖缺血区的同时避开已存在的自发性侧支吻合。由于 MRA 或计算机体层血管成像（CTA）无

法观察自发性侧支吻合的所有细节，因此术前应常规行选择性颈外动脉血管造影。

常规情况下我们会采用一种扩大翼点皮肤切口，该切口能充分利用颞肌的 DTA 和位于头皮中的 STA 分支。向上切口需超过颞上线 1.0～1.5cm。在遇到下列情况时，我们会对手术切口做个体化调整（图 19-3）。

1. 我们首先通过血管造影仔细识别来自 STA 分支的自发性侧支代偿，通过 CT 灌注或 SPECT 来确定皮层缺血区域。根据上述观察结果，我们可将手术切口向前或向后调整，目的是为了避免损伤已有自发侧支代偿的头皮供血动脉，同时能够覆盖脑皮层缺血区域。

2. 当常规扩大翼点开颅不能覆盖缺血区域时，可改变开颅方案。例如，在双侧 ACA 供血区缺血的患者中，为了同时显露双侧额叶可采用冠状切口（图 19-1 和图 19-8）。当缺血区位于枕叶时，可采用能同时覆盖颞 – 顶 – 枕叶的马蹄形切口。

（二）颞肌

通常情况下颞肌的自发性侧支吻合只能在进行过开颅的区域才能形成，当然骨窗外其余部分的颞肌仍可被作为供体组织来进行间接血运重建。将颞肌从颞骨上剥离下来时不要使用单极电凝，以保持整个 DTA 血管网的完整性（图 19-4）。DTA 通常较为细小，术前 DSA 很难清楚地观察到其远端的血管。剖开颞肌会损害 DTA 血管网而严重影响侧支循环的建立。因此，除非遇到颞肌非常厚的情况，否则我们会尽量避免剖开颞肌。

（三）骨瓣

在晚期烟雾血管病中，MMA 是最常见的自发性侧支代偿的来源，但它在开颅手术中非常容易受到损伤。Kuroda 分析了 MMA 与翼点的关系，并将其分为以下三种类型：a 型（桥梁型）；b 型（单轨型）；c 型（隧道型）。从 a 型到 c 型保持 MMA 完整性的难度逐渐增加。在常规的单骨窗翼点开颅手术中，保存 MMA 非常困难且耗时；因此我们创立了一种双骨窗开颅的手术技术。

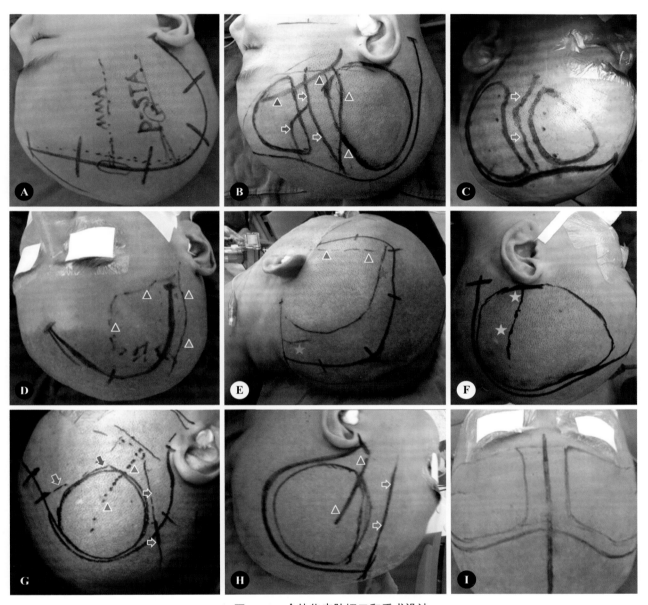

▲ 图 19-3　个体化皮肤切口和手术设计

A. 这是我们的病例所使用的常规皮肤切口，在皮肤上定位脑膜中动脉（MMA，体表投影）和颞浅动脉（STA）顶支（parietal branch of STA, p-STA）的位置；B. 实施双骨窗开颅手术，以保护参与自发性侧支代偿供血的 MMA；C. 按照 MMA 走行个体化设计骨瓣；D. 将皮肤切口前移，以保护 p-STA 的自发性侧支代偿；E. 将皮肤切口后移以覆盖枕叶缺血区；F. 由于该病例 STA 顶支缺如，故使用耳后动脉（PAA）进行血运重建；G. 将骨瓣设计在有侧支代偿的 MMA 两分支（红箭）之间，使用 p-STA 作为供体动脉；H. 为保护侧支，在部分病例可将骨瓣设计在 MMA 后方，使用 p-STA 作为供体动脉；I. 为 1 例双侧大脑前动脉（ACA）区域缺血的患者设计冠状切口开颅。蓝箭头 . STA 后支；红箭头 . STA 前支；绿箭 . MMA 主干；红箭 . MMA 的分支；红星号 . 颞上线；绿星号 . 枕动脉；黄星号 . 耳后动脉

在该技术实施过程中，术前定位 MMA 至关重要。颅骨上的 MMA 沟在 DSA 平片上清晰可见（图 19-7A）。分析 MMA 沟与冠状缝的关系对开颅手术中定位 MMA 有很大的帮助。同样分析 MMA 与 STA 的关系也有利于术中定位 MMA。一般情况下 MMA 的走行与 STA 顶支的走行大致平行，通常靠前 2～3cm（图 19-5A）。

1. 单骨窗骨瓣

当 MMA 沟在 DSA 平片中显影表浅且模糊时，我们为患者实施单骨窗心形骨瓣开颅。取出骨瓣

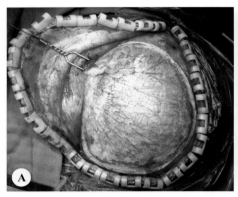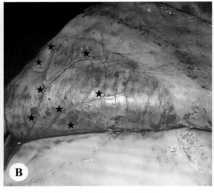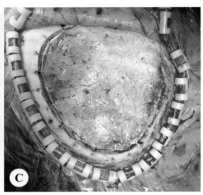

▲ 图 19-4　颞肌的处理

A. 切开颞肌；B. 颞肌内侧面上整个颞深动脉（DTA）血管网完好无损（黑星号）；C. 脑 - 硬脑膜 - 肌肉 - 血管融通术（EDMS），颞肌与硬脑膜缝合并固定在骨窗上，在没有任何张力的情况下覆盖在大脑皮层表面

后我们小心地从蝶骨嵴向 MMA 出颅骨的部位逐步扩大骨窗，同时保留蝶骨小翼（图 19-5）。

当观察到额叶皮层已存在跨硬脑膜的侧支代偿且额叶没有缺血情况时，可以避开额叶进行 MMA 后方的单骨窗开颅（图 19-6）。

2. 双骨窗骨瓣

当 MMA 沟在 DSA 平片中显影较深且清晰时，我们更偏向于分别在 MMA 前部和后部实施双骨窗骨瓣开颅，而在两骨瓣之间，MMA 的走行的上方留下一个骨桥。我们构建了一个由硬脑膜、MMA、脑膜中静脉（middle meningeal vein，MMV）和骨桥组成的复合结构（图 19-7）。我们认为这是保护 MMA 及其远端自发性侧支吻合最好的方法。

在双侧 ACA 供血区缺血的患者中，为了同时显露双侧额叶，可采用冠状切口和双侧额骨瓣开颅（图 19-8）。

（四）硬脑膜

为保留 MMA 的血管功能，最重要的是维持 MMA 血管网的完整性。由于间接血运重建中作为供体血管 MMA 的潜力巨大，因此 MMA 的每一个分支都应该被尽量保留下来。应先沿着 MMA 的主要分支打开硬脑膜，然后将其余硬脑膜放射状剪开。彻底止血后，将硬脑膜翻转使其外表面与皮层密切接触（图 19-9）。

有时与 MMA 伴行的 MMV 止血比较困难，如果使用双极电凝又可能会损伤 MMA。在这种

情况下，通过筒状缝合 MMA 周围的硬脑膜能达到同时保持 MMA 通畅和 MMV 止血的目的（图 19-9F 和 G），我们将这种缝合命名为"中国春卷"。该方法是将硬脑膜边缘缝合成一个"筒"状，此时硬脑膜的内表面转为朝外。该筒状结构就像一个"中国春卷"，包含 MMA、伴随静脉和一些吸收性明胶海绵。

（五）个体化血运重建

通过 CTP 或 SPECT 进行血流动力学评估可以确定存在缺血的脑组织区域。晚期烟雾血管病患者有时会因为自发性侧支代偿在缺血半球形成一些正常灌注区。如果受体动脉位于这种正常灌注区内，可能会因为供受体血管之间的压力差（泊肃叶定律 ΔP，$Q = \pi \times r^4 \times \Delta p / 8\eta l$，$\Delta P$ 是推动血液流动的唯一解释）太小而无法形成可持续的搭桥血流。术后 ΔP 呈动态变化，直到所有自发性侧支吻合形成后才会达到一种平衡状态。这一过程可能需要 6 个月甚至更长时间。在这个过程中与搭桥发生竞争的血流不仅来自于颈内动脉系统，也会逐步来自于起源于 MMA 和 DTA 的自发性侧支血流。基于这两点，我们推荐对患者进行靶向血运重建，后者可以在最大化 ΔP 的情况下促使血液流向需求最大的脑组织区域。MCA 血管网中存在两种不同的血流压力梯度。一种是血流仍然保持从近端流向远端的生理方向，此时压力梯度为 $P_{近端} > P_{远端}$。另一种则刚好相反，此时 $P_{近端} < P_{远端}$（图 19-10）。

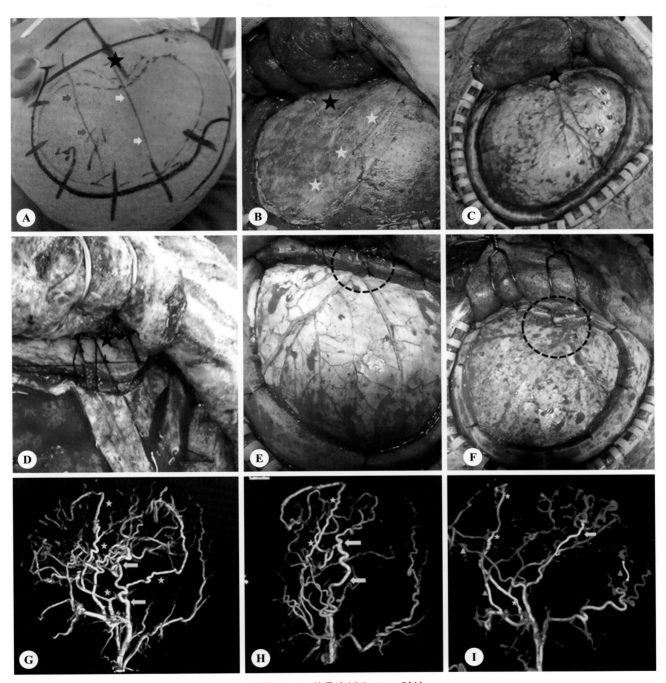

▲ 图 19–5　单骨窗瓣和 DSA 随访

A. 设计单骨窗开颅，确定 MMA（体表投影，黄箭）和 STA（蓝箭）的走行；B 和 C. 心形骨窗、颞上线（黄星号）、残留的蝶骨嵴（蓝星号）；D. 将残留的蝶骨嵴两侧的硬脑膜悬吊固定，以避免 MMA 主干撕脱或破裂；E 和 F. 当 MMA 沟在 DSA 平片中浅而模糊时，磨除蝶骨嵴是安全的（黑圆圈）；G 至 I. 不同患者随访过程中的血管造影三维图像显示保存完好的 MMA（黄星号）、通畅且增粗的直接搭桥血管（黄箭），以及由 STA 额支（黄箭头）、DTA（蓝箭头）和枕动脉（绿箭头）形成的间接血运侧支代偿

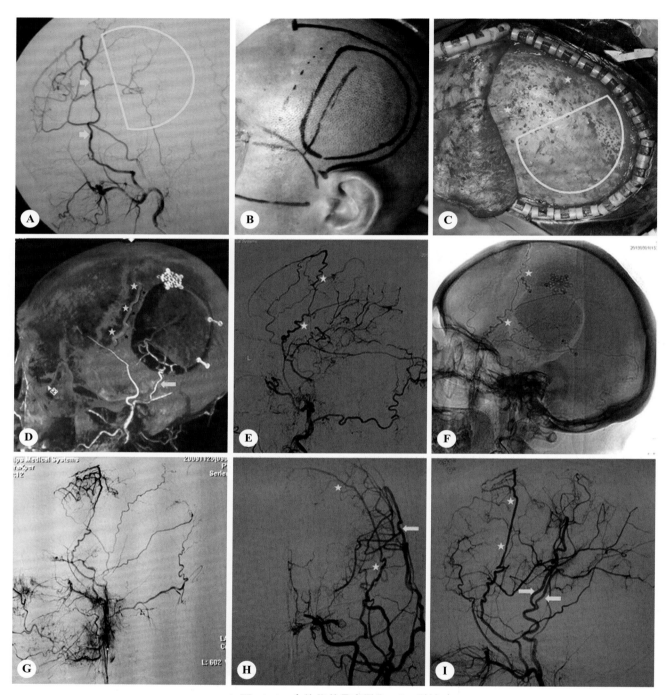

▲ 图 19-6　个体化单骨窗瓣和 DSA 随访

A. ECA 的侧位像显示患者已存在 MMA 的侧支代偿（黄箭）和额叶前部皮层跨膜侧支吻合；B 和 C. 该例患者采用 MMA 后方骨瓣，在颅骨外即可观察到较深的 MMA 沟（C，黄星号）；D.3D 血管造影随访证实 MMA 和直接搭桥通畅，且可以很容易地识别出一个较深的 MMA 沟（黄星号）；E 和 F. 骨窗内建立的间接侧支吻合，同时 MMA 保留完好；G 至 I. 病例 3，术前血管造影 ECA 的侧位像（G）显示有良好的 MMA 自发侧支代偿，随访血管造影（H 和 I）显示 3 根 STA（黄箭）分支在 3 支直接搭桥后均通畅，同时 MMA 也保留完好（黄星号）

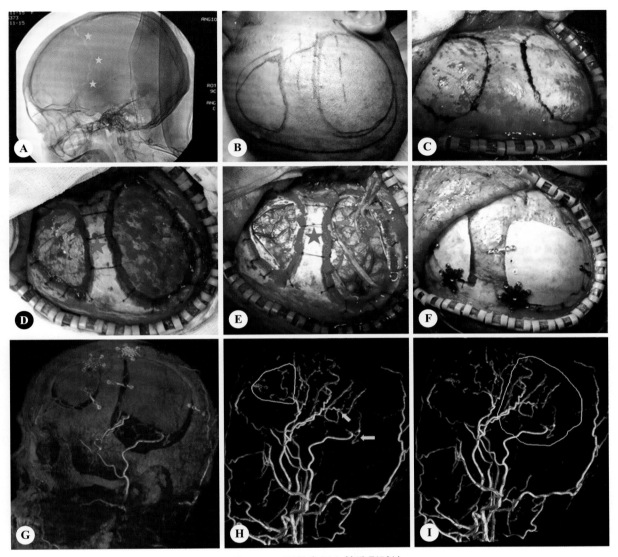

▲ 图 19-7　双骨窗及血管造影随访

A. DSA 平片上可见很深的 MMA 沟（黄星号）；B 和 C. 设计双骨窗开颅骨瓣；D. 将硬脑膜悬吊缝合在骨瓣边缘和骨桥（绿星号）上形成一个由硬脑膜、MMA、脑膜中静脉（MMV）和骨桥组成的复合结构；E. 双支直接搭桥（蓝箭）；F. 颞肌与硬脑膜缝合并固定在骨窗上，适当修剪骨瓣并将其微微抬高以减少对 STA 和颞肌的压迫；G 至 I. 3D 血管造影随访显示双支搭桥（黄箭表示吻合口）及 MMA 前后支的间接侧支吻合（浅黄色圈）均通畅

通过仔细推敲患者的 DSA 和 SPECT 影像，手术者可以识别不同压力梯度的血管（图 19-11A 至 D）。术中吲哚菁绿（indocyanine green，ICG）荧光造影也有助于选择受体血管区域。如果患者拥有良好的 MCA 血管网，意味着可以承受更多的来自供体血管的血流，此时可以考虑为患者实施双搭桥，后者有时可能只需要用到一个 STA 分支（图 19-11F）。对于完全梗死的区域应该避免实施血运重建，因为这是没有任何意义的。

（六）简化的吻合技术

通常情况下晚期烟雾血管病患者的受体动脉较脆且有许多细小分支，血管壁也很薄。血管吻合过程中我们使用两到三个弯的迷你临时夹来阻断受体动脉，这样我们可以在不使用双极电凝的情况下保留所有的细小分支。吻合过程中也无须使用橡胶垫或硅胶管。采用间断缝合的方式以确保吻合口将来有扩张的可能性。在避免任何缝合发生扭曲的情况下仔细地以方结形式进行打结。

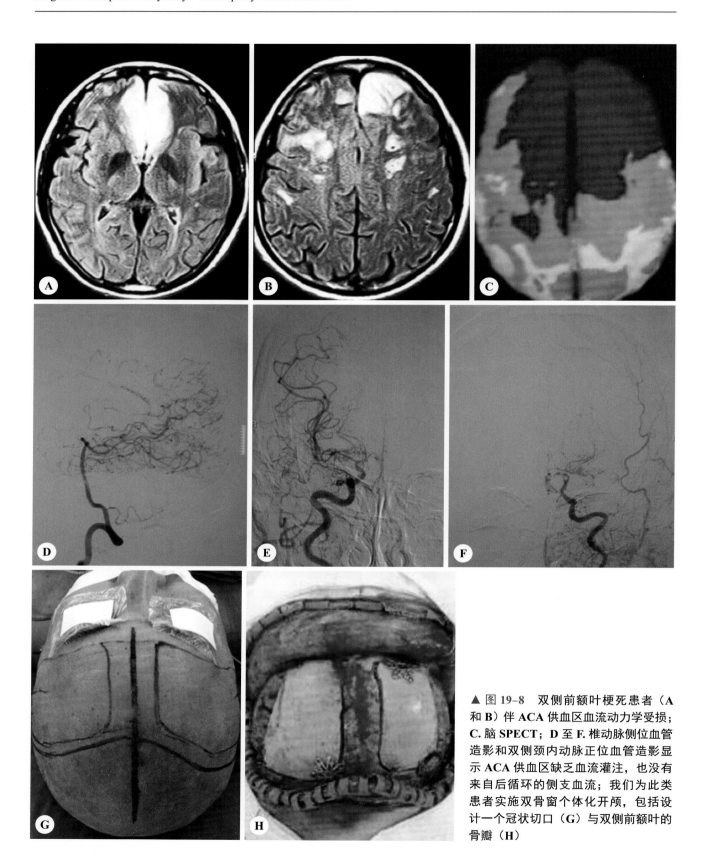

▲ 图 19-8 双侧前额叶梗死患者（A 和 B）伴 ACA 供血区血流动力学受损；C. 脑 SPECT；D 至 F. 椎动脉侧位血管造影和双侧颈内动脉正位血管造影显示 ACA 供血区缺乏血流灌注，也没有来自后循环的侧支血流；我们为此类患者实施双骨窗个体化开颅，包括设计一个冠状切口（G）与双侧前额叶的骨瓣（H）

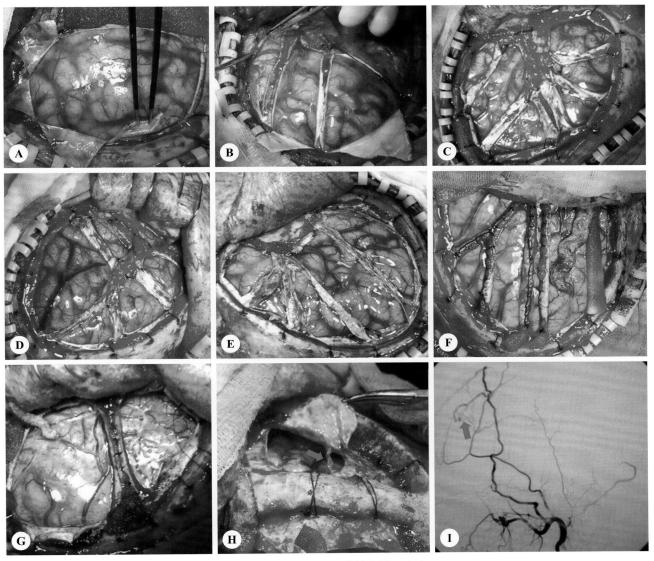

▲ 图 19-9　硬脑膜的个性化处理方法

A 至 E. 先沿着每个 MMA 的主要分支切开硬脑膜，剩下的硬脑膜做放射状剪开（B），彻底止血后将硬脑膜瓣翻转使其外表面紧贴皮层（A）；F 和 G. 筒状缝合，又称"中国春卷"，硬脑膜的边缘被缝合成"筒"状，并使其内表面转为朝外；H 和 I. 脑表面的跨膜侧支吻合（绿箭）

吻合过程中一定不要触碰血管内膜。血管分叉位置附近是吻合口首选，因为这个部位的吻合更有利于有效地分布血流（图 19-12）。

在某些情况下，受体动脉血管壁在显微镜下几乎是透明的。遇到这种情况，可以故意留下一个微小的穿支而不阻断，让少量的血液回流到受体血管管腔内。这个方法可以给受体动脉一个很小的压力，使得吻合口保持开放，便于吻合。此外，由于血液的颜色与血管壁存在颜色差，在显微镜下术者可以更清楚地看到血管壁。吻合过程中助手用肝素盐水冲洗吻合口可以预防血栓形成。

十、手术难点

受体动脉的血管壁非常薄对血管吻合来说是一种挑战，这种情况不仅提高了血管吻合的难度，而且增加了针眼出血的风险。术中我们会使用一小片蛛网膜来包围支撑吻合部位（图 19-12B）。

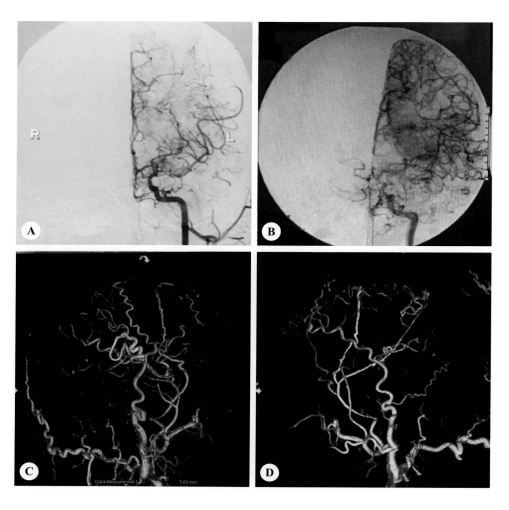

◀ 图 19-10　MCA 血管网和血流压力梯度

A. 左侧 ICA 正前位血管造影显示血液从近端流向远端，压力梯度为 $P_{近端} > P_{远端}$；B. 另一患者左侧 ICA 正前位血管造影显示血液从远端流向近端，压力梯度为 $P_{近端} < P_{远端}$；C. 随访的血管造影显示在有良好 MCA 血管网的大脑半球，桥血管扩张明显；D. 随访的血管造影显示在 MCA 血管网较差的大脑半球，桥血管明显萎缩

十一、补救措施

极薄的受体动脉壁上针眼或一些小的撕裂孔的出血确实很难处理。这种情况下需要用一些其他的自体组织对血管壁外壁进行修补，我们通常会使用蛛网膜或脂肪组织。

术后并发症，如远隔部位出血、癫痫持续状态和严重脑水肿，往往被认为是术后高灌注的结果。在少数病例中，牺牲掉直接搭桥可能是唯一的选择。如果是术后对侧半球发生脑梗死，可考虑急诊行联合血运重建术。

十二、经验和教训

从头皮内剥离 STA 是一种安全、快速的方法。关颅前将剥离处的颞浅筋膜缝合可有效防止头皮延迟愈合或感染。

当 MCA 血管网较好时，我们利用一支 STA 顶支就可以实现双搭桥，这样不仅能使 STA 的血流分布到更广阔的区域，还可以保留 STA 额支对头皮的血供。

在双骨窗开颅术中我们构建了一个由硬脑膜、MMA、脑膜中静脉（MMV）和骨桥组成的复合结构，我们认为双骨窗开颅术是保护 MMA 及其远端自发性侧支吻合完整性最好的方法。

"中国春卷"中含有 MMA 及其伴随的静脉和一些吸收性明胶海绵，该技术是既保持 MMA 通畅又实现 MMV 止血的较好的解决方案。

本章中介绍的最简单血管吻合技术能有效地缩短平均临时阻断时间，同时保留所有受体动脉的分支。

自体组织如蛛网膜和脂肪组织可作为极薄的受体血管壁的"补丁"，可用于止血和加固吻合口。

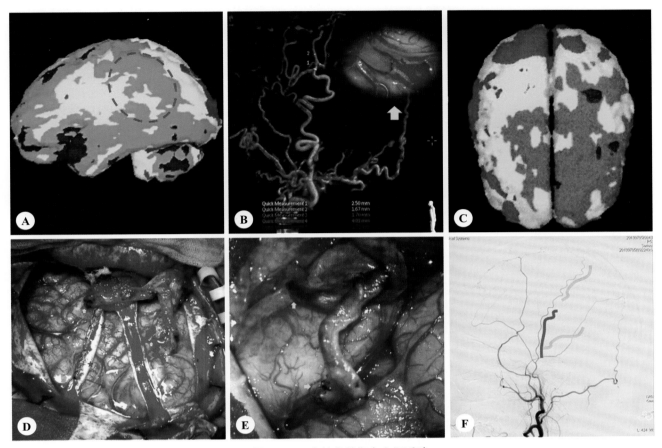

▲ 图 19-11　个体化的靶向血运重建

A.1 例缺血大脑半球的 SPECT 显示该半球的正常灌注区和低灌注区（红色圆圈），后者被认为与患者临床症状相关；
B. 针对这一低灌注区进行靶向直接搭桥，术野中的吻合口（黄箭）、3D 血管造影随访显示扩张的 STA（直径 2.5mm）
和受体动脉（直径分别为 1.67mm 和 1.70mm）；C.1 例患者的 SPECT 显示其左侧大脑半球整体灌注不足；D. 在不同
区域实施 3 支直接搭桥（黄箭）可增加缺血半球的整体血流量，术野中的 "中国春卷"（蓝星号）和 MMA 分支（绿
星号）；E 和 F. 在类似的需要进行多个区域直接搭桥情况下，如果此时只有一支的 STA 顶支（p-STA）适合直接搭桥，
则可以将 p-STA 的远端（图中远端黄线）切下并端侧吻合到其近端（红线），从而形成 2 根供体动脉（如红线和近
端黄线所示）

血管吻合过程中可以故意开放一个微小的穿支，让少量的血液回流到血管腔内，使受体动脉保持开放状态，以便于吻合。

搭桥术后血流的决定因素包括：STA 的截面流量、$\Delta P = P_{供体} - P_{受体}$、受体动脉的截面流量和 MCA 血管网的完整性。

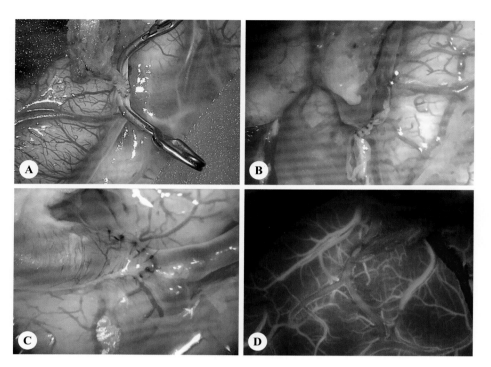

◀ **图 19-12　最简单的吻合技术**

A. 用两个弯曲的迷你夹临时阻断受体动脉；B. 取一小块蛛网膜，像围巾一样包裹并支撑吻合口，这有助于针眼的止血；C 和 D. 首选位于分叉附近的吻合口，这样能更有效地分配搭桥血流

拓展阅读

[1] Suzuki J, Takaku A. Cerebrovascular "moyamoya" disease. Disease showing abnormal net-like vessels in base of brain. Arch Neurol. 1969; 20(3):288–299

[2] Kuroda S, Houkin K. Moyamoya disease: current concepts and future perspectives. Lancet Neurol. 2008; 7(11):1056–1066

[3] Matsushima T, Inoue K, Kawashima M, Inoue T. History of the development of surgical treatments for moyamoya disease. Neurol Med Chir (Tokyo). 2012; 52(5):278–286

[4] Kuroda S, Houkin K. Bypass surgery for moyamoya disease: concept and essence of surgical techniques. Neurol Med Chir (Tokyo). 2012; 52(5): 287–294

[5] Xu B, Song DL, Mao Y, et al. Superficial temporal artery-middle cerebral artery bypass combined with encephalo-duro-myo-synangiosis in treating moyamoya disease: surgical techniques, indications and midterm follow-up results. Chin Med J (Engl). 2012; 125(24):4398–4405

[6] Xu B, Song DL, Mao Y, Xu H, Gu YX, Chen G. Use superficial temporal arterymiddle cerebral artery bypass combined with encephalo-duro-myo-synangiosis to treat moyamoya disease. Chin J Cerebrovasc

Dis (Chin). 2007; 4:445–448

[7] Shimizu S, Hagiwara H, Utsuki S, Oka H, Nakayama K, Fujii K. Bony tunnel formation in the middle meningeal groove: an anatomic study for safer pterional craniotomy. Minim Invasive Neurosurg. 2008; 51(6):329–332

[8] Ma S, Baillie LJ, Stringer MD. Reappraising the surface anatomy of the pterion and its relationship to the middle meningeal artery. Clin Anat. 2012; 25(3):330–339

[9] Hori S, Kashiwazaki D, Akioka N, et al. Surgical anatomy and preservation of the middle meningeal artery during bypass surgery for moyamoya disease. Acta Neurochir (Wien). 2015; 157(1):29–36

[10] Chen L, Xu B, Wang Y, Liao Y, Pan H, Wang Y. Preoperative evaluation of moyamoya spontaneous anastomosis of combined revascularization donor vessels in adults by duplexultrasonography. Br J Neurosurg. 2017 (Nov):1360–1366

[11] Wang Y, Chen L, Wang Y, et al. Hemodynamic study with duplex ultrasonography on combined (direct/indirect) revascularization in adult moyamoya disease. J Stroke Cerebrovasc Dis. 2014; 23(10):2573–2579

第五篇

再次手术的补救性策略
Rescue Strategies for Repeat Surgery

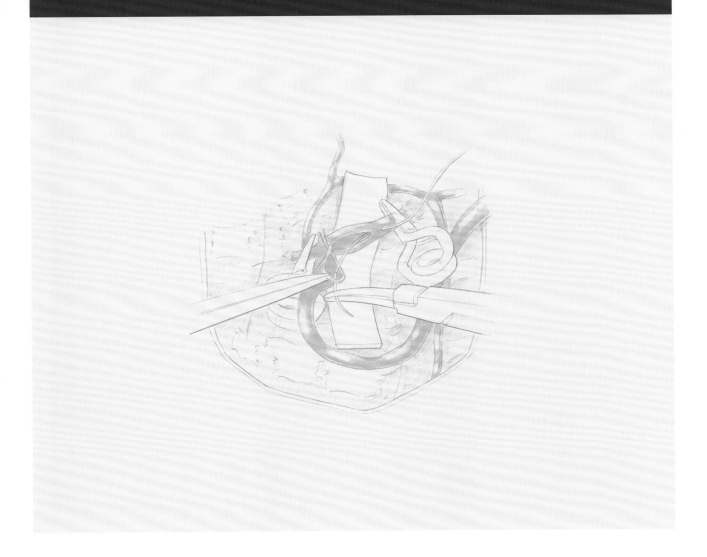

第 20 章　大网膜颅内移植术
Omental-Cranial Transposition

Mario Teo　Jeremiah N. Johnson　Gary K. Steinberg　著

摘　要

尽管经过严格的病例筛选，仍然有部分烟雾血管病患者在接受血运重建术后可能继续发生神经功能恶化。对于许多已经用尽了搭桥常规供体血管来源或存在广泛缺血需要进一步血运重建的患者，大网膜颅内移植术这一很少被使用的技术也许是一种安全而有效的治疗手段。在本章中，我们将重点介绍腹腔镜大网膜获取术（较之传统开腹手术，其接受性更好）的详细步骤和手术细节，以确保获得薄的、均匀的、带蒂的网膜瓣以提供广泛的大脑半球覆盖。本章还将介绍该手术的术前检查、术中策略和关键步骤及术后处理和长期随访的临床 / 影像学结果。某些难治性烟雾血管病患者通过这种方法可以获得数字减影血管造影上非常好的血运重建及临床症状的改善。

关键词

大网膜颅内移植术，腹腔镜大网膜获取术，带蒂大网膜瓣，难治型烟雾血管病，广泛血运重建

一、背景

目前公认无论采取直接还是间接血运重建来治疗烟雾血管病都能够有效地预防患者缺血事件的发生。然而，由于侧支循环不足，一小部分患者会有持续或新的症状，因此需要再次进行血运重建。然而由于之前手术形成的瘢痕组织影响，再次手术在技术上更具挑战性，需要特别小心避免损伤先前的旁路移植的供体血管及其已经建立的侧支循环；另外再次手术缺乏合适的供体组织或血管情况等，在这些情况下大网膜颅内移植术也许可以作为一种补救措施。

（一）发展历程

- 1936 年：O'Shaughnessy 将带蒂大网膜与心脏缝合。
- 1962—1975 年：Vineberg 在临床上开展了大网膜心脏移植术。
- 1973 年：Goldsmith 等报道了在狗身上首次进行实验性大网膜颅内移植术来促进其脑血运重建。
- 1974—1977 年：Yasargil、Yonekawa 和他们的同事，通过动物模型，探讨了大网膜移植术在治疗脑积水和脑缺血中的应用。
- 1980 年：Karasawa 等首次使用网膜瓣治疗出现缺血性症状的烟雾血管病患者。手术中将相应的颞浅动静脉和胃网膜动静脉进行吻合。在 2 年随访期内，患者未再出现脑缺血发作。

二、适应证

- 缺乏颞浅动脉、枕动脉或肌肉等血运重建所需的供体组织。

- 包括双侧大脑半球在内的大面积皮层表面需要进行血运重建。
- 作为烟雾血管病患者常用的手术治疗方法无效而需再次血运重建治疗的患者。

三、要点

- 与普通外科医师联合在腹腔镜下获取大网膜瓣。
- 保留胃十二指肠动静脉和右胃网膜动静脉血供。
- 小心地将大网膜移送至颅腔。

四、优点、缺点、应用前景及存在的风险（SWOT）分析

（一）优点

- 网膜瓣易于伸展且具有良好的顺应性，能够覆盖较大范围的皮层脑组织。

（二）缺点

- 技术相对困难，有发生腹部手术相关并发症的可能。

（三）应用前景

- 大网膜中的干细胞能分化成为促血管生成因子，如血管内皮生长因子（vascular endothelial growth factor，VEGF）和碱性成纤维细胞生长因子（basic fibroblast growth factor，bFGF）。

（四）存在的风险

- 如果在手术中未保护好胃网膜动脉，或者在腹膜外大网膜移送或穿隧道入颅腔的过程中发生明显的网膜瓣扭转，则可能影响网膜瓣的活力。

五、禁忌证

- 既往复杂腹部手术史。
- 腹腔粘连（腹膜炎、腹膜透析）。
- 胸壁瘢痕，很难做皮下隧道（相对禁忌证）。

六、特殊注意事项

- 在获取大网膜时应慎重考虑既往曾有腹部大手术史的患者。
- 如果需要进行再次血运重建的部位位于大脑半球的上半部分（此时存在供体血管长度不足和远端血管细小而很难进行直接血运重建），或范围较大的皮层需要血运重建（如双侧半球），是进行大网膜颅内移植的很好的选择。

七、风险评估：我们的经验

在斯坦福，我们总共完成了 25 例大网膜颅内移植术（包括 10 例非烟雾血管病脑卒中患者）

- 1991—2000 年：9 例开腹取大网膜瓣（3 个带蒂瓣和 6 个游离瓣）。
- 2011—2016 年：16 例腹腔镜下获取带蒂大网膜瓣。
- 我们已利用腹腔镜下获取的大网膜瓣对 16 例患者的 17 个大脑半球进行了大网膜颅内移植术。
- 患者年龄 5—45 岁，平均随访 10.8 年（范围：1～27 年）。
- 其中 3 例患者术后磁共振弥散加权成像（diffusion weighted imaging，DWI）显示发生了脑梗死，同时出现了对侧上肢乏力的症状，经过 2～3 个月后恢复到术前水平。另外 2 例患者在术后 30 天内出现过短暂性神经功能缺失。
- 在最后一次随访中，所有患者的血管造影和 MR 检查均显示网膜移植成功，术前症状完全消失或有所改善。

八、术前准备

术前所有患者均需经过全面的体格检查、心脏和麻醉评估、常规实验室检查及相关的影像学诊断，包括数字减影血管造影（digital subtraction angiography，DSA）、脑部 MRI、使用 / 不使用乙酰唑胺（Diamox）的脑灌注成像［正电子发射体层成像（PET）、MR 灌注、计算机断层扫描灌

注、单光子发射计算机体层摄影（SPECT）和经颅多普勒超声］。在我们医院，我们对脑血流储备（cerebrovascular reserve，CVR）较差及存在盗血现象（表明受影响的血管区域已经最大限度地扩张以增加血流）的患者进行使用 / 不使用乙酰唑胺的 MR 脑灌注成像检查，尤其是对那些持续缺血且未经治疗的高危患者，这些患者在围术期发生缺血性并发症的风险也较高；因此，为这些患者实施手术时要特别注意避免在其围术期和恢复期间发生低血压。在术中，每个患者的血压也应保持在或始终高于术前血压基线水平。

抗凝治疗措施

- 对于有机械性心脏瓣膜病或近期静脉血栓栓塞的患者，在头颅 CT 证实无明显出血后，我们在术后 2～4 周重新开始抗凝治疗。
- 持续口服阿司匹林直到手术前一天，并且在术后第 1 天重新开始服用。

九、患者准备

患者体位及皮肤切口（图 20-1）

- 腹腔镜外科和神经外科团队协同手术。
- 患者取仰卧位。
- 头放于头圈上，使需要进行血运重建的皮层区域位于最高点。
- 在下颈部做横切口，将大网膜瓣从腹腔经由胸壁上方的皮下隧道穿过到达颈部。耳后也

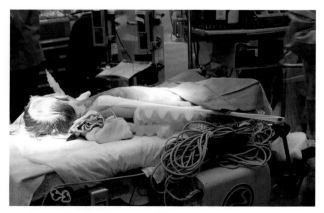

▲ 图 20-1 患者手术体位，神经外科和小儿腹腔镜手术团队协同手术

设计一个切口来连接颈部和颅腔。

- 采用截石位。
- 腹腔镜从三个切口插入，其中剑突下切口用于构建皮下隧道输送大网膜瓣。

十、手术步骤

（一）关键步骤 1：获取大网膜（图 20-2）

- 图 20-2A 至 C 显示获取大网膜过程中关键的解剖标志；图 20-2D 显示的是早期采取开腹的方式获取大网膜。
- 通过腹腔镜获取大网膜。
- 首先将大网膜与横结肠分离，然后将其与脾曲（避免脾血管损伤）和肝曲分离。
- 沿着胃大弯解剖，保留右胃网膜动静脉，切断胃网膜左动静脉。
- 在幽门处保留网膜蒂。

（二）关键步骤 2：移送和皮下隧道（图 20-3）

- 在大网膜被最大限度游离后，剑突下切口（3～4cm）用于在直视下输送大网膜。
- 检查大网膜以确定其血管供应和确认 Barkow 动脉吻合弓通畅。
- 为了获得薄而均匀的网膜瓣，大网膜在网膜血管弓（epiploic arcades）之间用阶梯状切口仔细分开。
- 从剑突下切口到下颈部切口的皮下隧道是使用长的通条进行扩张创建。
- 为了更顺利地将大网膜分步移送到下颈椎和颅内，可以使用大量润滑剂。
- 剑突下切口依次按照腹部筋膜、皮下组织和皮肤进行缝合，其余腹部切口以皮下方式缝合。

（三）关键步骤 3：开颅（图 20-4）

- 切口设计和开颅过程中应注意避免损伤之前已建立的侧支循环。
- 采用马蹄形皮瓣，大骨瓣开颅。
- 广泛打开硬脑膜，然后再广泛开放蛛网膜，将薄的大网膜放置于已显露皮层表面，然后用 4-0 缝线将其与硬脑膜边缘缝合。

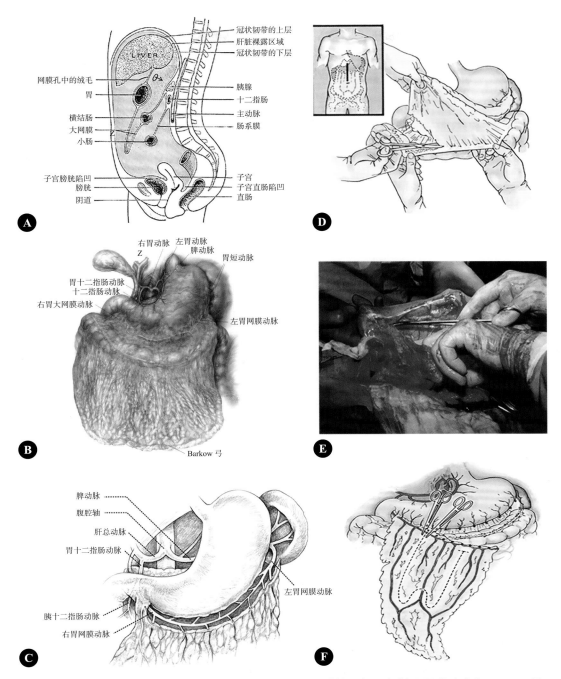

▲ 图 20-2　**A.** 大网膜、胃大弯和横结肠的解剖；**B.** 大网膜的血供，包括胃网膜动脉和 **Barkow** 弓；
C. 胃网膜右动脉沿胃大弯走行，离断胃网膜左动脉以获取大网膜瓣；**D.** 依据笔者早期经验，在开腹
大网膜获取术中从横结肠分离大网膜；**E.** 沿胃大弯分离大网膜，保留胃网膜右动脉，离断胃网膜左动
脉；**F.** 沿网膜前弓血管分支分离大网膜移植物以延长其长度同时保留其血供

图 A 引自 Henry Gray (1918) Anatomy of the Human Body. Available at: Bartleby. com: Gray's Anatomy,
Plate 1035. 图 B 引自 The Technique of Omentum Harvest for Intrathoracic Use. Boulton BJ and Force
S. 2010, with permission from Elsevier. 图 C 经许可引自 Jensen, Surgical Anatomy and Mastery of Open
Operations: A Multimedia Curriculum for Training Residents, Wolters Kluwer. 图 D 至 F 经许可引自
Cockroft KM, Mahoney ME, Cobb LF, Steinberg GK: Omental Cerebral Transposition. In: Steinberg GK,
(Ed.). Techniques in Neurosurgery: Cerebral Revascularization Techniques. Philadelphia, PA: Lippincott
Williams and Wilkins, 2000 (vol. 6, issue 2), pp. 172-181.

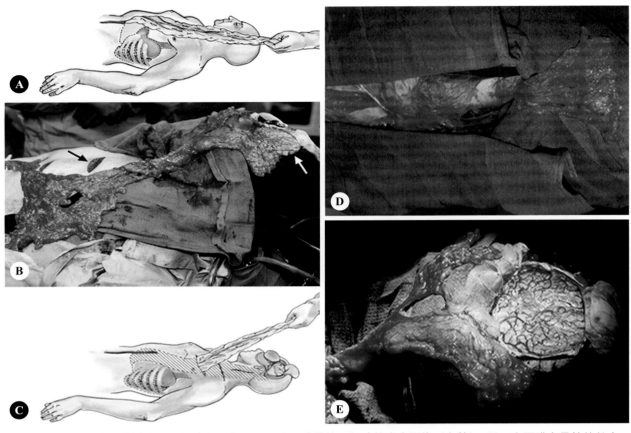

▲ 图 20-3　**A.** 大网膜瓣转位至颅腔的示意图；**B.** 大网膜转位至颅腔的术中图像（白箭），显示大网膜有足够的长度用于血运重建；使用剑突下切口（黑箭）来减少皮下隧道手术过程中的困难同时避免大网膜移植物被卡压或过度牵拉；**C.** 使用松解切口来辅助皮下隧道手术过程；**D.** 大网膜瓣转位到颈部的术中图像；**E.** 开颅显露并准备好进行大网膜颅内移植

经许可引自 Cockroft KM, Mahoney ME, Cobb LF, Steinberg GK. Omental cerebral transposition. In: Steinberg GK, ed. Techniques in Neurosurgery: Cerebral Revascularization Techniques, Philadelphia, PA: Lippincott Williams and Wilkins, 2000 (vol. 6, issue 2): pp. 172-181.

- 如果对侧的大脑半球也需要血运重建，则可以将剩余的网膜瓣通过皮下转位到对侧，重复之前的步骤。
- 使用超声多普勒探头及吲哚菁绿（indocyanine green，ICG）荧光造影确认网膜血流。
- 将骨瓣靠下方的骨质去除，同时将其内侧面磨薄以避免网膜血供卡压和大脑皮层受压。
- 骨瓣用小型钛片固定，逐层缝合切口。

十一、经验和教训

- 大网膜是难治性烟雾血管病患者再次血运重建的绝佳材料。
- 与经验丰富的腹腔镜外科医师合作以确保安

全获得大网膜。
- 用薄的大网膜覆盖于皮层是为了避免其对脑实质的占位效应，关颅还纳骨瓣时应磨除颅骨内板。
- 术后血管造影应包括胃十二指肠动脉或腹腔动脉造影来评估网膜移植物血供是否通畅。但有时大网膜移植物的供体血管与颈胸部的动脉建立了旁路，导致造影显示来自胃网膜动脉的血流充盈减少。

十二、易犯的错误

- 胃网膜或胃十二指肠动脉损伤导致大网膜移植物的作用有限。

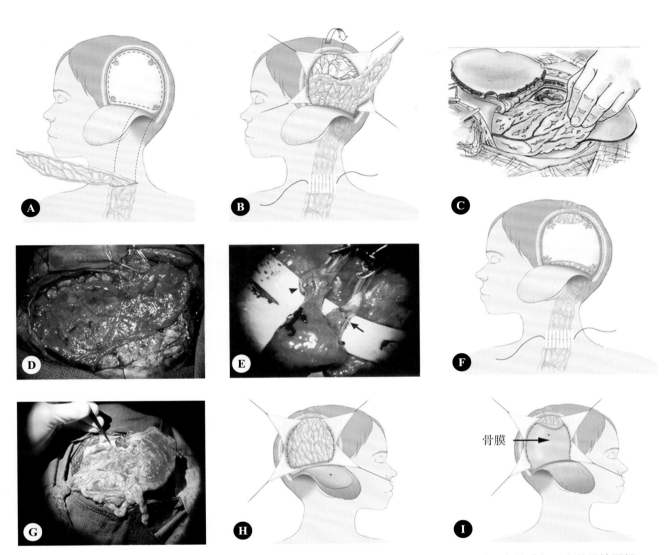

▲ 图 20-4　**A.** 在保护好先前搭桥手术已建立的侧支循环的同时，在需要再次血运重建的部位进行最大范围地开颅；**B.** 打开已显露的硬脑膜，在显微镜下充分分解剖蛛网膜。如果是双侧开颅，则在两骨窗之间做帽状腱膜下隧道，然后将网膜拉到尽可能远的位置，并修剪覆盖在左侧骨窗处的大网膜瓣的近端部分；**C.** 对于单侧血运重建术，将大网膜瓣轻轻地放在显露的大脑皮层上，多余的组织在直视下放到骨缘下方；**D.** 将大网膜平整的铺在脑皮层上，不产生占位效应；**E.** 如果使用游离大网膜移植（笔者早期也用过），胃网膜动脉（箭）和静脉（箭头）应对应分别与颞浅动静脉进行血管吻合；**F.** 在还纳骨瓣之前，磨除颅骨内板以减少大网膜瓣对脑组织的占位效应。为容纳大网膜瓣，广泛切除大网膜瓣入口和出口处的颅骨。然后用钛板将颅骨的其余部分固定；**G.** 术中图像显示大网膜瓣仍有多余，可用于对侧大脑半球血运重建；**H.** 广泛打开对侧骨窗内的硬脑膜，通过类似的步骤，将大网膜瓣覆盖于脑皮层并固定在硬脑膜上；**I.** 为了获得额外的间接血运重建来源，将开颅时获取的骨膜（星号）放置在大网膜瓣上并固定于硬脑膜，然后如前所述处理颅骨及还纳骨瓣，分层缝合头皮

图 A、图 B、图 D 至图 F 经许可引自 Navarro R，Chao K，Gooderham PA，Bruzoni M，Dutta S，Steinberg GK. Less invasive pedicled omental-cranial transposition in pediatric patients with moyamoya disease and failed prior revascularization. Neurosurgery. 2014；10：1-14. 图 C 和图 D 引自 Cockroft KM，Mahoney ME，Cobb LF，Steinberg GK：Omental Cerebral Transposition. In：Steinberg GK（ed），Techniques in Neurosurgery：Cerebral Revascularization Techniques，Lippincott Williams and Wilkins，Philadelphia，2000，vol. 6（2）：172-181.

- 腹膜外转位或做皮下隧道时可能导致移植物扭转。
- 在还纳骨瓣时大网膜太厚可能会对大脑皮层产生占位效应，我们通常会把颅骨内板磨除，只留颅骨外板。
- 在修剪大网膜瓣将其缩小以适应骨窗时，保护大网膜血供具有一定的挑战性。

十三、补救措施

- 与经验丰富的腹腔镜外科医师合作。
- 在直视下经由皮下隧道进行网膜蒂转位以避免扭转。
- 频繁冲洗以避免网膜瓣脱水和皱缩。

十四、术后护理

（一）患者监护

- 术后 24h
  - 患者在重症监护室接受定期神经检查。
  - 密切监测血流动力学状态（液体出入量、电解质和胃肠道功能）。
  - 维持血压阈值（平均动脉压控制在 90～110mmHg，以防止术后低灌注、高灌注、短暂神经功能缺损和术后血肿）。
  - 镇痛和止吐。
- 第 2 天：活动，观察进食情况，并转入普通病房护理。
- 神经外科和普通外科团队认为安全时出院（平均住院时间 4 天）。
- 出院后：教育并告知短暂性神经功能缺失情况、伤口护理和后续随访计划。

（二）搭桥效果评估

- 术中使用吲哚菁绿荧光造影和多普勒探头对网膜移植进行评估。
- 术后 6 个月进行包括腹主动脉、胃十二指肠动脉和全脑血管的 DSA，磁共振血管成像包括液体衰减反转恢复（FLAIR）/DWI 序列、不使用 / 使用乙酰唑胺的磁共振灌注成像（以

评估 CVR）和神经心理学测试。
- 3 年、10 年、20 年和 30 年的长期随访，进行临床和影像学监测（参照 6 个月随访时所做的检查）。

十五、典型病例

（一）病例 1

1 例 7 岁烟雾血管病女童最初出现左侧大脑半球脑卒中，表现为失语和右侧肢体轻瘫，接受双侧 STA-MCA 搭桥术，术后效果良好，5 年无症状。5 年后该女童出现短暂性左侧肢体乏力伴左侧上下肢间歇性舞蹈样运动。脑磁共振成像显示没有新的脑卒中病灶，但右侧大脑中动脉区域的灌注明显减少，主要位于先前 STA-MCA 搭桥区域的后上方。SPECT 脑血流灌注成像提示包括基底节区在内的右侧大脑半球灌注受损，血运重建不佳，与乙酰唑胺负荷检查的脑血流动力学储备受损一致。DSA 显示左侧大脑半球的血运重建良好，侧支循环广泛建立，右侧大脑半球主要由脑膜侧支代偿供应，后部和上部区域的血运重建较差（图 20-5 A 和 B）。该患者接受了右侧开颅和腹腔镜大网膜移植术，手术过程顺利，术后患者一般情况良好。

术后 3 个月，该患者未再出现短暂性脑缺血发作（transient ischemic attack，TIA）和舞蹈样动作。6 个月血管造影提示胃网膜动脉经由皮下隧道向颅内供血良好，右顶叶上方侧支循环建立良好（图 20-5C 和 D）。6 个月时的 MRI 显示网膜瓣厚度较术后即刻的 MRI 扫描时明显变薄（图 20-5E 和 F）。术后 6 个月的乙酰唑胺负荷 SPECT 检查显示，双侧大脑半球的血运重建效果差别减小（图 20-5G）。在最近的随访中，她仍然没有出现任何症状，4 年后的血管造影显示右侧 STA-MCA 搭桥血管（图 20-5H）和大网膜移植血管均保持通畅（图 20-5I 至 K）。

（二）病例 2

1 例 5 岁的女孩在外院接受双侧 STA-MCA

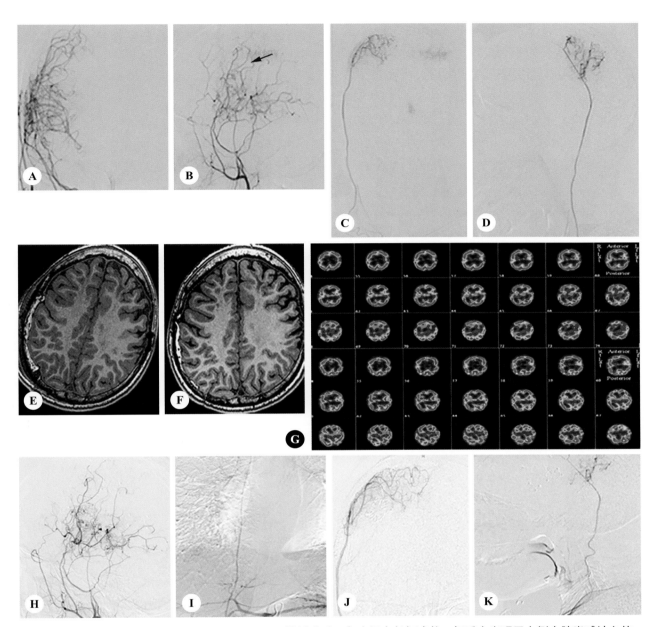

▲ 图 20-5　1 例 7 岁女孩，在其双侧 STA-MCA 搭桥术后 5 年内没有任何症状，但后来出现了右侧大脑半球缺血的症状，包括左侧舞蹈样运动和 TIA

A. 右侧 ECA 造影正位像显示右侧搭桥血管通畅且在 MCA 供血区形成了广泛的侧支循环，供应了右侧大脑半球的大部分区域；B. 右侧 ECA 造影侧位像显示搭桥血管通畅且术后建立的侧支循环供应了右侧大脑半球的大部分区域，但在搭桥血管的后上方区域血供较差（箭）；C. 右胃十二指肠动脉注射造影（正位）显示右侧腹腔镜大网膜颅内移植术后 6 个月，胃网膜动脉沿着皮下隧道向颅内供血且在右侧顶叶建立了良好的侧支循环；D. 右胃十二指肠动脉注射造影（侧位）显示在 A 图中缺少侧支循环的区域建立了良好的侧支循环；E. 术后早期的 MRI 检查显示大网膜瓣覆盖在右顶部；F. 术后 6 个月的 MRI 显示，与术后早期相比，大网膜瓣的厚度变薄；G. 术后 6 个月的 SPECT 检查显示右侧大脑血流改善，且注射乙酰唑胺后，双侧大脑半球血流呈对称性增加（前三排为注射前，后三排为注射后），意味着患者的脑血流储备能力得到改善；H. 在最近的随访中患者未再出现过任何症状，术后 4 年的血管造影（右 ECA，侧位）显示右侧 STA-MCA 搭桥血管通畅且建立了明显的 MCA 侧支循环；I. 术后 4 年的右胃十二指肠动脉造影提示胃网膜动脉沿着右胸前壁走行；J. 右胃十二指肠动脉造影（正位）显示大网膜颅内移植术后移植血管增粗且通畅，右侧顶叶上部区域侧支循环建立良好；K. 侧位像所见与正位相同（经许可引自 Navarro R, Chao K, Gooderham PA, Bruzoni M, Dutta S, Steinberg GK. Less invasive pedicled omental-cranial transposition in pediatric patients with moyamoya disease and failed prior revascularization. Neurosurgery. 2014;10:1-14.）

搭桥及脑 – 硬脑膜 – 动脉 – 肌肉 – 血管融通术（EDAMS）6 个月后出现进行性神经系统恶化症状。尽管她以前接受过治疗，但仍有持续性头痛，并出现运动和感觉功能逐渐恶化（涉及双侧半球的 TIA）。MRI 和 SPECT 检查显示新的双侧缺血性病灶，分水岭区脑血流灌注减少，以左侧更为严重。DSA 提示双侧烟雾血管病进展，先前的手术建立的侧支代偿非常有限，且双侧额顶叶上部未建立侧支血供（图 20-6A 至 D）。尽管医师努力改善她的液体摄入和血压，但她的病情仍持续恶化，最终她接受了腹腔镜下获取的单蒂血管化的大网膜瓣双侧大网膜颅内移植术。

术后患者恢复良好，术后 4 天出院。2 个月后其 TIA 的发作频率和严重程度明显减低，6 个月

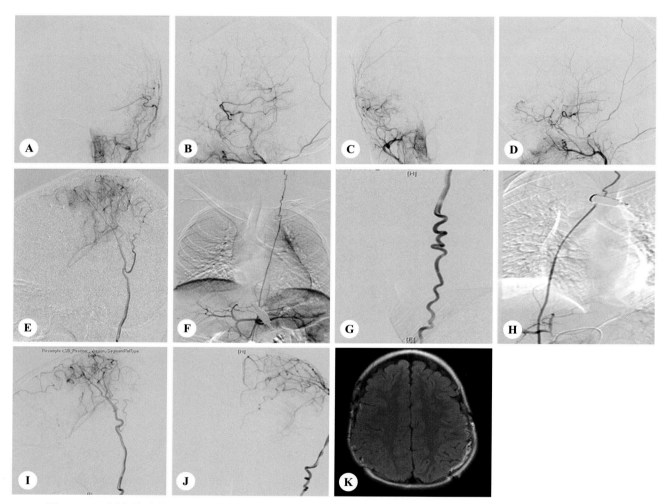

▲ 图 20-6　1 例在外院接受双侧 STA-MCA 搭桥及 EDAMS 的 5 岁女孩，术后 6 个月患儿出现了进行性的神经功能恶化，脑磁共振和 SPECT 检查显示双侧大脑半球有新发的缺血性病变和分水岭区低灌注，以左侧更为严重

DSA：A. 左侧颈总动脉（正位）；B. 左侧颈总动脉（侧位）；C. 右侧颈总动脉（正位）；D. 右侧颈总动脉（侧位），显示双侧烟雾血管病病情进展，MCA 侧支循环建立有限，双侧额顶上部区域缺乏侧支循环，随后患者接受了腹腔镜下单蒂大网膜颅内移植术；E. 术后 6 个月的胃十二指肠动脉造影（颅骨侧位像）显示，双侧大脑中动脉上干供血区域由大网膜瓣供血，血运重建良好；F. 胃网膜动脉沿胸壁皮下隧道走行。在随后 3.5 年的随访中，她没有出现任何症状；G 至 J. 胃十二指肠动脉延迟造影：G. 腹部前后位；H. 胸壁前后位；I. 颅骨侧位；J. 颅骨正位——显示胃网膜动脉明显增粗，沿上腹部、胸壁、颈部走行，供应大部分脑组织的血流；K. 磁共振成像显示大脑皮层表面可见薄层的大网膜移植瓣（经许可引自 Navarro R, Chao K, Gooderham PA, Bruzoni M, Dutta S, Steinberg GK. Less invasive pedicled omental-cranial transposition in pediatric patients with moyamoya disease and failed prior revascularization. Neurosurgery. 2014；10：1-14.）

时血管造影显示经由胃网膜动脉供血的网膜瓣移植后患者双侧大脑中动脉供血区上部的血运重建良好（图 20-6E 和 F）。颈外动脉系统和网膜移植瓣之间也可见丰富的侧支循环。

在 3.5 年的随访中，她没有出现任何症状，且供应脑实质的胃网膜动脉变粗（图 20-6 G 至 J），脑 MRI 可见一薄层网膜移植物（图 20-6K）。

结论

对于先前已经接受过血运重建但术后又出现新发症状的烟雾血管病患者而言，大网膜颅内移植术可作为一种补救措施，这种做法灵活且效果显著。腹腔镜下获取大网膜可降低手术相关的腹部并发症，大网膜移植可覆盖大面积的缺血脑皮层并为其提供血运重建。

拓展阅读

[1] Goldsmith HS, Chen WF, Duckett SW. Brain vascularization by intact omentum. Arch Surg. 1973; 106(5):695–698

[2] Karasawa J, Kikuchi H, Kawamura J, Sakai T. Intracranial transplantation of the omentum for cerebrovascular moyamoya disease: a two-year followup study. Surg Neurol. 1980; 14(6):444–449

[3] Karasawa J, Touho H, Ohnishi H, Miyamoto S, Kikuchi H. Cerebral revascularization using omental transplantation for childhood moyamoya disease. J Neurosurg. 1993; 79(2):192–196

[4] Lee J, Steinberg GK. Omental to cerebral transposition for the treatment of cerebral ischemia. In: Goldsmith HS, ed. The Omentum. Woodbury, CT: Ciné-Med, Inc.; 2010:137–149

[5] Navarro R, Chao K, Gooderham PA, Bruzoni M, Dutta S, Steinberg GK. Less invasive pedicled omental-cranial transposition in pediatric patients with moyamoya disease and failed prior revascularization. Neurosurgery. 2014; 10(1) Suppl 1:1–14

[6] Yaşargil MG, Yonekawa Y, Denton I, Piroth D, Benes I. Experimental intracranial transplantation of autogenic omentum majus. J Neurosurg. 1974; 40 (2):213–217

[7] Yonekawa Y, Yaşargil MG. Brain vascularization by transplanted omentum: a possible treatment of cerebral ischemia. Neurosurgery. 1977; 1(3):256–259

第 21 章　颈外动脉 – 桡动脉 – 大脑中动脉搭桥术
ECA-MCA Bypass with Radial Artery Graft

Satoshi Hori　Peter Vajkoczy　著

摘　要

利用桡动脉移植进行的颈外动脉 – 大脑中动脉搭桥术可作为传统血运重建术失败的烟雾血管病患者的补救性策略，本章介绍了这一手术的理论及技术。

颞浅动脉 – 大脑中动脉搭桥这一直接血运重建术失败率相对少见。但对于那些接受常规血运重建术依然无法预防其缺血性脑卒中进一步发作的病例，需要一种安全而有效的补救性手术治疗方法。

进行补救性血运重建的适应证是有症状的且经数字减影血管造影（digital subtraction angiography，DSA）检查证实搭桥失败和脑血流量（cerebral blood flow，CBF）检测证实血运重建失败并存在脑血流储备能力受损的患者。作为一种补救性手术，该术式是将桡动脉作为移植血管，完成颈外动脉与大脑中动脉 M2 及 M3 分支之间的搭桥术。

当供受体血管直径不匹配和烟雾血管病的血管非常脆弱时，该手术在技术上可能无法实施。此外，血栓形成和高灌注综合征可能会导致移植血管的闭塞。为了预防上述问题的出现，实施手术时必须要牢记以下细节：手术操作需非常精细、在准备移植血管时使用静水压进行扩张、开放吻合口时使用肝素盐水进行冲洗、吻合结束后严格控制血压。

桡动脉移植搭桥可迅速而可靠地增加脑血流供应。它可以作为传统搭桥手术失败患者的一种补救性血运重建手术，并可取得满意的临床和功能效果。然而，由于烟雾血管病本身发病率不高，且颞浅动脉 – 大脑中动脉搭桥失败的情况也不常见，因此用到这一术式的病例数量非常有限。

关键词

烟雾血管病，颞浅动脉 – 大脑中动脉搭桥，高灌注综合征，桡动脉移植，血运重建

一、发展历程

血运重建术已被证明可以改善烟雾血管病患者的脑血流动力学状态，预防未来脑血管意外事件的发生。尤其是直接搭桥术，即颞浅动脉 – 大脑中动脉（STA-MCA）搭桥术，能在术后即刻有效地预防缺血性脑卒中发作[1]。

STA-MCA 搭桥后期搭桥无效的案例并不常见[2]，而且因联合间接血运重建术建立了内源性的侧支循环，大部分搭桥无效的患者可没有症状，并且不会再次发生缺血性或出血性脑卒中[3]。然而在某些罕见的病例中颞浅动脉 – 大脑中动脉搭桥术后仍会因后期搭桥无效导致持续性的或新发的短暂性脑缺血发作（transient ischemic attack，TIA）和缺血性脑卒中的发生[4]。对于这些患者，需要进行补救性的血运重建手术，目前大多数外科医师会选择间接血运重建[5-7]。

由于担心手术相关并发症、烟雾血管病血管的极端脆弱和发生高灌注综合征的潜在风险，对烟雾血管病患者实施以桡动脉或大隐静脉为移植物的高流量搭桥术，一直备受争议[8, 9]。然而，在严格选择的合适病例中高流量搭桥术可以利用其粗大的移植血管快速而可靠地为缺血脑组织提供血流。该术式并发症率低，且临床效果和功能恢复情况令人满意，因而可以作为一种合理的补救性搭桥手术[10]。

本章将阐述颈外动脉 - 桡动脉 - 大脑中动脉搭桥术作为传统血运重建包括 STA-MCA 搭桥失败患者补救性手术的理念和技术。

二、适应证

有明确症状且存在新发的缺血性病灶的患者。数字减影血管造影（digital subtraction angiography，DSA）显示颞浅动脉 - 大脑中动脉搭桥无效，脑血流量（CBF）检测提示患者存在脑血流储备能力（cerebrovascular reserve capacity，CVRC）受损。此外，已无其他头皮或脑膜动脉可用。

三、要点

在准备和获取桡动脉作为移植血管前需常规进行 Allen 试验、评估血管的通畅性和长度（需要 22～23cm）。将准备好的桡动脉从开颅切口经皮下输送至颈部切口。先行近端的颈外动脉 - 桡动脉的吻合。在进行远端桡动脉 - 大脑中动脉吻合时，需仔细观察是选择大脑中动脉的 M3 段还是 M2 段的远端来作为受体动脉，以避免发生过度灌注。当开放吻合口时，需用肝素盐水进行冲洗，以防止搭桥血管闭塞。术中使用吲哚菁绿（indocyanine green，ICG）荧光造影和定量多普勒血流检测来确认搭桥血管的通畅。

四、优点、缺点、应用前景及存在的风险（SWOT）分析

（一）优点

- 立即而有效地增加脑血液量。

（二）缺点

- 当供受体血管直径不匹配和烟雾血管病血管非常脆弱时，该手术在技术上可能无法实施。
- 存在发生高灌注综合征的风险。

（三）应用前景

- 该方法改善了患者现有的缺血症状，并能预防未来脑血管事件的发生。

（四）存在的风险

- 存在因血管痉挛和血栓形成导致搭桥血管发生闭塞的风险。

五、禁忌证

禁忌证包括 STA 完好时的一期搭桥手术；磁共振成像弥散加权成像证实新近出现了缺血性脑卒中；桡动脉因血栓形成已闭塞。

六、特殊注意事项

考虑实施该手术的患者需有新发的缺血症状，尽管他们存在颞浅动脉 - 大脑中动脉搭桥术的早期获益（症状消失）。影像学检查显示迟发性颞浅动脉 - 大脑中动脉搭桥血管闭塞且无侧支代偿形成。

术前需检测每个患者的血小板聚集率。

为了防止搭桥血管闭塞，需用静水压对桡动脉进行轻柔扩张；在开放吻合口时，用 3000U 肝素盐水进行冲洗。

在供受体血管不匹配时，可将桡动脉的远端稍微剪成鱼嘴状。

七、易犯的错误、风险评估和并发症

当供受体血管直径不匹配和烟雾血管病的血管非常脆弱时，该手术在技术上可能无法实施。搭桥血管可能因血管痉挛和血栓形成而发生闭塞（5%～10%）。由于患者血流动力学不稳定，围术期发生脑卒中的风险高达 9.3%。与另一种闭塞性疾病（脑动脉粥样硬化性闭塞）（3.7%）相比，烟雾血管病患者出现脑高灌注综合征的风险更高（16.7%～28.1%）。

八、特殊说明、体位和麻醉

吻合完成后及术后应始终将血压维持在正常范围内，即收缩压在 120～140mmHg。术后患者需在重症监护室严密观察有无头痛、癫痫、局灶性神经功能缺损等疑似脑高灌注的症状发生。

九、体位、皮肤切口和关键手术步骤

患者取仰卧位，头部向对侧旋转 30°。在发际线内从中线到颧突标记头部皮肤切口。额颞开颅，必要时扩大第一次手术的开颅范围。在颈动脉分叉处标记颈部皮肤切口（图 21-1）。

标记出前臂上桡动脉的位置（图 21-2）。常规剥离桡动脉，然后以可控的静水压对其进行扩张，并检查有无渗漏（图 21-3）。

仔细观察大脑中动脉的 M3 段是否适合作为受体动脉。选定后打开受体动脉（M3 段）周围的蛛网膜（图 21-4）。

如果 M3 段不适合，则选择 M2 段作为受体动脉，此时仔细打开侧裂以显露大脑中动脉的 M2 段（图 21-5）。将桡动脉从头部切口经由皮下输送至颈部切口，然后修剪好桡动脉的近端。用打孔器

在颈外动脉上打一个圆形开口（图 21-6）。然后用 7-0 的尼龙线在颈外动脉近颈动脉分叉处将桡动脉的近端与其以端侧吻合的方式进行缝合。先缝合一侧吻合口并检查管腔（图 21-7）。第一个吻合口（颈部）完成后的图像见图 21-8。

准备好桡动脉远端后，在 M3 段上行动脉切

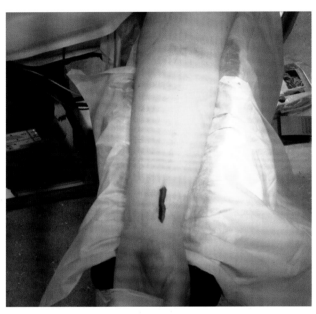

▲ 图 21-2　划线处表示桡动脉走行

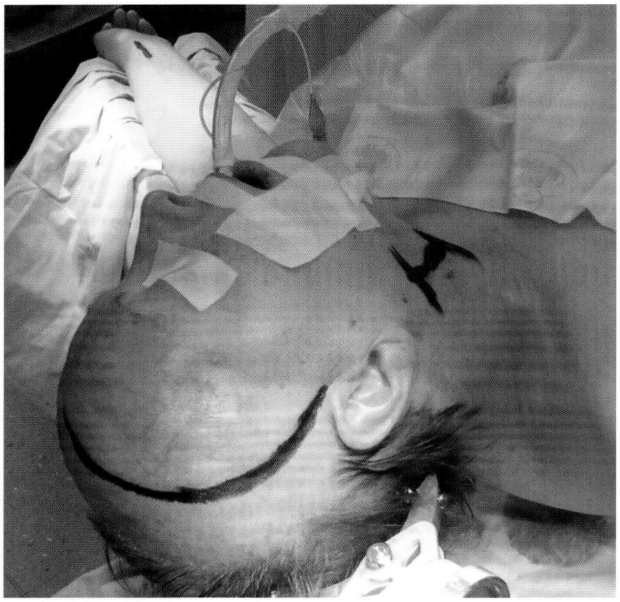

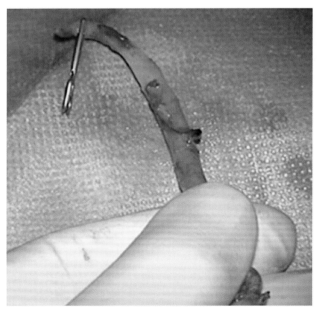

▲ 图 21-1　患者仰卧，头部从垂直轴旋转 30°
头部皮肤切口位于发际线后，从中线到颧突。颈动脉分叉处的颈部皮肤切口已被标出

▲ 图 21-3　常规获取桡动脉，用可控的静水压进行扩张，并检查有无渗漏

开术（图 21-9）。使用 10-0 尼龙线将桡动脉远端和 M3 段以端侧吻合的方式进行缝合（图 21-10）。第二个吻合口（颅内）完成后的图像见图 21-11。

在进行桡动脉和 M3 段吻合时需仔细观察整个吻合视野，应特别注意桡动脉有无扭曲和受压

（图 21-12）。使用吲哚菁绿（ICG）荧光造影（图 21-13）和定量多普勒血流检测（图 21-14）来确认搭桥血管的通畅性。

十、手术难点

- 由于受体血管极其脆弱，进行手术操作时需十分细致。
- 受体动脉切开的长度需与桡动脉的口径匹配。
- 为避免吻合口内血栓形成，应首先完成近端的血管吻合，同时一定要牢记，在开放吻合口时需使用肝素。

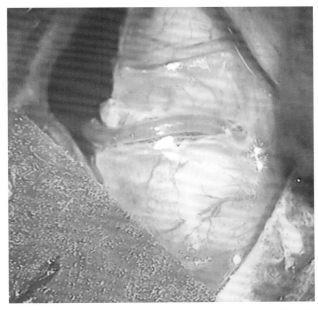

▲ 图 21-4　仔细观察 MCA 的 M3 分支是否适合用作受体动脉，打开受体动脉（M3）周围的蛛网膜

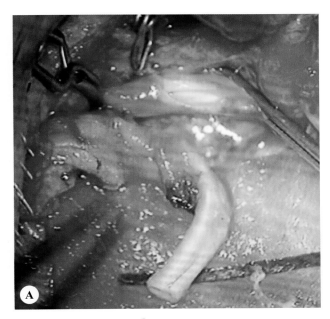

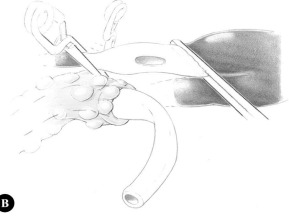

▲ 图 21-6　将桡动脉经皮下从头部切口穿行至颈部切口，将颈部切口端作为移植血管近端，做好吻合前准备。用打孔器在颈外动脉上做动脉切开术

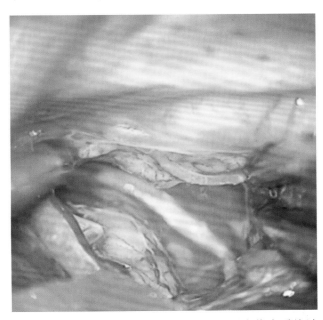

▲ 图 21-5　如果大脑中动脉的 M3 段不适合作为受体动脉，则选择 M2 段作为受体。轻柔地打开侧裂直至显露大脑中动脉 M2 段

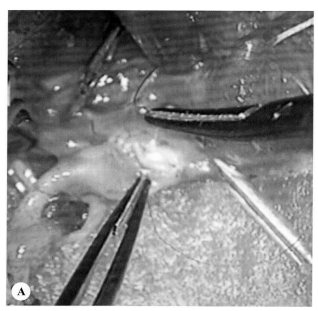

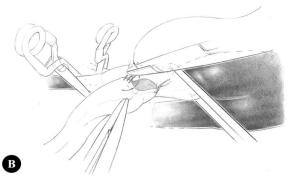

▲ 图 21-7　第一个吻合是用 7-0 尼龙线将移植血管的近端端侧吻合至 ECA 近颈动脉分叉处，一侧血管壁缝合已完成并检查管腔

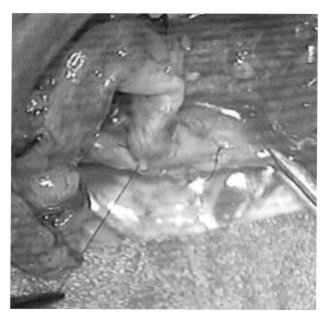

▲ 图 21-8　第一个吻合已完成

十一、补救措施

术中搭桥血管闭塞是一个严重的问题。为防止血管痉挛和血栓形成，应采用可控的静水压力来扩张桡动脉。如果发现吻合口发生闭塞，应首先在吻合口局部注射肝素盐水。如果该处理无效，则必须重新打开吻合口，仔细检查后重新吻合，或者移除和更换移植血管。

十二、经验和教训

- 桡动脉易发生血管痉挛和形成血栓，因此在准备桡动脉时需格外小心。
- 即便是烟雾血管病患者，桡动脉的质量也是令人满意的。

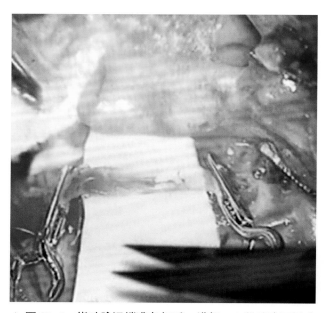

▲ 图 21-9　桡动脉远端准备好后，进行 M3 段动脉切开术

- 为防止吻合处血栓形成，建议先完成近端吻合（颈部）。
- 该术式有较高的发生术后高灌注的风险，因此应选择更末端的受体动脉。
- 为确保搭桥血管的通畅性，术中需使用多普勒超声测量血流。
- 当多普勒超声提示血流量很大（超过 100ml/min）时，需注意此时发生高灌注的可能性很高。

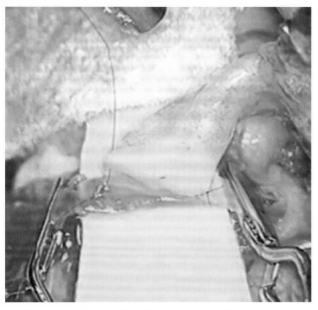

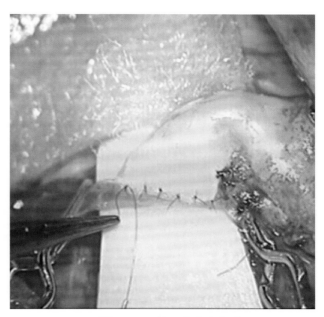

▲ 图 21-10　第二个吻合是使用 10-0 尼龙线对移植血管远端和 M3 段动脉实施端侧吻合

▲ 图 21-11　第二个吻合完成

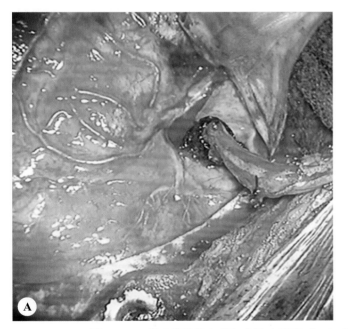

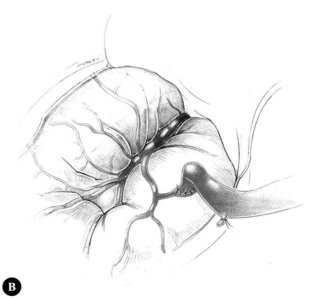

▲ 图 21-12　桡动脉移植血管与大脑中动脉（MCA）的 M3 段吻合，注意避免移植血管打结和扭曲

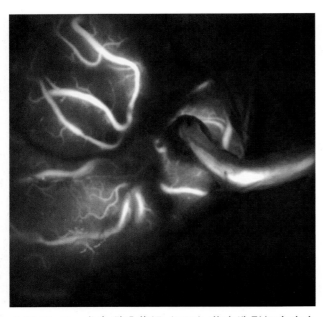

▲ 图 21–13　术中吲哚菁绿（**ICG**）荧光造影证实吻合口通畅

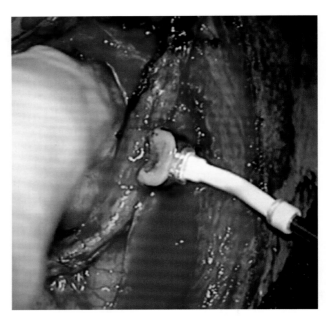

▲ 图 21–14　进行定量多普勒血流测量以检查移植血管的通畅性

参 考 文 献

[1] Kuroda S, Houkin K. Moyamoya disease: current concepts and future perspectives. Lancet Neurol. 2008; 7(11):1056–1066

[2] Schick U, Zimmermann M, Stolke D. Long-term evaluation of EC-IC bypass patency. Acta Neurochir (Wien). 1996; 138(8):938–942, discussion 942–943

[3] Amin-Hanjani S, Singh A, Rifai H, et al. Combined direct and indirect bypass for moyamoya: quantitative assessment of direct bypass flow over time. Neurosurgery. 2013; 73(6):962–967, discussion 967–968

[4] Sandow N, von Weitzel-Mudersbach P, Rosenbaum S, et al. Extraintracranial standard bypass in the elderly: perioperative risk, bypass patency and outcome. Cerebrovasc Dis. 2013; 36(3):228–235

[5] Karasawa J, Touho H, Ohnishi H, Miyamoto S, Kikuchi H. Cerebral revascularization using omental transplantation for childhood moyamoya disease. J Neurosurg. 1993; 79(2):192–196

[6] Navarro R, Chao K, Gooderham PA, Bruzoni M, Dutta S, Steinberg GK. Less invasive pedicled omental-cranial transposition in pediatric patients with moyamoya disease and failed prior revascularization. Neurosurgery. 2014; 10 Suppl 1:1–14

[7] Touho H, Karasawa J, Tenjin H, Ueda S. Omental transplantation using a superficial temporal artery previously used for encephaloduroarterios ynangiosis. Surg Neurol. 1996; 45(6):550–558, discussion 558–559

[8] Pandey P, Steinberg GK. Outcome of repeat revascularization surgery for moyamoya disease after an unsuccessful indirect revascularization. Clinical article. J Neurosurg. 2011; 115(2):328–336

[9] Sia SF, Davidson AS, Assaad NN, Stoodley M, Morgan MK. Comparative patency between intracranial arterial pedicle and vein bypass surgery. Neurosurgery. 2011; 69(2):308–314

[10] Hori S, Acker G, Vajkoczy P. Radial artery grafts as rescue strategy for patients with moyamoya disease for whom conventional revascularization failed.World Neurosurg. 2016; 85:77–84

第 22 章　枕动脉 – 大脑中动脉或枕动脉 – 大脑后动脉搭桥术
OA-MCA or OA-PCA Bypass

Mario Teo　Jeremiah N. Johnson　Gary K. Steinberg　著

摘　要

当颞浅动脉的额支或顶支无法作为大脑中动脉供血区域的直接供体血管时，常选用枕动脉进行替代。此外，在烟雾血管病终末期，由于大量的从后循环向前循环的软脑膜侧支循环的建立，大脑后动脉进行性狭窄会导致大脑中动脉或大脑后动脉供血区域的血供不足。枕动脉在解剖位置邻近受体血管，是这些区域内搭桥的理想供体血管；但枕动脉走行迂曲、分支多、血管周围筋膜致密，在游离血管时易损伤枕动脉，增加了这一术式的挑战性。在本章，我们将通过典型病例，介绍枕动脉 – 大脑中动脉（occipital artery-middle cerebral artery，OA-MCA）和枕动脉 – 大脑后动脉（occipital artery-posterior cerebral artery，OA-PCA）搭桥术的步骤及细节，以及应对不慎造成枕动脉闭塞 / 损伤时的处理技巧。同时对术前准备、术中患者体位也予以逐一介绍，对术中关键步骤将做分步详解，并介绍术后长期临床和影像学随访的管理措施。上述内容旨在让适合接受枕动脉 – 大脑中动脉和枕动脉 – 大脑后动脉搭桥术的烟雾血管病患者获得最大受益。

关键词

枕动脉 – 大脑中动脉搭桥术或枕动脉 – 大脑后动脉搭桥术，枕动脉，累及后循环的烟雾血管病，意外血管损伤，问题处理原则

一、背景

烟雾血管病是一种进展性的血管疾病，随着病情进展，可累及后循环。由于大脑后动脉在建立侧支循环中非常重要，特别是向前循环代偿时，所以当大脑后动脉出现狭窄 / 闭塞时也会影响大脑前部的血供。因此当考虑受体血管为大脑中动脉后部或后循环血管时，枕动脉是比较理想的供体血管。

发展历程

- 1970 年，Yasargil 及其同事报道了首例成功实施颅内外血管搭桥术。
- 1976 年，Khodadad 成功为 1 例 58 岁伴后循

环缺血症状的患者实施了枕动脉 – 大脑后动脉搭桥术，术后血管造影证实了搭桥血管通畅。

- 除了治疗累及后循环的缺血性神经系统疾病外，在治疗小脑后下动脉动脉瘤时，若要牺牲载瘤血管，枕动脉常作为小脑后下动脉搭桥的供血血管。

- 近年来，枕动脉作为供体血管，已逐渐应用于烟雾血管病患者行大脑中动脉后部或大脑后动脉的血管搭桥手术中。

二、适应证

适用于大脑中动脉或大脑后动脉供血区域侧

支循环血供不足，需要首次或再次行血管搭桥术，但没有合适的颞浅动脉作为供体血管的烟雾血管病患者。

三、要点

- 由于枕动脉走行迂曲、分支多、周围筋膜致密，游离枕动脉具有挑战性。
- 游离的枕动脉要足够长，能够满足搭桥要求。
- 需要获取枕动脉的主干，因为枕动脉的二级分支太细，一般不适合做直接血管吻合。

四、优点、缺点、应用前景及存在的风险（SWOT）分析

（一）优点

当需要对大脑中动脉后部或大脑后动脉进行血运重建术，没有合适的颞浅动脉作为供体血管时，枕动脉是很好的选择。

（二）缺点

枕动脉迂曲、分支多、附着的筋膜致密。

（三）应用前景

枕动脉的立体定向计算机体层血管成像（computed tomography angiogram，CTA）可以用来精确定位并游离枕动脉及其分支。

（四）存在的风险

枕动脉分离过程中的意外损伤可能会造成供体血管闭塞。

五、禁忌证

- 临床或神经系统状况较差，不适合行颅内血管搭桥术。
- 枕动脉与颅内已建立广泛的侧支循环。

相对禁忌证

最近发生过脑梗死者应在1～2周内完善磁共振弥散加权成像（diffusion weighted imaging，DWI）检查评估手术风险，因为该类患者在围术期内发生脑卒中的风险显著增高。

六、特殊注意事项

- 在数字减影血管造影上仔细分析枕动脉分支走行及直径，选择合适分支。
- 在数字减影血管造影（digital subtraction angiography，DSA）上仔细评估枕动脉参与形成的颅内外血管侧支代偿情况，判断选枕动脉作为供血动脉时是否会引起更严重的缺血性脑损伤。
- 选择最佳的搭桥和游离枕动脉的手术体位。

七、风险评估：来自斯坦福大学的经验

1991—2016年，斯坦福大学开展了1440例烟雾血管病的颅内外血管搭桥术，其中1252例（87%）采用了直接血运重建术。其中8例患者再次行血运重建时选用枕动脉-大脑中动脉或枕动脉-大脑后动脉搭桥术。患者年龄在8—60岁，平均随访6年（1～15年）。8例患者围术期均未出现脑梗死。1例患者术后发生一过性神经功能损伤，术后10天症状消失。所有患者在随访结束时，术前症状均缓解，随访数字减影血管造影证实搭桥血管（枕动脉-大脑中动脉或枕动脉-大脑后动脉）通畅。

八、术前准备

患者术前完善常规实验室检查和相关影像学检查，包括全脑DSA、脑磁共振成像、乙酰唑胺诱发的脑灌注检查［正电子发射体层成像（PET）、磁共振成像（MRI）灌注］经颅多普勒超声等，来进行全面的临床、心功能和麻醉风险评估。斯坦福大学医院常选用脑磁共振成像来评估乙酰唑胺诱发前后脑灌注的情况。当患者脑灌注提示脑血流储备差或存在盗血现象（即受累及区域的血管已经最大限度地扩张以提高供血区血流），如不及时治疗，则有缺血继续加重的风险。同时，这些患者围术期发生脑缺血并发症的风险也较高，因此在围术期和术后恢复期需谨防低血压的发生。术中患者的血压应始终维持在基线水平以上。

抗凝治疗措施

- 对于心脏植入了机械瓣膜或近期有静脉性血栓形成的患者，术后脑计算机断层扫描（CT）未见明显颅内出血，应在术后 2～4 周开始抗凝治疗。

- 阿司匹林一直服用到术前一天，手术当天停药，术后第一天继续服用。

九、患者准备

患者体位和手术切口

- 依据拟血运重建的部位，体位分为：俯卧位（枕部区域，大脑后动脉供血区域，图 22–1A）和仰卧位，旋转头部使颞顶部位于最高点（大脑中动脉供血区后部）

- 用 Mayfield 头架固定住头部。

- 使用多普勒探头描记出 OA 的走行（图 22–1B）。

- 皮肤切口选择包括：马蹄形皮瓣切口（图 22–1B）或沿着要获取血管走行的直切口。

十、手术步骤

（一）关键步骤 1：枕动脉的制备

- 需要在显微镜下进行游离。

- 对于直切口，皮肤切口从血管表面的枕下肌上方开始，深入表皮层和部分真皮层。

- 为避免损伤枕动脉，用钝头、细的弯剪刀将枕动脉上附着的真皮和皮下组织分离。

- 一旦显露枕动脉后，仔细沿着枕动脉主干游离，精细止血，游离的枕动脉要足够长，确保能够达到搭桥手术区域。

- 对于马蹄形的手术切口，应从皮瓣的底面开始游离枕动脉（图 22–2A）。

（二）关键步骤 2：开颅和打开硬脑膜

- 将枕动脉向一侧牵开并保护起来。

- 沿着枕动脉的走行直线切开枕部肌肉，筋膜和骨膜等组织，并从颅骨上分离开便于开颅。

- 沿骨膜下分离肌肉和颅骨表面附着物，显露拟开颅的颅骨范围。

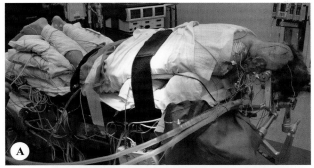
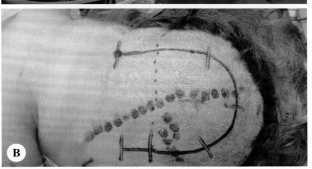

▲ 图 22–1　**A.** 选用俯卧位实施枕动脉 – 大脑后动脉搭桥时，选用仰卧位，或在大脑中动脉供血区后部实施搭桥时可选用仰卧位，旋转头部使颞顶部位于最高点；**B.** 使用多普勒超声描记出枕动脉的走行，采用马蹄形皮瓣游离枕动脉。也可使用沿枕动脉主干走行的直切口游离枕动脉

- 幕上开颅是常规钻孔，应避开窦汇、上矢状窦和横窦。

- 根据是否在大脑中动脉供血后部或大脑后动脉供血进行血运重建，选择在颞顶部或枕部开颅（图 22–2B）。

- 以静脉窦为基地，放射状或弧形剪开硬脑膜，并悬吊硬脑膜以消除硬脑膜外间隙。

（三）关键步骤 3：制备受体血管

- 剪开受体血管的周围蛛网膜，游离 7～10mm 的受体血管以备临时阻断和吻合。

- 测量大小：受体血管最小直径要达到 0.8mm，理想直径至少 1mm。

- 使用 Charbel 超声血流探头测量血流大小。

- 选择临时阻断的位置。

- 选择动脉切开的部位（大脑中动脉供血区域在颞顶叶或枕叶外侧进行吻合；大脑后动脉供血区域在枕叶内侧或颞下叶行吻合）。

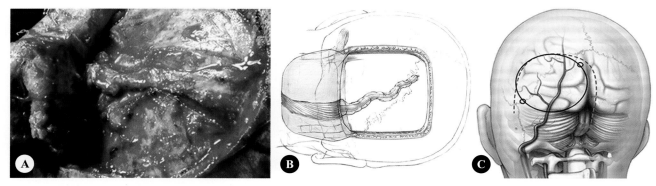

▲ 图 22–2　**A** 和 **B**. 采用马蹄形皮瓣，从皮瓣的底部开始游离枕动脉。开颅时应注意将枕动脉从其表面的厚厚的头皮和下面的骨膜间分离；**C**. 选择颞顶开颅还是枕部开颅，取决于搭桥受体血管是大脑中动脉后部供血区域还是枕动脉供血区域。在撬开骨瓣的时候，需注意保护好上矢状窦和横窦

（四）关键步骤 4：制备供体血管

- 测量供体血管枕动脉的大小，以确保其直径与受体血管匹配，并能够进行直接吻合（理想直径为 1mm 或更大，但至少应在 0.8mm 以上；图 22-3A）。
- 用手持式多普勒反复检查确保供体血管通畅。
- 临时夹阻断枕动脉的近端，将枕动脉远端剪成 45° 斜面（图 22-3B），用肝素盐水冲洗血管腔预防血栓形成（图 22-3C）。
- 使用 Charbel 超声血流探头测量供体动脉最大"截面流量"。
- 供体血管剪成鱼嘴状。
- 确保枕动脉血管壁清晰可见。
  因疏忽而导致的枕动脉闭塞或受损的处理技巧如下。
- 肝素盐水冲洗；定时将罂粟碱或尼卡地平溶液滴在血管上，预防血管痉挛。
- 将枕动脉游离后，如果没有血流，插入 3F 儿科套管针或导丝以清除已形成的血栓或定位闭塞的位置（图 22-3D）。
- 一旦闭塞处无法用 3F 儿科套管针或导丝开通，切开闭塞位置，用肝素盐水冲洗切口近端和远端（图 22-3E），然后原位吻合供血血管（图 22-3F），恢复供血血管的通畅性（图 22-3G）。

（五）关键步骤 5：显微血管吻合

- 最佳麻醉状态（维持低体温：33℃；二氧化碳氧分压：35mmHg；平均动脉压：控制在 80～90mmHg；血管显露时控制在 90～100mmHg），并在阻断受体血管之前采用丙泊酚深度镇静。
- 临时夹阻断 M4/P4 段后切开动脉壁，并用肝素盐水冲洗血管腔（图 22-4A）。
- 用靛蓝胭脂红、亚甲蓝或无菌记号笔对供体血管和受体血管进行染色，以便在显微吻合时更好地观察动脉（图 22-4B）。
- 用 10-0 Prolene 线进行吻合，首先在吻合口足趾端固定一根，然后在足跟端固定一针，然后每侧间断缝合 3～4 针，缝合时要确认未缝住对侧血管壁，针距和边距均匀，以防受体血管狭窄（图 22-4B 至 F）。

（六）关键步骤 6：确保搭桥血管通畅

- 如果松开临时夹时吻合口渗血，通常反复冲洗几分钟后，渗血自行停止。
- 偶尔吻合口渗血明显时，需在吻合口处加针，此时加缝时，通常并不需要再次阻断受体血管。
- 吻合结束后，需要通过以下三方面来评估搭桥血管的通畅性和功能：①微血管超声血流仪探测枕动脉、受体血管的近端和远端的血流；②血流信号转导多普勒探头探测血流信号；③行术中吲哚菁绿荧光造影（图 22-4G）。
- 准备关颅前确认止血彻底，在吻合口处覆盖少量 Surgicel。

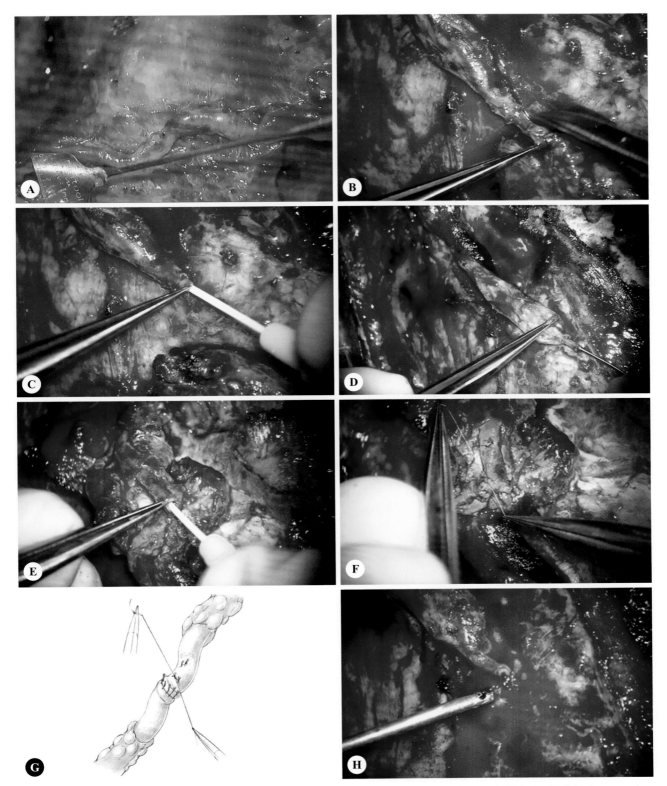

▲ 图 22-3　**A.** 测量供体血管枕动脉的大小，以确保其直径与受体血管匹配，并适合直接搭桥（理想直径为 **1mm** 或更粗，但至少应在 **0.8mm** 以上）；**B.** 临时夹阻断枕动脉的近端，将枕动脉远端剪成 **45°** 斜面；**C.** 枕动脉远端游离后，用肝素生理盐水冲洗血管腔预防血栓形成；**D.** 枕动脉游离后，如果没有血流，插入 **3F** 儿科套管针或导丝以清除已形成的血栓或定位闭塞部位；**E.** 一旦确认血管闭塞，切开闭塞位置，用肝素盐水冲洗切口近端和远端；**F.** 用 **10-0 Prolene** 线将枕动脉端端吻合以恢复其连续性；**G** 和 **H.** 松开枕动脉近段的临时夹，观察远端的血流情况，确保枕动脉通畅

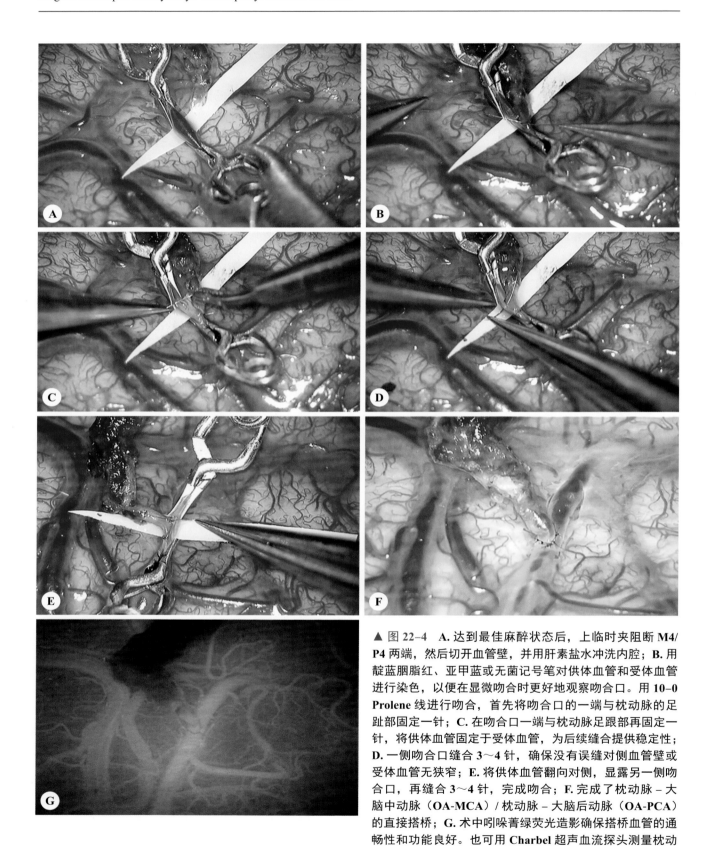

▲ 图 22-4　A. 达到最佳麻醉状态后，上临时夹阻断 M4/P4 两端，然后切开血管壁，并用肝素盐水冲洗内腔；B. 用靛蓝胭脂红、亚甲蓝或无菌记号笔对供体血管和受体血管进行染色，以便在显微吻合时更好地观察吻合口。用 10-0 Prolene 线进行吻合，首先将吻合口的一端与枕动脉的足趾部固定一针；C. 在吻合口一端与枕动脉足跟部再固定一针，将供体血管固定于受体血管，为后续缝合提供稳定性；D. 一侧吻合口缝合 3~4 针，确保没有误缝对侧血管壁或受体血管无狭窄；E. 将供体血管翻向对侧，显露另一侧吻合口，再缝合 3~4 针，完成吻合；F. 完成了枕动脉 – 大脑中动脉（OA-MCA）/ 枕动脉 – 大脑后动脉（OA-PCA）的直接搭桥；G. 术中吲哚菁绿荧光造影确保搭桥血管的通畅性和功能良好。也可用 Charbel 超声血流探头测量枕动脉、受体血管近段 / 远端的血流，或者多普勒探头探测血流信号

（七）关键步骤 7：关颅

- 确保术野止血彻底。
- 硬脑膜翻转时不要压迫供血血管。
- 可用硬脑膜补片覆盖在脑表面，在骨瓣与脑组织之间形成屏障。
- 还纳骨瓣：确保骨瓣上有供血血管能够通过不受卡压的缺口。
- 常规利用多普勒检查搭桥血管的通畅性。
- 最后逐层缝合肌肉、帽状腱膜、皮肤。

十一、经验和教训

- 沿着枕动脉走行游离，精细操作。
- 手术体位的选择取决于拟进行血运重建的区域。
- 大脑中动脉后段搭桥常选仰卧位；大脑后动脉搭桥则俯卧位为宜。

十二、易犯的错误

- 游离枕动脉时，容易因操作不当造成枕动脉的闭塞或损伤：因此在止血时尽量选用低功率的双极电凝灼烧出血点。
- 游离枕动脉常常会将次级分支误认为是枕动脉主干。
- 受体血管出现狭窄。

十三、补救措施

　　如果不慎出现枕动脉闭塞或损伤，首先，明确闭塞或损伤部位。如果是由于管腔内形成血栓导致枕动脉闭塞，可用 3F 儿科套管针冲洗或用细导丝将血栓清除。如果枕动脉在游离过程中被电凝或损伤，明确损伤部位后将闭塞 / 损伤血管切除，再行原位端端吻合。

十四、术后管理

（一）患者监护

- 术后 24h
  - 在重症监护室观察，常规进行神经功能检查。

  - 密切监测血流动力学指标（液体出入量和电解质）。
  - 术后平均动脉压目标阈值维持在 90～110mmHg，预防低灌注、迟发性一过性神经功能损伤、过度灌注和术后颅内血肿的发生。
  - 术后镇痛、止吐治疗。
- 术后第 2 天：鼓励患者下床活动、经口进食，转入普通病房。
- 患者需住院治疗（平均住院时间 2～3 天），直到神经外科和普外科团队一致认为病情达到出院标准。
- 出院后，针对一过性神经功能损伤、伤口护理和随访进行出院宣教。

（二）搭桥效果评估

- 术中选用吲哚菁绿荧光造影、Charbel 超声血流探头、多普勒超声探头评估枕动脉 – 大脑后动脉 / 大脑中动脉搭桥血管的通畅性；术后 6 个月复查全脑 DSA、MRI - 液体衰减反转恢复（FLAIR）/ 弥散加权成像（DWI）序列、乙酰唑胺诱导的 MRI 灌注及神经心理评估。
- 在 3 年、10 年、20 年和 30 年进行长期随访，评估临床症状和影像学指标（评价指标与术后 6 个月随访内容相同）。

十五、典型病例

（一）病例 1：OA-PCA 搭桥

　　1 例 10 岁女孩最早在 7 岁时有过轻度左侧肢体活动障碍，诊断为双侧烟雾血管病，并在外院行双侧间接脑血运重建术（脑 – 硬脑膜 – 动脉 – 血管融通术）。术后患者出现脑卒中，再次行右侧额叶切除术 + 去骨瓣减压术。经积极康复治疗后，患儿遗留左侧视野缺失，左侧肢体痉挛性麻痹（肌力Ⅳ/Ⅴ级），患儿由于视力差，需佩戴视力矫正器才能继续上学。此次患者来就医时，新发短暂性的失明症状，猜测这一症状可能与左侧枕叶的脑血流下降有关。DSA 提示双侧颈内动脉（internal carotid artery，ICA）闭塞，合并烟雾血管形成（图 22-5A 至 D），双侧间接脑血管搭桥术后，左侧大脑中动脉供血区域形成了良好的血运重建（图 22-5E 至 H）。患者双侧大脑后动脉闭塞，枕叶供血不足（图 22-5I 和 J）。脑 MRI 提示，右侧 MCA 和 PCA 供血区域内较大面积的

脑梗死合并左侧 PCA 供血区域内小面积的梗死灶（图 22-5K 至 N）。该患儿接受常规左侧 OA-PCA 直接搭桥术来建立改善左侧枕叶的血供。

术后 6 个月和 3 年的血管造影提示左侧 OA-PCA 搭桥血管通畅，搭桥血管供应顶枕叶皮层和距状回血流。脑 MRI 检查未发现新的梗死灶，核

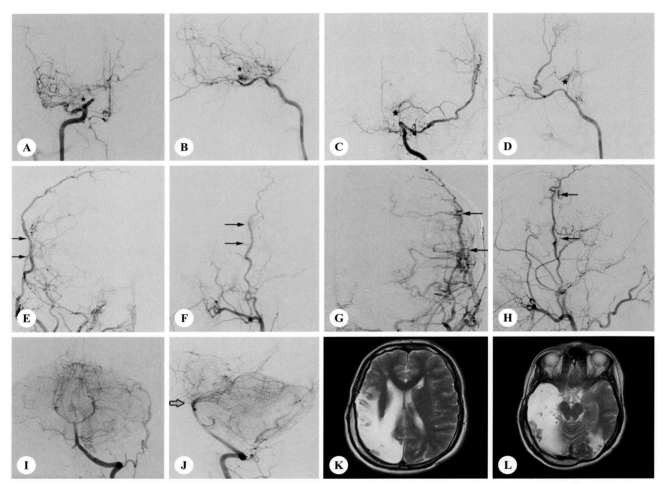

▲ 图 22-5　10 岁女童患有双侧烟雾血管病，在外院行双侧脑 - 硬脑膜 - 动脉 - 血管融通术，术后 3 年并发脑卒中，遗留左侧完全视野缺损和左侧肢体痉挛性麻痹。患儿就医时，新发一过性失明症状

A 至 J. DSA：A. 右侧颈内动脉造影（前后位）；B. 右侧颈内动脉造影（侧位）；C. 左侧颈内动脉造影（前后位）；D. 左侧颈内动脉造影（侧位）；E. 右侧颈外动脉造影（前后位）；F. 右侧颈外动脉造影（侧位）；G. 左侧颈外动脉造影（前后位）；H. 右侧颈外动脉造影，侧位；I. 椎动脉造影（前后位）；J. 椎动脉造影（侧位）。DSA 显示双侧 ICA 闭塞，烟雾血管形成（黑箭），双侧间接搭桥后，大脑中动脉供血区域形成了良好的血运重建（黑箭）。患者双侧大脑后动脉闭塞，双侧枕叶供血不足（空心箭）。K 至 N. 脑 MRI：K. T_2 轴位侧脑室所在平面；L. T_2 轴位眼眶所在平面

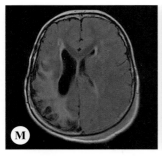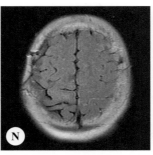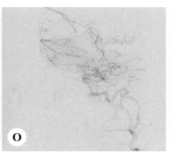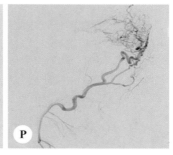

▲ 图 22–5（续）　10 岁女童患有双侧烟雾血管病，在外院行双侧脑 – 硬脑膜 – 动脉 – 血管融通术，术后 3 年并发脑卒中，遗留左侧完全视野缺损和左侧肢体痉挛性麻痹。患儿就医时，新发一过性失明症状

M. FLAIR MRI 轴位侧脑室所在平面；N. FLAIR MRI 轴位较高层面。脑 MRI 显示右侧 MCA 和 PCA 供血区域内较大面积的脑梗死，左侧 PCA 供血区域内小面积的梗死灶，表现为典型的沿着皮层脑沟的脑软化和 ivy 征，局部脑血流减慢。她顺利地接受左侧枕动脉 – 大脑后动脉直接搭桥术以改善左侧枕叶的血供。O 和 P.3 年后 DSA（与术后 6 个月复查造影相比变化不大）。O. 左侧枕动脉造影（前后位）；P. 左侧枕动脉造影（侧位）显示左侧 OA-PCA 搭桥血管通畅，供应顶叶、枕叶皮层和距状回。术后 8 年随访，患者一般情况良好，未再出现一过性失明的发作

医学检查，乙酰唑胺试验提示旧的梗死灶较前无变化，也没有出现乙酰唑胺诱导后的灌注不足。在随后 8 年的随访中，患者一般情况可，未再出现一过性失明的发作。

（二）病例 2：OA-MCA 搭桥术

36 岁女性，患者表现为累及右侧半球的短暂性脑缺血发作（transient ischemic attack，TIA），诊断为右侧烟雾血管病（图 22–6A 和 B），DSA 提示右侧 ICA，MCA 重度 / 近全闭塞，合并 ACA 闭塞，然后接受了右侧脑 – 硬脑膜 – 动脉 – 血管融通术（encephalo-duro-arterio-synangiosis，EDAS）。1 年后患者 TIA 症状再次复发，同时伴有头痛、间断左侧肢体无力麻木。复查 DSA 提示：右侧间接搭桥血管代偿不明显，在 MCA 区域内未形成明显侧支循环（图 22–6C）。脑 MRI 未见新发梗死，但是右侧分水岭区域灌注降低（图 22–6D）。Xenon-CT 提示 MCA 后部供血区域内灌注改善不明显。

随后，对该患者进行了右侧枕动脉 – 大脑中动脉直接血管搭桥术，术后症状减轻，6 个月后DSA 显示，颈内动脉和大脑中动脉的重度狭窄较前未进展，右侧枕动脉 – 大脑中动脉搭桥血管通畅，并向 MCA 后部供血区域供血（图 22–6E 和F）。磁共振成像未见新发梗死，和术前相比，右侧后部的分水岭区域脑血流灌注得到改善。随访 3年后，患者症状消失，DSA 提示（图 22–6G 和 I）枕动脉 – 大脑中动脉搭桥血管通畅，在乙酰唑胺诱导后，全脑灌注较前明显改善。

结论

对于大脑中动脉后部或后循环搭桥术，枕动脉在解剖位置上最近，是较为理想的供体血管。尽管获取迂曲、分支多的枕动脉具有挑战性，但是对于需要对大脑中动脉后部或大脑后动脉搭桥的烟雾血管病患者，枕动脉作为搭桥血管仍是非常不错的选择，可以使患者最大限度受益。

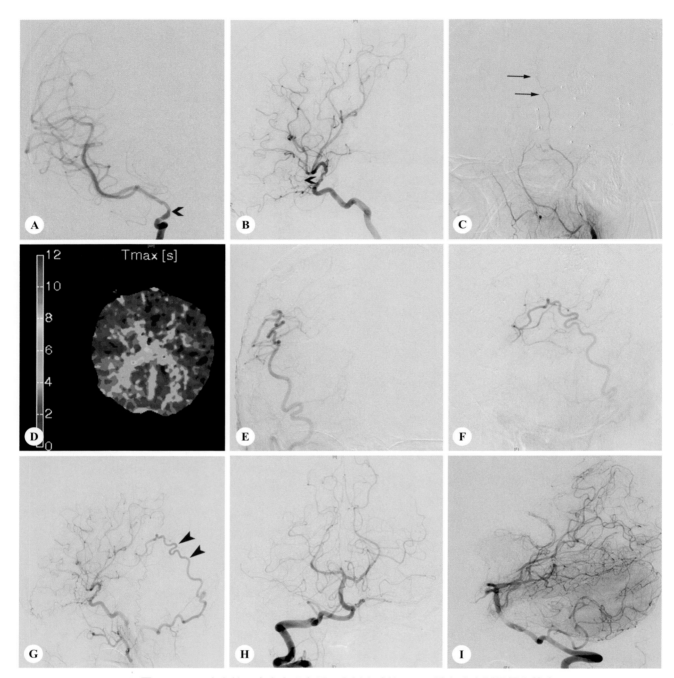

▲ 图 22-6 36 岁女性，患者表现为累及右侧半球的 TIA，诊断为右侧烟雾血管病

A 和 B. 右侧颈内动脉造影（前后位）显示，右侧颈内动脉、大脑中动脉为重度 / 近闭塞性狭窄，大脑前动脉闭塞（箭），患者行右侧脑 - 硬脑膜 - 动脉 - 血管通融术。1 年后，再次发作 TIA，同时伴有头痛、间断左侧肢体无力麻木；C. 复查 DSA（右侧颈外动脉，侧位）显示，右侧大脑中动脉供血区域内搭桥血管代偿不良，未形成明显侧支循环（箭）；D. 脑磁共振提示右侧后部分水岭区域灌注降低。E 和 F. 患者行右侧 OA-MCA 直接血管搭桥术。术后症状减轻，6 个月后 DSA（E. 右侧枕动脉，前后位；F. 右侧枕动脉，侧位）显示，右侧枕动脉 - 大脑中动脉搭桥血管通畅，并向大脑中动脉供应区域后部供血，颈内动脉和大脑中动脉的重度狭窄较前未进展。G. 随访 3 年后，患者症状消失，DSA（G. 右侧颈总动脉，侧位）提示枕动脉 - 大脑中动脉搭桥血管（箭头）迂曲扩张且通畅，供应大脑中动脉后部供血区域。H 和 I. 后循环的 DSA（H. 椎动脉，前后位；I. 椎动脉，侧位）显示，烟雾血管病未累及后循环，胼周动脉代偿良好

拓展阅读

[1] Ateş O, Ahmed AS, Niemann D, Başkaya MK. The occipital artery for posterior circulation bypass: microsurgical anatomy. Neurosurg Focus. 2008; 24(2):E9

[2] Guzman R, Lee M, Achrol A, et al. Clinical outcome after 450 revascularization procedures for moyamoya disease. Clinical article. J Neurosurg. 2009; 111(5):927–935

[3] Hayashi T, Shirane R, Tominaga T. Additional surgery for postoperative ischemic symptoms in patients with moyamoya disease: the effectiveness of occipital artery-posterior cerebral artery bypass with an indirect procedure: technical case report. Neurosurgery. 2009; 64(1):E195–E196, discussion E196

[4] Khodadad G. Occipital artery-posterior inferior cerebellar artery anastomosis. Surg Neurol. 1976; 5(4):225–227

[5] Yasargil MG, Krayenbuhl HA, Jacobson JH, II. Microneurosurgical arterial reconstruction. Surgery. 1970; 67(1):221–233

第 23 章 耳后动脉 – 大脑中动脉搭桥术
PAA-MCA Bypass

Menno R. Germans　　Luca Regli　著

摘 要

有时，当颞浅动脉无法用来做颅内/外动脉搭桥术的供体血管时；或者在治疗难治性烟雾血管病，原位行颈内/外动脉搭桥术，需要额外的动脉作为供体血管时，如果耳后动脉直径匹配的话，可作为备选供体血管。耳后动脉位于耳朵后方，约 50% 终止于颞顶部，这样耳后动脉可以用来作为颅内/外动脉搭桥的供体血管。耳后动脉在常规侧裂开颅骨窗后缘垂直向上走行。在造影的侧位片上，耳后动脉发自颈外动脉，并沿外耳道后方向上走行，比较容易辨认。值得注意的是，数字减影血管造影时，必须充分显影耳后动脉的根部，以便于辨认。术中专业的脑血管外科医师对耳后动脉的识别及对其解剖的熟悉非常重要。

关键词

脑血运重建术，颅内外动脉搭桥术，耳后动脉，大脑中动脉

一、发展历程

耳后动脉因其供应肌皮/筋膜瓣，应用于耳鼻喉外科手术和重建手术已数十年 [1, 2]。直到近几年，耳后动脉才被神经外科医师用于颅内外搭桥手术 [3-5]。

耳后动脉主要供应耳后一小部分和整个耳郭的血供。其发出 3~5 个分支与颞浅动脉形成吻合，但有时也可作颅内外搭桥手术的供体血管。在大多数情况下，耳后动脉从颈外动脉发出后走行于枕动脉的上方，但有 10%~15% 的耳后动脉来源于枕耳干后的枕动脉（图 23-1），走行在乳突尖和耳郭之间，33%~50% 的耳后动脉足以供应整个颞顶区的血供 [6]。这种情况下，耳后动脉在距离乳突尖平均 7.5cm 处，指向顶点，垂直走行。沿外耳道后 1.2cm 左右走行的耳后动脉，恰好位于标准翼点开颅皮瓣的后缘，是做血管搭桥的理想供体血管。但仅 1.2%~5.7% 的耳后动脉，其直径大小适合作供血动脉 [3, 6]。

二、适应证

有时，由于颞浅动脉发育不良、先前开颅时牺牲了颞浅动脉、分离时颞浅动脉有损伤或颞浅动脉已行搭桥手术，这时就不能再选用颞浅动脉作为搭桥的供体血管。在这种情况下，如果耳后动脉的直径足够粗，可作为备选供体血管。另外，如果是采用标准颅内外血管原位搭桥治疗难治性烟雾血管病，或需要双搭桥时，耳后动脉也可作为备选的供体血管 [4]。在术前颈外动脉造影时，脑血管外科医师必须仔细评估耳后动脉的情况。当要为烟雾血管病患者进行开颅手术时，熟悉耳后动脉的解剖走行，设计合适的手术切口，避免损伤耳后动脉非常重要。

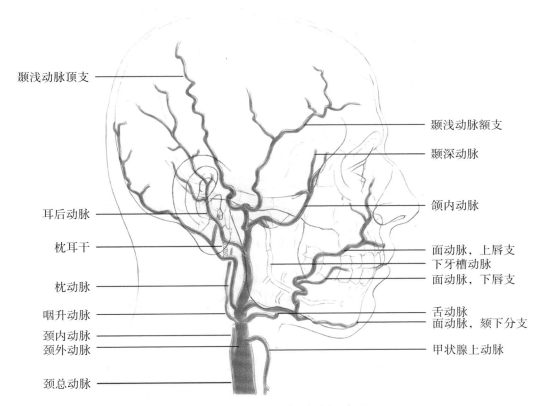

颞浅动脉顶支

颞浅动脉额支

颞深动脉

颌内动脉

耳后动脉

枕耳干

枕动脉

咽升动脉

颈内动脉

颈外动脉

颈总动脉

面动脉，上唇支
下牙槽动脉

面动脉，下唇支

舌动脉
面动脉，颏下分支

甲状腺上动脉

▲ 图 23-1　耳后动脉的解剖示意图

三、要点

在数字减影血管造影（digital subtraction angiography，DSA）的侧位片上，耳后动脉很容易分辨，它从颈外动脉上发出，走行于颈外动脉的后方（图 23-2）。约 50% 的耳后动脉可延长至颞顶部。要作为供体血管，其直径必须在 1mm 以上。耳后动脉垂直走行于颞顶部区域内，刚好位于标准翼点开颅皮瓣的后缘。在分离耳后动脉作为搭桥血管时，只需要分离颞肌后部，这样对颞肌的损伤是最小的。

四、优点、缺点、应用前景及存在的风险（SWOT）分析

（一）优点

- 手术步骤与颞浅动脉－大脑中动脉搭桥术相似，已被证明是成功的备选手术方案。
- 对颞肌的损伤小。
- 可与标准翼点开颅手术结合；在颞浅动脉受损时，耳后动脉作为备选供体血管。

（二）缺点

只有 1.2%～5.7% 的耳后动脉，其直径是适合做血管搭桥的。

（三）应用前景

神经外科医师和神经放射科医师脑海里要有耳后动脉可作为供体血管的意识。

（四）存在的风险

当已采用间接血管搭桥术治疗难治性烟雾血管病时，耳后动脉－大脑中动脉搭桥术是一种备选的直接血运重建术式。

（五）禁忌证

如果耳后动脉的直径太小（＜1mm），或者耳后动脉未延伸到颞顶区域内，这时耳后动脉就不能用作供体血管。因耳后动脉的解剖位置的限制，其长度太短而不能改善大脑前动脉供血区域内的血供不足。如果预期搭桥血管血流量要达到 35ml/min 以上，此时选择耳后动脉往往不能满足手术需要。

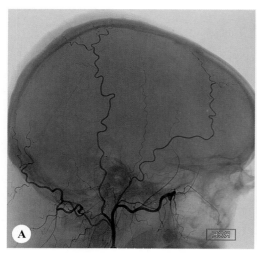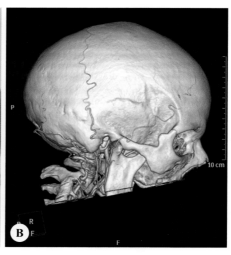

◀ 图 23-2 DSA（A）和三维 CTA（B）显示了右侧粗大的耳后动脉和颞浅动脉

五、特殊注意事项

术前颈外动脉造影需充分显示耳后动脉的起源。另外，放射科医师或神经外科医师在写 DSA 报告时，应该考虑到耳后动脉有作为供体血管的可能而给予描述。

六、易犯的错误、风险评估和并发症

采用耳后动脉作为供体血管进行搭桥的手术风险与选用颞浅动脉的风险相当，应充分告知患者。

尽管报道了几例成功用耳后动脉进行搭桥的病例，但其远期通畅性还未知。采取耳后动脉行颅内外血管搭桥的适应证、手术技巧和血流动力学评估和颞浅动脉搭桥术相似，因此其远期通畅性也应该和颞浅动脉–大脑中动脉搭桥术相当。

七、特别说明、体位和麻醉

耳后动脉搭桥手术的体位和麻醉方案可参照颞浅动脉–大脑中动脉搭桥术。将耳郭向前翻转能更加轻松地显露耳后动脉，但是要确保操作时耳郭不会发生低灌注，因为一旦出现低灌注将导致耳郭发生缺血。

八、体位、皮肤切口及关键手术步骤

患者手术侧肩膀稍微旋转，头偏向对侧，并用头托固定。如果有必要，将耳郭翻向前，显露出耳后动脉的走行和开颅区域。然后用多普勒超声或手指触诊描记出耳后动脉的走行，沿着血管的走行，在血管表面直接设计切口。有条件的，也可通过导航软件描绘出耳后动脉的走行和开颅位置。同时根据需要在灌注区域的分布及耳后动脉的位置更靠后时，切口可以设计为更弯曲的弧形，并向前延伸，以显露出开颅的位置（图 23-3）。对于要选颞浅动脉和耳后动脉做双搭桥的情况，可以采取马蹄瓣或问号瓣，特别注意不要离断耳后动脉。

为了将耳后动脉向前移，达到侧裂翼点周围，必须从外耳道水平开始将耳后动脉与周围组织游离出来（图 23-4）。具体游离技巧、侧裂点开颅和血管搭桥技巧，请参考第 9 章。

九、手术难点

- 当选择直切口显露耳后动脉时，开颅术需显露侧裂点，而骨瓣的位置可能偏后。
- 为了避免这样的失误发生，必须进行术前计划，术中采用导航，确定骨瓣位置，以便找到最理想的受体血管，否则需采用弧形切口开颅。
- 耳后动脉仅能延伸到骨瓣的后缘，因此从外耳道水平开始游离耳后动脉能够更容易将耳后动脉向前移动。

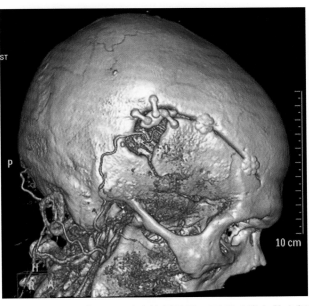

▲ 图 23-4　三维 CTA 重建结果显示，耳后动脉向前走行进入侧裂

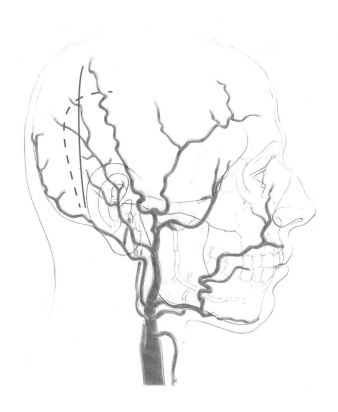

▲ 图 23-3　行耳后动脉 – 大脑中动脉搭桥术时，用于显露耳后动脉的手术切口示例图

绿色 . 直切口；蓝色 . 弧形切口

十、补救措施

如果耳后动脉游离失败，可选用替代血管（如颞浅动脉或枕动脉）、外源性替代血管进行补救。

十一、经验教训

- 如果 DSA 上没有显现耳后动脉的起源点，很有可能将耳后动脉误认为是 STA 的顶支。在这种情况下，切口可能设计得太靠前而找不到供体血管。

- 术前充分评估适合搭桥的耳后动脉及其与耳郭和骨瓣的关系，能够使术前准备变得简单而安全。

参 考 文 献

[1] Choung PH. The auriculomastoid fasciocutaneous island flap: a new flap for orofacial reconstruction. J Oral Maxillofac Surg. 1996; 54(5): 559–567, discussion 568

[2] Gibb AG, Tan KK, Sim RS. The Singapore swing. J Laryngol Otol. 1997; 111(6):527–530

[3] Germans MR, Regli L. Posterior auricular artery as an alternative donor vessel for extracranial-intracranial bypass surgery. Acta Neurochir (Wien). 2014; 156(11):2095–2101, discussion 2101

[4] Horiuchi T, Kusano Y, Asanuma M, Hongo K. Posterior auricular artery-middle cerebral artery bypass for additional surgery of moyamoya disease. Acta Neurochir (Wien). 2012; 154(3):455–456

[5] Tokugawa J, Nakao Y, Kudo K, et al. Posterior auricular artery-middle cerebral artery bypass: a rare superficial temporal artery variant with well-developed posterior auricular artery-case report. Neurol Med Chir (Tokyo). 2014; 54(10):841–844

[6] Tokugawa J, Cho N, Suzuki H, et al. Novel classification of the posterior auricular artery based on angiographical appearance. PLoS One. 2015; 10(6):e0128723

索 引
Index

相 关 图 书 推 荐

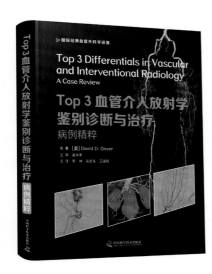

原著　[美] David D. Gover
主译　李　坤　张志东　王国权
定价　198.00 元

本书引进自世界知名的 Thieme 出版社，是一部新颖、全面、实用的血管介入放射学著作。原著由美国空军 David Grant 医疗中心介入血管外科主任 David D. Gover 教授倾力打造。著者基于 140 余例经典临床病例，分五篇，对血管介入放射学相关的术前评估、手术操作、术后处理、特殊病例、介入相关解剖学的知识要点进行了细致阐述，以典型病例为引，深入分析了相关疾病的诊疗过程。全书按照经典的"Top 3 思维模式"理念进行编排，详细介绍了血管介入放射学相关病例的临床表现、典型影像、鉴别诊断、围术期评估与处理、治疗方案及其他考虑因素等方面的内容，同时配有 400 余幅精美高清图片，图文并茂，便于读者对血管介入放射学病例诊断及介入手术操作加强理解和记忆。本书适合希望全面了解血管介入放射学相关知识、掌握学科最新进展、拓展临床思路的相关医务工作者参考阅读。

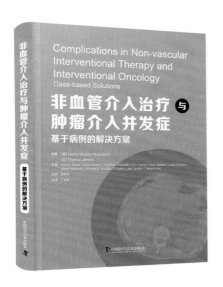

原著　[德] Stefan Mueller-Huelsbeck 等
主译　丁晓毅
定价　108.00 元

本书引进自 Thieme 出版社，由国际知名介入放射学家 Stefan Mueller-Huelsbeck 教授与 Thomas Jahnke 教授联袂主编。书中系统详细地介绍了非血管介入治疗与肿瘤介入相关并发症及其处理和预防的要点。不仅包括各种肿瘤经皮穿刺活检和消融治疗后气胸、出血、感染、脓肿、胆汁瘤、假性动脉瘤形成、动静脉瘘及椎体成形术骨水泥渗漏等常见并发症，还涉及肺消融后支气管胸膜瘘、胆道损伤、大血管损伤、皮肤烧伤、肝脏破裂、神经损伤，以及微波天线断裂、射频消融电极断裂等设备故障引起的少见并发症。本书以典型病例为主线，内容切合临床实际，并附有近 200 幅高清医学图片，图文并茂，有助于读者理解、掌握非血管介入治疗与肿瘤介入并发症相关知识要点，非常适合介入医学专业医生、医学生、规培生及在临床实践中需拓宽相关知识范围的其他专业医学人员参考阅读。

相 关 图 书 推 荐

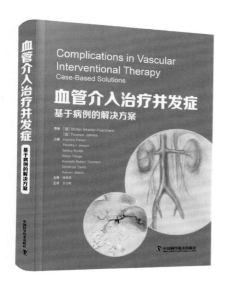

原著　[德] Stefan Mueller-Huelsbeck 等

主译　王忠敏

定价　198.00 元

本书引进自 Thieme 出版社，由国际知名介入放射学专家 Stefan Mueller-Huelsbeck 教授与 Thomas Jahnke 教授联袂主编。书中对血管介入治疗相关并发症进行了系统详细的阐释，涵盖肾功能损伤、对比剂过敏、辐射暴露、感染、血栓、出血、导管 / 支架失位及设备故障等多种血管介入并发症的诱因、处理与预防方面的知识。本书以典型病例为主线，内容切合临床实际，并配有 500 余幅高清医学图片，图文并茂，有助于读者理解、掌握血管介入治疗并发症相关知识要点，非常适合介入医学专业医生、医学生、规培生及在临床实践中需拓宽相关知识范围的其他专业医学人员参考阅读。

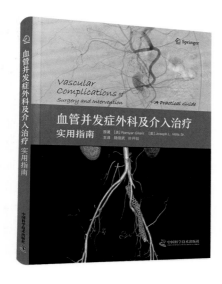

原著　（美）拉姆亚尔·吉拉尼 (Ramyar Gilani) 等

主译　陆信武　叶开创

定价　128.00 元

本书引进自 Springer 出版社，由美国贝勒医学院 Michael E. DeBakey 外科学系专家 Ramyar Gilani 和 Joseph L. Mills Sr. 联袂编写。著者聚焦各种血管并发症，分四篇 18 章系统介绍了血管并发症诊治的一般原则、围术期常见血管并发症的诊治，以及与外科手术、介入治疗相关的直接或间接血管并发症、迟发性血管并发症等内容，同时结合实际病例，总结操作流程规范，提出了规避意外事件的可行性建议，并详细介绍了针对已发生的血管并发症的处理策略。本书内容实用、阐释简洁、图文并茂，可供血管外科临床医生在日常防治血管并发症时借鉴参考。